天一医考 供全国高等学校基础、临床、预防、口腔医学类专业使用

儿科学
精讲精练

主　编　杨　琳

编　委　（以姓氏笔画为序）

王雪莹　西安交通大学第二附属医院
李　丹　西安交通大学第二附属医院
杜　琳　吉林大学第一医院
陈　珊　福建医科大学附属协和医院
杨君莉　山东大学齐鲁医院
杨　琳　西安交通大学第二附属医院
帖利军　西安交通大学第一附属医院
洪思琦　重庆医科大学附属儿童医院
贾飞勇　吉林大学第一医院

世界图书出版公司
西安　北京　广州　上海

图书在版编目(CIP)数据

儿科学精讲精练/杨琳主编.—西安:世界图书出版西安有限公司,2019.1(2019.4重印)
ISBN 978-7-5192-5202-1

Ⅰ.①儿… Ⅱ.①杨… Ⅲ.①儿科学—医学院校—教学参考资料 Ⅳ.①R72

中国版本图书馆 CIP 数据核字(2018)第 298011 号

书　　名	儿科学精讲精练
	Erkexue Jingjiangjinglian
主　　编	杨　琳
责任编辑	吴彦莉
装帧设计	天　一
出版发行	世界图书出版西安有限公司
地　　址	西安市高新区锦业路1号
邮　　编	710065
电　　话	029-87214941　029-87233647(市场营销部)
	029-87234767(总编室)
网　　址	http://www.wpcxa.com
邮　　箱	xast@wpcxa.com
经　　销	新华书店
印　　刷	洛阳和众印刷有限公司
开　　本	787mm×1092mm　1/16
印　　张	12.5
字　　数	292千字
版　　次	2019年1月第1版
印　　次	2019年4月第2次印刷
国际书号	ISBN 978-7-5192-5202-1
定　　价	48.00元

(版权所有　翻印必究)
(如有印装错误,请与出版社联系)

出版说明

为适应医学教育发展、培养现代化医师的新要求,根据中华人民共和国教育部和原卫生部颁布的《中国本科医学教育标准》,同时结合多本国家级规划教材等较权威的教科书,我们邀请了国内有丰富教学经验和深厚学术造诣的专家,编写了本套丛书。

与其他配套辅助教材相比,本丛书具有以下特点:

1. 内容设置科学　紧扣教学大纲,明确学习要点,帮助读者掌握重点、难点,使读者深入了解其内在联系及如何在考试和今后的临床科研工作中正确地应用。具体体现在:

(1) 系统性:全书逻辑缜密,环环相扣,系统编排,方便读者的使用,加深其对教材的理解和认识。

(2) 广泛性:严格依据《中国本科医学教育标准》,提炼出学习要点,力求全面满足读者自学和考试复习的需要。

(3) 新颖性:同步章节精选习题、模拟试卷、重点院校硕士研究生入学考试试题3个模块紧凑组合,便于读者进一步学习。

2. 题型编排合理　以研究生入学考试、本科生专业考试的题型为标准,设计了选择题(包括A型题、B型题、X型题)、填空题、名词解释、简答题、论述题、病例分析题等,使读者在解题的过程中了解各学科的特点和命题规律,加深对知识点的理解,提高解题的准确性,强化应试能力和技巧。

3. 强化实用性　为便于读者自学,对部分题目给出了"解析",分析做题过程中的常见问题,帮助读者了解如何选、怎样选、考哪些概念、解题的小技巧等,培养其分析能力,建立正确的思维方法,提高解决实际问题的能力。

4. 重视信息性　为了开拓读者的视野,我们认真遴选了近些年国内一些重点院校的硕士研究生入学考试试题,希望对广大读者有所帮助。未来的应试更重视能力的考核,所以没有给出所谓的"标准答案",目的是不想束缚读者的思路,而是让读者开动脑筋查阅文献,跟踪前沿发展态势,提升自身的竞争优势。

本丛书不仅适用于本科在校生和复习参加硕士研究生入学考试的应届毕业生或往届毕业生,也适用于具同等学力人员复习参加硕士研究生入学考试。由于时间仓促,不足之处在所难免,请各位专家批评指正。

目 录

第1章 绪 论 …………………… 001
　　学习要点 / 001
　　应试考题 / 001
　　参考答案 / 003

第2章 生长发育 ………………… 005
　　学习要点 / 005
　　应试考题 / 005
　　参考答案 / 011

第3章 儿童保健 ………………… 014
　　学习要点 / 014
　　应试考题 / 014
　　参考答案 / 017

第4章 儿科疾病诊治原则 ……… 019
　　学习要点 / 019
　　应试考题 / 019
　　参考答案 / 024

第5章 营养和营养障碍疾病 …… 027
　　学习要点 / 027
　　应试考题 / 027
　　参考答案 / 033

第6章 新生儿与新生儿疾病 …… 038
　　学习要点 / 038
　　应试考题 / 039
　　参考答案 / 043

第7章 免疫性疾病 ……………… 048
　　学习要点 / 048
　　应试考题 / 048
　　参考答案 / 050

第8章 感染性疾病 ……………… 052
　　学习要点 / 052
　　应试考题 / 052
　　参考答案 / 059

第9章 消化系统疾病 …………… 064
　　学习要点 / 064
　　应试考题 / 064
　　参考答案 / 070

第10章 呼吸系统疾病 ……… 076
　　学习要点／076
　　应试考题／076
　　参考答案／083

第11章 心血管系统疾病 ……… 088
　　学习要点／088
　　应试考题／088
　　参考答案／097

第12章 泌尿系统疾病 ……… 102
　　学习要点／102
　　应试考题／102
　　参考答案／110

第13章 造血系统疾病 ……… 116
　　学习要点／116
　　应试考题／116
　　参考答案／127

第14章 神经肌肉系统疾病 …… 133
　　学习要点／133
　　应试考题／133
　　参考答案／141

第15章 内分泌疾病 ……………… 146
　　学习要点／146
　　应试考题／146
　　参考答案／152

第16章 遗传性疾病 ……………… 155
　　学习要点／155
　　应试考题／155
　　参考答案／161

第17章 儿童急救 ………………… 165
　　学习要点／165
　　应试考题／165
　　参考答案／167

附 录

全真模拟试题（一）／171
全真模拟试题（二）／179
往年部分高校硕士研究生入学考试试题选登／188

第1章 绪 论

【学/习/要/点】

一、掌握

小儿年龄分期和各分期的特点。

二、熟悉

儿科学的特点、内容和范围。

【应/试/考/题】

一、选择题

【A型题】

1. 衡量一个国家医疗卫生水平的重要指标是 （ ）
   A. 胎儿期死亡率
   B. 围生期死亡率
   C. 新生儿期死亡率
   D. 婴儿期死亡率
   E. 幼儿期死亡率

2. 按年龄划分，属于儿科学亚专业的是 （ ）
   A. 呼吸专业
   B. 发育儿科学
   C. 临床儿科学
   D. 胎儿医学
   E. 儿童保健医学

3. 发育儿科学是指 （ ）
   A. 研究儿童体格和心理发育
   B. 研究遗传代谢病和出生缺陷筛查
   C. 研究疾病的诊断和治疗
   D. 研究妊娠28周至出生后7天的小儿
   E. 研究小儿生长发育规律

4. 学龄前期是指 （ ）
   A. 1周岁至3周岁
   B. 自入小学(6~7岁)至青春期前
   C. 3周岁至6~7岁入小学前
   D. 1周岁至3周岁
   E. 出生至1周岁

5. 婴儿期特点不包括 （ ）
   A. 出生后到满1周岁之前
   B. 为小儿出生后生长发育最迅速的时期
   C. 抗病能力较弱，易患传染病和感染性疾病
   D. 需要摄入较多的热量和营养素
   E. 除生殖系统外其他系统已发育成熟

6. 新生儿期是指 （　　）
   A. 胎儿娩出脐带结扎至 21 天
   B. 胎儿娩出脐带结扎至出生后 1 个月
   C. 自胎儿娩出脐带结扎时开始至 28 天之前的时期
   D. 自出生后脐带结扎时起至出生后 30 天的时期
   E. 自出生后脐带结扎时起至出生后 7 天的时期

7. 小儿生长发育最快速的时期是 （　　）
   A. 胎儿期　　　B. 婴儿期
   C. 幼儿期　　　D. 学龄前期
   E. 学龄期

8. 下列关于青春期的描述,错误的是（　　）
   A. 女孩年龄 11～12 岁至 18～20 岁
   B. 生长再次加速,出现第二个高峰
   C. 第二性征出现
   D. 内分泌调节不稳定
   E. 应加强营养,及时进行生理卫生教育

9. 胚胎期是指受孕后的 （　　）
   A. 8 周以内　　B. 9 周以内
   C. 10 周以内　　D. 11 周以内
   E. 12 周以内

10. 小儿生命中,死亡率最高的时期是 （　　）
    A. 围生期　　　B. 婴儿期
    C. 幼儿期　　　D. 学龄前期
    E. 学龄期

【B 型题】

(11～12 题共用备选答案)
   A. 新生儿期　　B. 婴儿期
   C. 幼儿期　　　D. 学龄期
   E. 青春期

11. 自出生到 1 周岁之前属 （　　）
12. 自入小学(6～7 岁)至青春期前属 （　　）

(13～14 题共用备选答案)
   A. 妊娠 28 周至出生后 7 天小儿的学科
   B. 受孕至分娩阶段的学科
   C. 胎儿娩出至出生后 28 天小儿的学科
   D. 青春期青少年的学科
   E. 妊娠 28 周至出生后 28 天小儿的学科

13. 新生儿医学是指研究 （　　）
14. 围生期医学是指研究 （　　）

【X 型题】

15. 儿科学的特点有 （　　）
    A. 小儿机体在解剖学上和成人有较大不同
    B. 在对相同病因的病理反应上小儿和成人有较大不同
    C. 自身防护能力较弱
    D. 个体差异、性别差异和年龄差异都非常大
    E. 对疾病造成损伤的恢复能力较弱

16. 儿科学中最具特色的学科是 （　　）
    A. 围生期医学　　B. 新生儿医学
    C. 青春期医学　　D. 临床儿科学
    E. 儿童保健学

二、名词解释

1. 围生期
2. 新生儿期
3. 婴儿期
4. 幼儿期
5. 学龄前期
6. 学龄期
7. 青春期

三、简答题

1. 简述新生儿期的定义和特点。
2. 简述青春期的定义和特点。

四、论述题

试述小儿年龄分期和各期特点。

【参/考/答/案】

一、选择题

【A 型题】

1. B　2. D　3. A　4. C　5. E
6. C　7. B　8. A　9. A　10. A

【B 型题】

11. B　12. D　13. C　14. A

【X 型题】

15. ABCD　16. BE

5. E【解析】婴儿期各系统发育都不成熟，生殖系统发育更不成熟。

7. B【解析】小儿生长发育最快速的时期有两个：婴儿期和青春期。

15. ABCD【解析】儿童处于生长发育时期，组织修复能力强，疾病虽起病急、来势凶，但如能及时处理，度过危重期后，恢复较快，后遗症也少。

二、名词解释

1. 围生期：胎龄满 28 周至出生后 7 天。
2. 新生儿期：胎儿娩出脐带结扎至出生后 28 天。
3. 婴儿期：出生至 1 周岁。
4. 幼儿期：1 周岁至 3 周岁。
5. 学龄前期：3 周岁至 6~7 岁入小学前。
6. 学龄期：自入小学(6~7 岁)至青春期前。
7. 青春期：一般从 10~20 岁，女孩的青春期开始年龄和结束年龄都比男孩早 2 年左右。

三、简答题

1. 简述新生儿期的定义和特点。

答　新生儿期：胎儿娩出脐带结扎至出生后 28 天。

特点：脱离母体，适应外界，经受巨大变化，故发病率高，死亡率高。需加强护理及生命体征监护，随时给予生命支持。

2. 简述青春期的定义和特点。

答　青春期：一般指从 10~20 岁，女孩的青春期开始年龄和结束年龄都比男孩早 2 年左右。

特点：生长再次加速，出现第二个高峰，第二性征出现，生殖器官迅速成熟。内分泌调节不稳定，应加强营养，及时进行生理卫生教育、指导，保证青少年身心健康。

四、论述题

试述小儿年龄分期和各期特点。

答　小儿总共有 7 个年龄分期，叙述如下。

(1)胎儿期：受精卵形成至小儿出生，共 40 周。特点是胎儿完全依赖母体生存，孕期保健最重要。

(2)新生儿期:胎儿娩出脐带结扎至出生后28天。特点是脱离母体,适应外界,经受巨大变化,故发病率高,死亡率高。

(3)婴儿期:出生至1周岁。特点是小儿生长发育最快速时期,营养需要多,消化功能不成熟,易发生营养性和消化系统疾病。

(4)幼儿期:1周岁至3周岁。特点是智能发育加快,活动范围增大,对危险的识别能力差,易发生意外和创伤。

(5)学龄前期:3周岁至6~7岁入小学前。特点是智能发育快,语言、思维能力增强,好奇、好模仿,求知欲强,可塑性强。

(6)学龄期:自入小学(6~7岁)至青春期前。特点是智能更成熟,理解能力增强,除生殖系统外各器官接近成人,是接受教育的重要时期。

(7)青春期:一般指从10~20岁,女孩的青春期开始年龄和结束年龄都比男孩早2年左右。特点是生长再次加速,出现第二个高峰,第二性征出现,生殖器官迅速成熟。

(杨　琳　王雪莹)

第2章 生长发育

【学/习/要/点】

一、掌握

1. 小儿生长发育的规律。
2. 小儿体格生长常用指标的正常估算值、计算公式及测量方法。
3. 骨骼、牙齿发育,运动发育及语言发育。
4. 青春期综合征、青春期焦虑症、青春期抑郁症的概念、病因及临床主要表现。

二、熟悉

1. 小儿神经精神发育。
2. 小儿心理行为的发展。
3. 网瘾、物质滥用的概念。

【应/试/考/题】

一、选择题

【A/型/题】

1. 新生儿出生时身长平均为 （ ）
   A. 42cm　　　　B. 46cm
   C. 50cm　　　　D. 52cm
   E. 56cm

2. 一般1岁小儿的体重为 （ ）
   A. 8kg　　　　　B. 10kg
   C. 13kg　　　　D. 15kg
   E. 20kg

3. 一般1岁小儿的身长为 （ ）
   A. 70cm　　　　B. 75cm
   C. 80cm　　　　D. 85cm
   E. 90cm

4. 2～6岁身长的估算公式是 （ ）
   A. 身高(cm) = 年龄(岁)×6+77
   B. 身高(cm) = 年龄(岁)×5+75
   C. 身高(cm) = 年龄(岁)×6+75
   D. 身高(cm) = 年龄(岁)×7+75
   E. 身高(cm) = 年龄(岁)×7+70

5. 下列关于前囟的描述,错误的是（ ）
   A. 可作为衡量颅骨发育的指标
   B. 在1～1.5岁时闭合
   C. 为顶骨与枕骨边缘形成的三角形间隙

D. 为顶骨和额骨边缘形成的菱形间隙

E. 过早闭合见于小头畸形

6. 生理性体重下降一般发生在 （　　）

　　A. 出生后第 1 周内

　　B. 出生后第 2 周内

　　C. 出生后第 3 周内

　　D. 出生后第 4 周内

　　E. 出生后 1 个月

7. 1 岁小儿体格发育正常,体重 9kg,头围 46cm,身高 75cm,其胸围最可能是

（　　）

　　A. 32cm　　　　B. 34cm

　　C. 46cm　　　　D. 48cm

　　E. 50cm

8. 5 岁小儿腕部骨化中心的数目为（　　）

　　A. 4 个　　　　B. 5 个

　　C. 6 个　　　　D. 7 个

　　E. 8 个

9. 一般 5 岁小儿的身高按公式计算为（　　）

　　A. 95cm　　　　B. 100cm

　　C. 107cm　　　D. 110cm

　　E. 115cm

10. 下列关于小儿头围的数值,正确的是

（　　）

　　A. 出生时 36cm　　B. 6 月龄时 40cm

　　C. 1 岁时 50cm　　D. 2 岁时 52cm

　　E. 1 岁时 46cm

11. 一般 12 月龄婴儿的体重为 （　　）

　　A. 4.5kg　　　　B. 5kg

　　C. 6kg　　　　D. 8kg

　　E. 10kg

12. 下列关于牙齿发育的描述,错误的是

（　　）

　　A. 恒牙的骨化从新生儿时开始

　　B. 出生后 4～10 个月乳牙开始萌出

　　C. 出生后 13 个月尚未出牙可视为异常

　　D. 正常小儿乳牙出齐最晚到 5 岁

　　E. 人一生有乳牙（共 20 个）和恒牙（28～32 个）两副牙齿

13. 下列关于小儿生长发育规律的描述,错误的是 （　　）

　　A. 在整个小儿时期生长发育是不断进行的

　　B. 各年龄阶段生长发育是等速进行的

　　C. 小儿出生后前 3 个月是出生后体格增长最快的时期

　　D. 各系统器官的发育并不平衡

　　E. 在一定范围内存在着个体差异

14. 正常婴儿,体重 8.5kg,身长 68cm,前囟 0.5cm×0.5cm,头围 44cm,出牙 4 个,能独坐,并能以拇指、食指拿取小球。该婴儿最可能的月龄是 （　　）

　　A. 5 月龄　　　　B. 8 月龄

　　C. 12 月龄　　　D. 18 月龄

　　E. 24 月龄

15. 下列关于婴儿大运动发育的描述,正确的是 （　　）

　　A. 1 个月时,能翻身

　　B. 2～5 个月时,会爬

　　C. 7～8 个月时,能扶走

　　D. 8～9 个月时,会独坐

　　E. 9～10 个月时,自己会走

16. 小儿乳牙萌出延迟是指 （　　）

　　A. 出生后 6 个月后未萌出乳牙者

　　B. 出生后 11 个月后未萌出乳牙者

　　C. 出生后 13 个月后未萌出乳牙者

　　D. 出生后 15 个月后未萌出乳牙者

　　E. 出生后 24 个月后未萌出乳牙者

17. 一健康女婴,现已能独坐一会儿,能用手摇玩具,能认识亲人、生人,脊柱出现了第 2 个弯曲,其年龄大约是 （　　）

　　A. 2 月龄　　　　B. 4 月龄

　　C. 6 月龄　　　　D. 8 月龄

　　E. 10 月龄

18. 判断小儿体格发育的主要指标是( )
   A. 语言发育程度
   B. 体重、身高
   C. 智力发育水平
   D. 对外界的反应能力
   E. 动作能力或运动功能

19. 女孩,5岁,营养发育正常。其标准体重、身长最可能为 ( )
   A. 16kg,100cm   B. 16kg,105cm
   C. 18kg,105cm   D. 18kg,110cm
   E. 20kg,110cm

20. 小儿机体系统发育最晚的是 ( )
   A. 生殖系统   B. 循环系统
   C. 消化系统   D. 神经系统
   E. 呼吸系统

21. 小儿身高75cm,体重9.5kg,头围46cm,出牙6颗,前囟0.7cm,会独自站立,拉手会走。可能的年龄是 ( )
   A. 1岁   B. 2岁
   C. 3岁   D. 4岁
   E. 半岁

22. 小儿腕部骨化中心共有 ( )
   A. 8个   B. 9个
   C. 10个   D. 11个
   E. 12个

23. 患儿,男,1.5岁。体重10kg,身长80cm,头围40cm,前囟闭合,出牙12颗,会微笑,扶之能坐,不会站立。下列关于患儿异常发育的描述,正确的是( )
   A. 身高不足   B. 出牙延迟
   C. 体重过重   D. 头围偏小
   E. 前囟闭合过迟

24. 某小儿能独站,会叫爸爸、妈妈及模仿成人的动作,会用手指抓勺子。可能的年龄是 ( )
   A. 4~5月龄   B. 6~7月龄

   C. 8~9月龄   D. 10~11月龄
   E. 18月龄

25. 新生儿的平均出生体重一般粗略估算为 ( )
   A. 1500g   B. 2000g
   C. 2500g   D. 3000g
   E. 4000g

26. 一般5岁小儿的体重依公式计算应为 ( )
   A. 12kg   B. 14kg
   C. 16kg   D. 18kg
   E. 20kg

27. 1岁小儿正常的体格发育应达到以下指标,但除外 ( )
   A. 体重10kg
   B. 身长75cm
   C. 头围48cm
   D. 腕部骨化中心2个
   E. 出牙8个

28. 正常小儿体重波动范围是在 ( )
   A. 10%以下   B. 20%以下
   C. 30%以下   D. 15%以下
   E. 35%以下

29. 小儿腕骨骨化中心出全的年龄是( )
   A. 5岁   B. 6岁
   C. 8岁   D. 10岁
   E. 12岁

30. 下列关于小儿生长指标的描述,正确的是 ( )
   A. 新生儿出生时身长平均为50cm,第1年内平均增加约50cm
   B. 新生儿出生时身长平均为50cm,第1年内平均增加约25cm
   C. 新生儿出生时身长平均为25cm,第1年内平均增加约50cm

D. 新生儿出生时身长平均为75cm,第1年内平均增加约25cm

E. 新生儿出生时身长平均为50cm,第1年内平均增加约10cm

31. 青春期抑郁症的典型特点不包括 ( )

　A. 冲动　　　　B. 活动和兴趣广泛
　C. 疲劳　　　　D. 抑郁
　E. 自杀念头

32. 下列关于青春期抑郁的描述,错误的是 ( )

　A. 情绪低落　　B. 早恋
　C. 思维迟钝　　D. 动作减少
　E. 语言减少

33. 持续性抑郁是指情绪抑郁 ( )

　A. 每周发生1次,每次持续时间≥1小时
　B. 每周发生2次,每次持续时间≥2小时
　C. 每周发生3次,每次持续时间≥3小时
　D. 每周发生4次,每次持续时间≥4小时
　E. 每周发生5次,每次持续时间≥5小时

34. 下列不属于青春期综合征主要表现的是 ( )

　A. 记忆力下降　B. 白天精神萎靡
　C. 夜晚大脑兴奋　D. 贪食
　E. 性冲动频繁

35. 青春期综合征的特点不包括 ( )

　A. 青少年特有的生理失衡和由此引发的心理失衡
　B. 脑神经功能失衡
　C. 性神经功能失衡
　D. 心理功能失衡
　E. 以上都不是

【B/型/题】

(36~39题共用备选答案)

A. 3月龄　　　　B. 6月龄
C. 9月龄　　　　D. 12月龄
E. 18月龄

36. 会坐,但坐不稳,刚会拿东西,会换手,刚能听懂自己名字,可能的年龄是 ( )

37. 刚开始走,可能的年龄是 ( )

38. 握持反射刚消失,抬头较稳,可能的年龄是 ( )

39. 会表示"再见",开始模仿,可能的年龄是 ( )

(40~42题共用备选答案)

A. 6月龄　　　　B. 9月龄
C. 12月龄　　　 D. 18月龄
E. 24月龄

40. 一健康男孩,体重10.5kg,身长80cm,出牙12枚,前囟已闭,胸围>头围,最可能的年龄是 ( )

41. 正常婴儿,体重7.5kg,前囟门2cm×2cm,能独坐一会儿,能认识熟人和陌生人,但不能听懂自己的名字,最可能的年龄是 ( )

42. 正常婴儿,身高84cm,体重13kg,头围48cm,前囟已闭,能叫出家人称呼,开始说句子,最可能的年龄是 ( )

(43~46题共用备选答案)

A. Bayley 婴儿量表

B. Gesell 发育量表

C. Standford-Binet 智能量表

D. Wechsler 学前及初小儿童智能量表 (WPPSI)

E. Wechsler 儿童智能量表修订版 (WISC-R)

43. 适用于1~42月龄的是 （ ）
44. 适用于1月龄到3岁的是 （ ）
45. 适用于4~6.5岁的是 （ ）
46. 适用于6~16岁的是 （ ）
（47~50题共用备选答案）
　　A. 2月龄　　　　B. 6月龄
　　C. 12月龄　　　D. 2岁
　　E. 6岁
47. 体重8kg,身高68cm,头围43cm,最可能的年龄是 （ ）
48. 体重10kg,身高75cm,头围45cm,最可能的年龄是 （ ）
49. 体重12kg,身高87cm,头围48cm,最可能的年龄是 （ ）
50. 体重20kg,身高117cm,头围53cm,最可能的年龄是 （ ）

【X型题】

51. 前囟饱满常见于 （ ）
　　A. 极度消瘦　　　B. 脑积水
　　C. 脑膜炎　　　　D. 严重脱水
　　E. 小头畸形
52. 下列关于头围的描述,正确的是（ ）
　　A. 头围大小与脑的发育密切相关
　　B. 新生儿平均头围约34cm
　　C. 3岁时头围约46cm
　　D. 2岁时头围约48cm
　　E. 头围的测量在2岁以内最有价值
53. 小儿巴宾斯基征对称阳性正常出现在 （ ）
　　A. 2月龄　　　　B. 6月龄
　　C. 12月龄　　　D. 24月龄
　　E. 48月龄
54. 下列关于各项生长发育情况的描述,正确的是 （ ）
　　A. 6岁时身高之中心位于脐部
　　B. 6岁时腕部骨化中心约出现7个

C. 6岁时开始出恒牙,先出第一磨牙
D. 6岁时扁桃体第2次生理性增大
E. 6岁时平均身高117cm,头围50cm
55. 下列关于生长发育的描述,错误的是 （ ）
　　A. 会抬头的月龄一般是1月龄
　　B. 会独立坐稳的月龄一般是5月龄
　　C. 会爬的月龄一般是8月龄
　　D. 会独立站稳的月龄一般是8月龄
　　E. 会独立行走的月龄一般是10月龄
56. 下列因素与生理性体重下降有关的是 （ ）
　　A. 水分丧失较多
　　B. 哺乳量不充足
　　C. 排出胎粪较多
　　D. 出生时体重较轻
　　E. 出生时测量错误
57. 下列关于小儿骨骼发育的描述,正确的是 （ ）
　　A. 前囟最晚闭合的时间为出生后24个月
　　B. 后囟闭合的时间一般为出生后2周
　　C. 颅缝闭合的时间一般为出生后3~4个月
　　D. 腕部骨化中心开始出现的年龄是10岁
　　E. 上、下部量相等的年龄为2岁
58. 4月龄婴儿,保健门诊体检,下列情况属于发育正常的是 （ ）
　　A. 前囟未闭,1.5cm×1.5cm
　　B. 头尚不能抬起
　　C. 不能伸手取物
　　D. 拥抱反射(-)
　　E. 握持反射(-)
59. 下列属原始反射的是 （ ）
　　A. 吸吮反射　　B. 握持反射
　　C. 觅食反射　　D. 拥抱反射
　　E. 膝腱反射

60. 常用儿童神经心理发育诊断性评价方法是 （　　）
 A. Bayley 婴儿量表
 B. Gesell 发育量表
 C. Standford – Binet 智能量表
 D. Wechsler 学前及初小儿童智能量表（WPPSI）
 E. Wechsler 儿童智能量表修订版（WISC – R）

61. 青春期的特点包括 （　　）
 A. 发育过程的特殊时期
 B. 生长发育突增
 C. 第二性征开始出现
 D. 心理、行为和社会学方面的发育相对滞后
 E. 生殖系统迅速发育

62. 常见青少年物质滥用种类包括（　　）
 A. 酒精　　　　B. 烟草
 C. 致幻剂　　　D. 镇静催眠药
 E. 兴奋剂和鸦片类

二、名词解释

1. 生理性体重下降
2. 上部量
3. 骨龄
4. 生长发育
5. 擦腿综合征
6. 青春期综合征
7. 青春期焦虑症
8. 物质滥用（substance abuse）
9. 网瘾

三、填空题

1. 乳牙在出生后_____个月开始萌出；_____个月尚未出牙者可视为异常（出牙延迟）；一般乳牙在_____出齐。

2. 生长发育的一般规律：_____、_____、_____、_____、_____。
3. 小儿巴宾斯基征阳性在_____为生理现象。
4. 青春期综合征主要表现为_____、_____和_____。
5. 青春期焦虑症是一种常见的青少年在生长发育过程_____的综合征。

四、简答题

1. 简述小儿生长发育的一般规律及影响小儿生长发育的因素。
2. 简述腕骨骨化中心出现的顺序。
3. 简述儿科常用的心理测试方法。
4. 列出 1~12 岁小儿的体重估算公式。
5. 简述小儿大运动发育的顺序。
6. 简述网瘾判断的基本标准。

五、论述题

1. 试述小儿前囟的测量方法，以及前囟、后囟和颅缝的闭合时间。
2. 试述小儿体格生长的常用指标。
3. 试述常见的儿童行为问题。
4. 试述青春期抑郁症的临床特点。

六、病例分析题

患儿，男，15 岁。因"学习成绩下降 1 个月，经常有自杀念头 1 个月"来儿科门诊就诊。半年来患儿常常失眠，郁郁寡欢，学习成绩明显下降，自觉人生无价值。近 1 个月来常有自杀念头。查体：意识清，回答问题切题，消瘦，面色苍白，心、肺、腹查体未见异常。
患儿的初步诊断是什么？治疗原则是什么？

参/考/答/案

一、选择题

【A 型题】

1. C	2. B	3. B	4. D	5. C
6. A	7. C	8. C	9. D	10. E
11. E	12. D	13. B	14. B	15. D
16. C	17. C	18. B	19. D	20. A
21. A	22. C	23. D	24. D	25. C
26. D	27. C	28. A	29. D	30. B
31. B	32. B	33. C	34. D	35. E

【B 型题】

36. B	37. D	38. A	39. C	40. D
41. A	42. E	43. A	44. B	45. D
46. E	47. B	48. C	49. D	50. E

【X 型题】

51. BC	52. ABDE	53. ABCD
54. BCDE	55. ABDE	56. ABC
57. AC	58. ACDE	59. ABCD
60. ABCDE	61. ABCDE	62. ABCDE

5. C【解析】前囟为顶骨和额骨边缘形成的菱形间隙。

7. C【解析】小儿体格发育正常，1岁时头围基本等于胸围，头围46cm，其胸围最可能是46cm。

8. C【解析】1～9岁小儿腕部骨化中心=年龄+1。故5岁小儿腕部骨化中心的数目为6个。

9. D【解析】2～6岁小儿身高(cm)=年龄(岁)×7+75，故5×7+75=110(cm)。

12. D【解析】正常小儿乳牙出齐最晚到3岁而不是5岁。

13. B【解析】各年龄阶段生长发育是非匀速的。

19. D【解析】1～6岁小儿体重(kg)=年龄(岁)×2+8，故体重5×2+8=18(kg)。2～6岁小儿身高(cm)=年龄(岁)×7+75，故身高5×7+75=110(cm)。

23. D【解析】1岁半儿，体重10kg(偏轻)，身长80cm(身高尚正常)，头围40cm(头围偏小)，前囟闭合(前囟在1.5岁前闭合，不算延迟)，出牙12颗(出牙尚可，不属于延迟)，会微笑，扶之能坐，不会站立(大运动发育落后)。

31. B【解析】青春期抑郁症的特点有冲动、疲劳、抑郁、产生自杀念头，但活动和兴趣广泛不是抑郁症的特点。

47. B【解析】体重8kg，身高68cm，头围43cm，考虑6～8月龄。

51. BC【解析】颅内压增高时前囟饱满，极度消瘦、严重脱水，前囟可凹陷；小头畸形，前囟可能过早闭合。

52. ABDE【解析】46cm为1岁时头围，不是3岁。

53. ABCD【解析】小儿巴宾斯基征对称阳性在2岁以内可认为是正常的。

54. BCDE【解析】6岁时身高之中心位于脐部与耻骨联合中间。

55. ABDE【解析】开始会抬头的月龄一般是2月龄；会独立坐稳的月龄一般是8月龄；会独立站稳的月龄一般是10～11月龄；会独立行走的月龄一般是12月龄。

58. ACDE【解析】4月龄婴儿抬头很稳。

二、名词解释

1. 生理性体重下降：出生后第1周内由于奶量摄入不足、水分丢失及胎粪排除，体重暂时下降，占出生体重的3%～9%（<10%），第7～10天恢复到出生体重。

2. 上部量：头顶至耻骨联合上缘，代表扁骨的发育。

3. 骨龄：用X线检查测定不同年龄儿童长骨干骺端骨化中心的出现时间、数目、形态的变化，并将其标准化，即为骨龄。

4. 生长发育：人的生长发育是指从受精卵到成人的成熟过程。生长是指儿童身体各器官、系统的长大，可有相应的测量值来表示其量的变化；发育是指细胞、组织、器官的分化与功能成熟。生长和发育两者紧密相关，生长是发育的物质基础，生长的量的变化可在一定程度上反映身体器官、系统的成熟状况。

5. 擦腿综合征：是儿童通过擦腿引起兴奋的一种运动行为障碍，女孩与幼儿多见。大多在睡前、睡醒后或独自玩耍时两腿交叉摩擦会阴，可被分散注意力打断动作。

6. 青春期综合征：是青少年特有的生理失衡和由此引发的心理失衡病症。主要由青春期生理与心理发育不同步、心理发育相对滞后、过度用脑和不良习惯所致。表现为脑神经功能失衡、性神经功能失衡、心理功能失衡。

7. 青春期焦虑症：即焦虑性神经症，是由一组情绪反应组成的综合征。患者以焦虑情绪反应为主要症状，同时伴有明显的自主神经系统功能紊乱。

8. 物质滥用（substance abuse）：是指反复、大量地使用与医疗目的无关且其有依赖性的一类有害物质，包括烟、酒、某些药物，如镇静药、镇痛药、鸦片类、大麻、可卡因、幻觉剂、有同化作用的激素类药物等。

9. 网瘾：是指上网者由于长时间地和习惯性地沉浸在网络时空当中，对互联网产生强烈的依赖，以至于达到了痴迷的程度而难以自我摆脱的行为状态和心理状态。

三、填空题

1. 4～10 13 3岁前
2. 由上到下 由近到远 由粗到细 由低级到高级 由简单到复杂
3. 2岁以前
4. 脑神经功能失衡 性神经功能失衡 心理功能失衡
5. 由情绪反应组成的

四、简答题

1. 简述小儿生长发育的一般规律及影响小儿生长发育的因素。

答 生长发育的一般规律：由上到下（抬头—坐—站）、由近到远（臂—手，腿—脚）、由粗到细（手掌—手指）、由低级到高级（看、听——记忆、思维）、由简单到复杂（画线—画圈—图形）。

影响小儿生长发育的因素：①遗传因素；②环境因素，营养、疾病、母亲情况、家庭和社会环境。

2. 简述腕骨骨化中心出现的顺序。

答 腕部出生时没有骨化中心，出生后出现顺序为：头状骨、钩骨、下桡骨骺、三角骨、月骨、大小多角骨、舟骨、下尺骨骺、豆状骨。

3. 简述儿科常用的心理测试方法。

答（1）筛查性测验。①丹佛发育筛查（DDST）：6岁以下发育筛查；②图片词汇测试（PPVT）：4～9岁儿童的一般智能（特别是语言障碍适用）筛查；③绘人试验：5～9.5岁儿童（不同语言地区均可）；④年龄及发育进程问卷（ASQ）：1月龄到5岁半儿童适用。

(2)诊断性评估。①Bayley 婴儿量表：1~42 月龄适用；②Gesell 发育量表：4 周~3 岁适用；③Standford – Binet 智能量表：2~18 岁适用；④Wechsler 学前及初小儿童智能量表(WPPSI)：4~6.5 岁适用；⑤Wechsler 儿童智能量表修订版(WISC – R)：6~16 岁适用。

4. 列出 1~12 岁小儿的体重估算公式。

答 1~6 岁：体重(kg) = 年龄(岁) × 2 + 8；7~12 岁：体重(kg) = [年龄(岁) × 7 – 5]/2。

5. 简述小儿大运动发育的顺序。

答 抬头—翻身—坐—爬—站—走—跳（一听二看三抬头，四翻五抓六能坐，七滚八爬九扶站，1 岁孩子开步走）。

6. 简述网瘾判断的基本标准。

答 网瘾判断的基本标准主要包括 4 个方面：行为和心理上的依赖感；行为的自我约束和自我控制能力基本丧失；工作和生活的正常秩序被打乱；身心健康受到较严重的损害。

五、论述题

1. 试述小儿前囟的测量方法，以及前囟、后囟和颅缝的闭合时间。

答 测量前囟大小为对边中点连线，前囟在 1~1.5 岁关闭（最迟 2 岁关闭），后囟出生时很小或已闭合，最迟 6~8 周闭合，颅缝于生后 3~4 个月关闭。

2. 试述小儿体格生长的常用指标。

答 体格生长应选择易于测量、有较大人群代表性的指标表示。一般常用的形态指标有体重、身高(长)、坐高(顶臀长)、头围、胸围、上臂围、皮下脂肪等。

3. 试述常见的儿童行为问题。

答 (1)遗尿症：5 岁后仍发生的不随意排尿，分原发性遗尿症及继发性遗尿症。

(2)吮拇指癖及咬指甲癖：多见于学龄前期和学龄期儿童。

(3)屏气发作：多见于 6~18 月龄婴幼儿，常发生在情绪急剧变化时，出现呼吸运动暂停，多数于 5 岁前逐渐自然消失。

(4)学习障碍。

(5)擦腿综合征：大多由于会阴外生殖器局部刺激，而逐渐形成睡前、睡醒后或独自玩耍时两腿交叉摩擦会阴的动作，可被分散注意力打断动作。

(6)注意缺陷多动障碍(ADHD)：学龄儿童中常见，发病率男高于女。

(7)孤独症谱系障碍(ASD)。

4. 试述青春期抑郁症的临床特点。

答 抑郁是指情绪低落、思维迟钝、动作和语言减少，伴有焦虑、躯体不适和睡眠障碍、情绪抑郁。如果每星期发生 3 次，每次持续至少 3 小时或更长时间者被认为是持续性抑郁。青春期抑郁症的表现多种多样，主要有自暴自弃、多动、冷漠。由于该病可导致严重后果，所以是青少年儿童保健的重点内容。

六、病例分析题

患儿的初步诊断是什么？治疗原则是什么？

答 初步诊断：青春期抑郁症。诊断依据半年来患儿常常失眠，郁郁寡欢，学习成绩明显下降，自觉人生无价值。近 1 个月来常有自杀念头。

治疗原则：关键在于儿科医生对病例的早期发现，及时转入心理卫生专科，予以家庭干预及精神药物治疗。

(杨　琳　王雪莹)

第3章　儿童保健

【学/习/要/点】

一、掌握

各年龄期儿童保健的重点,特别是1岁以内婴儿预防接种的实施程序。

二、熟悉

1. 儿童保健的具体措施。
2. 小儿预防接种的反应及处理。

【应/试/考/题】

一、选择题

【A型题】

1. 婴儿的保健重点不包括　　（　　）
   A. 合理均衡的营养
   B. 按计划预防接种
   C. 定期健康检查
   D. 户外锻炼
   E. 学习能力培养

2. 胎儿期及围生期的保健重点包括（　　）
   A. 预防遗传性疾病与先天畸形
   B. 保证孕母充足营养,给予孕母良好的生活环境
   C. 预防并及时处理围生期儿童各种疾病
   D. 预防产时和产后感染
   E. 以上都是

3. 下列关于胎儿期的保健重点,不包括的预防疾病是　　（　　）
   A. 先天畸形
   B. 宫内发育迟缓
   C. 宫内感染
   D. 早产
   E. 胎儿呼吸道感染

4. 下列关于新生儿期保健重点内容的描述,错误的是　　（　　）
   A. 预防产伤和窒息　B. 预防感染
   C. 指导喂养　　　　D. 指导护理
   E. 预防遗传性疾病

5. 小儿体格发育的第2个高峰期是在　　　　　　　　　　（　　）
   A. 新生儿期　　　　B. 幼儿期
   C. 学龄前期　　　　D. 学龄期
   E. 青春期

6. 婴儿必须在1岁以内完成的基础预防接种有 ( )
   A. 卡介苗和乙肝疫苗
   B. 脊髓灰质炎三价混合疫苗
   C. 百日咳、白喉、破伤风类毒素混合制剂
   D. 麻疹疫苗
   E. 以上都是

7. 百白破疫苗的接种年龄应在 ( )
   A. 2、3、4月龄　　B. 3、4、5月龄
   C. 4、5、6月龄　　D. 5、6、7月龄
   E. 6、7、8月龄

8. 初次接种麻疹疫苗的年龄为 ( )
   A. 4月龄易感儿　　B. 5月龄易感儿
   C. 6月龄易感儿　　D. 7月龄易感儿
   E. 8月龄易感儿

9. 下列关于婴儿的衣着,恰当的是 ( )
   A. 色浅　　　　　B. 柔软
   C. 纯棉　　　　　D. 宽松
   E. 以上都是

10. 下列关于疫苗的正常反应的描述,错误的是 ( )
    A. 轻度感染
    B. 异物刺激
    C. 发热
    D. 接种局部红肿热痛
    E. 过敏性休克

11. 按计划免疫,脊髓灰质炎三价混合疫苗的复种年龄是 ( )
    A. 6月龄　　　　B. 1岁
    C. 2岁　　　　　D. 4岁
    E. 7岁

12. WHO提出的健康的定义是 ( )
    A. 没有疾病和病痛,心理健康
    B. 没有任何疾病
    C. 生活富足,没有疾病和病痛
    D. 温饱生活,没有任何疾病
    E. 不仅是没有疾病和病痛,而且是个体在身体上、精神上、社会上的完满状态

【B型题】

(13~16题共用备选答案)
A. 接种2周后,局部出现红肿浸润
B. 接种后发生轻度腹泻
C. 接种后6~10天产生轻微的皮疹
D. 接种后局部出现红肿、疼痛
E. 接种后轻微发热或局部轻痛

13. 卡介苗 ( )
14. 脊髓灰质炎三价混合疫苗 ( )
15. 麻疹疫苗 ( )
16. 百日咳、白喉、破伤风类毒素混合制剂 ( )

(17~20题共用备选答案)
A. 乙肝疫苗
B. 麻风疫苗
C. 风疹疫苗
D. 脊髓灰质炎三价混合疫苗
E. 百白破混合制剂

17. 出生后立即接种的疫苗是 ( )
18. 出生后2个月接种的疫苗是 ( )
19. 出生后8个月接种的疫苗是 ( )
20. 出生后3个月初次接种的疫苗是 ( )

【X型题】

21. 围生期的保健重点是 ( )
    A. 做好孕妇保健
    B. 必要时进行羊水检查,筛选遗传代谢病
    C. 提高接生技术水平

D. 加强出生后 1 周内新生儿护理、喂养和疾病预防
E. 预防感染

22. 8 月龄婴儿需完成的疫苗接种包括 （　　）
A. 卡介苗
B. 脊髓灰质炎三价混合疫苗
C. 百日咳、白喉、破伤风类毒素混合制剂
D. 麻疹疫苗
E. 乙肝疫苗

23. 小儿各年龄期的保健重点主要为（　　）
A. 新生儿期以保温、喂养及预防感染为主
B. 婴儿期以喂养和预防感染为主
C. 幼儿期以保证营养和防止意外、预防感染和教养为主
D. 学龄期以加强教育、供给充足营养、增强体格锻炼为主
E. 胎儿期及围生期加强孕母的保健

24. 卡介苗初次接种的常见反应包括（　　）
A. 接种后 2 周左右局部可出现红肿、浸润、小溃疡
B. 腋下淋巴结肿大
C. PPD 试验阳性
D. 长期发热
E. 咳嗽、咳痰

25. 按计划免疫程序，3 月龄小儿应接种的是 （　　）
A. 脊髓灰质炎三价混合疫苗
B. 麻疹疫苗
C. 乙脑减毒活疫苗
D. 百白破混合制剂
E. 乙肝疫苗

26. 儿童保健门诊定期检查的内容包括 （　　）
A. 体格测量及评价
B. 询问了解病史
C. 全身各系统检查
D. 常见病的定期实验室检查
E. 社会心理发育的评价

27. 下列新生儿遗传代谢缺陷病和先天畸形应早期筛查并及时处理的是（　　）
A. 苯丙酮尿症
B. 髋关节发育不良
C. 甲状腺功能减退症
D. 21 三体综合征
E. 血友病

28. 儿童保健研究涉及的内容包括（　　）
A. 儿童的体格生长
B. 儿童营养
C. 儿童健康促进
D. 儿科疾病的管理
E. 社会心理发育

二、名词解释
1. 计划免疫
2. 健康

三、填空题
1. 婴儿期保健工作的重点之一是提倡纯母乳喂养至_____个月。
2. 婴儿期一般应自_____个月开始添加辅食。
3. 卡介苗接种后_____周左右局部可出现红肿浸润，_____周后局部有结痂。
4. 麻疹疫苗接种后，少数人可在_____日内产生轻微的麻疹。

四、简答题
1. 简述新生儿期保健的特点。
2. 简述婴儿期保健的特点。
3. 简述儿童伤害的预防。

【参/考/答/案】

一、选择题

【A型题】
1. E　2. E　3. E　4. E　5. E
6. E　7. B　8. E　9. E　10. E
11. D　12. E

【B型题】
13. A　14. B　15. C　16. D　17. A
18. D　19. B　20. E

【X型题】
21. ABCDE　22. ABCDE　23. ABCDE
24. ABC　25. AD　26. ACD
27. ABC　28. ABCDE

1. E【解析】婴儿期是体格发育的快速期，而不是智能发育的快速期，并不适合学习能力的培养。

4. E【解析】预防遗传性疾病是胎儿期保健的重点内容，不是新生儿期。

5. E【解析】儿童体格发育有2个高峰期，分别在婴儿期和青春期。

6. E【解析】婴儿必须在1岁以内完成基础计划免疫，包括卡介苗、乙肝疫苗、脊髓灰质炎三价混合疫苗、百白破类毒素混合制剂及麻疹疫苗。

7. B【解析】百白破混合制剂分别在婴儿3、4、5月龄和18~24月龄时接种。

10. E【解析】过敏性休克不是疫苗的正常反应，而是疫苗的严重异常反应，应及时处理抢救。

11. D【解析】按计划免疫脊髓灰质炎三价混合疫苗的复种时间是4岁。

12. E【解析】WHO提出的健康的定义：不仅是没有疾病和病痛，而且是个体在身体上、精神上、社会上的完满状态。

21. ABCDE【解析】围生期保健的重点是：做好孕妇保健，必要时进行羊水检查，筛选遗传代谢病，提高接生技术水平，加强生后1周内新生儿护理、喂养和疾病预防，预防感染。

22. ABCDE【解析】婴儿必须在8个月完成基础计划免疫，包括卡介苗、乙肝疫苗、脊髓灰质炎三价混合疫苗、百白破混合制剂及麻疹疫苗。

25. AD【解析】按计划免疫程序，3月龄小儿应接种：脊髓灰质炎三价混合疫苗和百白破混合制剂。

二、名词解释

1. 计划免疫：根据免疫学原理、儿童免疫特点及传染病发生情况，给儿童规定免疫程序，有计划地使用生物制品进行预防接种，以提高人群的免疫水平，达到控制和消灭传染病目的。

2. 健康：WHO提出的健康的定义不仅是没有疾病和病痛，而且是个体在身体上、精神上、社会上的完满状态。

三、填空题

1. 6
2. 6
3. 2　8~12
4. 6~10

四、简答题

1. 简述新生儿期保健的特点。

答　新生儿娩出后应保证呼吸道通畅；

严格消毒、结扎脐带;记录出生时 Apgar 评分、体温、呼吸、心率、体重与身长;密切观察;提倡母婴同室,尽早母乳喂养。新生儿出院回家前应根据要求进行先天性遗传代谢病筛查和听力筛查。

新生儿居室的温度与湿度应随气候变化调节,保持室内温度在 20~22℃,湿度以 55% 为宜。指导母亲正确的哺乳方法,必要时指导母亲使用科学的人工喂养方法。指导父母多与婴儿说话、抚摸、摇、抱婴儿等。应尽量避免过多的外来人员接触。注意脐部护理。接种卡介苗和乙肝疫苗。

2. 简述婴儿期保健的特点。

答 此期小儿生长迅速,应提倡纯母乳喂养至 6 个月,部分母乳喂养或人工喂养婴儿则应选择配方奶粉。自 6 个月应开始逐渐引入其他食物,为断离母乳做准备。定期进行体格检查,便于早期发现缺铁性贫血、维生素 D 缺乏性佝偻病、营养不良、发育异常等疾病并予以及时的干预和治疗。坚持户外活动,进行空气浴、日光浴和主、被动体操。给予各种感知觉的刺激,促进大脑发育。按计划免疫程序完成基础免疫。预防异物吸入及窒息。

3. 简述儿童伤害的预防。

答 (1)窒息与异物吸入:进食时不要哭闹、大笑,防止误吸。

(2)中毒:避免使用有毒食物,防止食物在加工制作过程中受到细菌、毒品的污染。

(3)外伤:防止跌伤、烫伤、触电等。

(4)溺水与交通事故:要有成人的监护,教育儿童遵守交通规则。

(5)教会孩子自救。

(帖利军)

第4章 儿科疾病诊治原则

【学/习/要/点】

一、掌握

儿童液体平衡的特点和液体疗法。

二、熟悉

1. 儿科病史采集和体格检查方法。
2. 健康小儿体温、呼吸、脉搏、血压的指标。
3. 小儿药物治疗的原则。
4. 儿科疾病的治疗原则。

【应/试/考/题】

一、选择题

【A 型题】

1. 下列关于小儿淋巴结查体的描述,正确的是　　　　　　　　　　（　）
   A. 颈部、耳后、枕部、腹股沟等部位不能触及淋巴结
   B. 颈部、耳后、枕部、腹股沟等部位可以触及单个、质软、活动、无压痛、黄豆大小的淋巴结
   C. 颈部、耳后、枕部、腹股沟等部位可以触及单个、质软、活动、无压痛、花生米大小的淋巴结
   D. 颈部、耳后、枕部、腹股沟等部位可以触及单个、质软、活动、无压痛、蚕豆大小的淋巴结
   E. 颈部、耳后、枕部、腹股沟等部位可以触及单个、质软、活动、压痛、黄豆大小的淋巴结

2. 下列关于1~4岁小儿正常心脏左界的描述,正确的是　　　　　　（　）
   A. 左乳线外1cm
   B. 左乳线外1~2cm
   C. 左乳线上
   D. 左乳线内0.5~1cm
   E. 左乳线内1cm

3. 正常小儿肝脏不应在肋下触及的年龄是　　　　　　　　　　　（　）
   A. 1~2岁以后　　B. 3~4岁

C. 5 岁以后　　　　D. 6~7 岁以后

E. 8~9 岁以后

4. 小儿血压的估算公式是　　　　　（　）

    A. 收缩压(mmHg) = 50 + (年龄×3)

    B. 收缩压(mmHg) = 60 + (年龄×2)

    C. 收缩压(mmHg) = 70 + (年龄×2)

    D. 收缩压(mmHg) = 80 + (年龄×2)

    E. 收缩压(mmHg) = 80 + (年龄÷2)

5. 下列关于小儿脱水程度分度的描述,错误的是　　　　　　　　　（　）

    A. 中度脱水:体液丢失 50~100ml/kg

    B. 中度脱水:体液丢失 5%~10%体重

    C. 重度脱水:体液丢失 >10%体重

    D. 重度脱水:体液丢失 100~120ml/kg

    E. 重度脱水:体液丢失 80~100ml/kg

6. 下列关于小儿不同性质脱水的描述,错误的是　　　　　　　　　（　）

    A. 低渗性脱水时血清钠 <130mmol/L

    B. 等渗性脱水时血清钠在 130~150mmol/L

    C. 高渗性脱水时血清钠 >150mmol/L

    D. 等渗性脱水最常见

    E. 高渗性脱水最常见

7. 下列关于小儿钾代谢的描述,错误的是（　）

    A. 小儿正常血清钾浓度为 3.5~5mmol/L

    B. 当血清钾浓度 <3.5mmol/L 时称为低钾血症

    C. 低钾血症在临床上多见

    D. 低钾血症采用氯化钾液补充是最佳策略

    E. 当血清钾浓度 >5mmol/L 时称为高钾血症

8. 下列关于低渗性脱水特点的描述,错误的是　　　　　　　　　（　）

    A. 失钠的比例大于失水

    B. 血清钠低于 130mmol/L

    C. 易发生休克

    D. 尿比重高,烦渴

    E. 严重者抽搐、昏迷

9. 正确的静脉补钾的浓度是　　　（　）

    A. 0.4%　　　　　　B. 3%

    C. 0.35%　　　　　D. 0.45%

    E. <0.3%

10. 小儿低钾血症的临床特点不包括（　）

    A. 神经、肌肉兴奋性增高的表现

    B. 心律失常、心肌收缩力降低、血压降低

    C. 心电图出现 T 波低宽,U 波

    D. 心电图出现 Q-T 间期延长,T 波倒置以及 ST 段下降

    E. 肾损害的表现

11. 下列关于小儿液体生理需要量补充的描述,正确的是　　　　　　（　）

    A. 各年龄组小儿 100ml/(kg·d)

    B. 0~10kg 体重小儿,100ml/(kg·d)

    C. 1 岁以内小儿,100ml/(kg·d)

    D. 0~20kg 体重小儿,80ml/(kg·d)

    E. 2 岁以内小儿,100ml/(kg·d)

12. 下列关于小儿液体累积损失量补充的描述,错误的是　　　　　　（　）

    A. 轻度脱水补液量为 30~50ml/kg

    B. 中度脱水补液量为 50~100ml/kg

    C. 重度脱水补液量为 100~120ml/kg

    D. 等渗性脱水时补 2∶1 含钠液

    E. 脱水性质不明时,先按等渗性脱水处理

13. 下列关于补充小儿液体累积损失量的描述,正确的是　　　　　　（　）

    A. 低渗性脱水补 2∶3∶1 含钠液

    B. 等渗性脱水补 2∶1 含钠液

    C. 高渗性脱水补 5% 或 10% 葡萄糖液

    D. 脱水性质不明时补 2∶1 含钠液

    E. 脱水性质不明时先按等渗性脱水处理

14. 下列为重度脱水临床特点的是（　　）
   A. 皮肤黏膜稍干燥
   B. 哭时少泪,尿量明显减少
   C. 失水量为体重的5%~10%
   D. 心音低钝、血压下降、四肢厥冷
   E. 食欲旺盛

15. 下列关于儿童体液平衡特点的描述,错误的是（　　）
   A. 年龄越小,体液总量相对越多
   B. 婴幼儿水的需要量大,对缺水的耐受性较成人差
   C. 体液调节功能不成熟
   D. 容易发生水、电解质紊乱
   E. 体液量以细胞内液为主

16. 低渗性口服补液盐(ORS)含钠液是（　　）
   A. 1/2 张液　　　B. 1/5 张液
   C. 1/3 张液　　　D. 2/3 张液
   E. 等张液

17. 口服补液盐配方中添加葡萄糖的目的是（　　）
   A. 增加热量供应　　B. 改善口感
   C. 调整渗透压　　　D. 增加钠的吸收
   E. 减轻腹泻

18. 4:3:2含钠液的组成溶液成分是（　　）
   A. 4份10%葡萄糖:3份生理盐水:2份5%碳酸氢钠
   B. 4份10%葡萄糖:3份生理盐水:2份1.4%碳酸氢钠
   C. 4份生理盐水:3份10%葡萄糖:2份1.4%碳酸氢钠
   D. 4份生理盐水:3份10%葡萄糖:2份11.2%乳酸钠
   E. 4份生理盐水:3份1.4%碳酸氢钠:2份10%葡萄糖

19. 2:3:1含钠液的组成溶液成分是（　　）
   A. 2份10%葡萄糖:3份生理盐水:1份5%碳酸氢钠
   B. 2份10%葡萄糖:3份生理盐水:1份1.4%碳酸氢钠
   C. 2份生理盐水:3份10%葡萄糖:1份1.4%碳酸氢钠
   D. 2份生理盐水:3份10%葡萄糖:1份11.2%乳酸钠
   E. 2份生理盐水:3份1.4%碳酸氢钠:1份10%葡萄糖

20. 代谢性酸中毒不易出现的临床表现是（　　）
   A. 呼吸增快
   B. 口唇呈樱桃红
   C. 手足搐搦
   D. 精神萎靡,烦躁或嗜睡
   E. 细胞内液钾降低,细胞外液钾增高

21. 高渗性脱水输液速度宜稍慢,是为了预防（　　）
   A. 心力衰竭　　B. 低钾血症
   C. 低钙血症　　D. 脑水肿
   E. 肺水肿

22. 配制2:1等张含钠液120ml需（　　）
   A. 0.9% NaCl 80ml,5% NaHCO₃ 40ml
   B. 0.9% NaCl 80ml,1.8% NaHCO₃ 40ml
   C. 0.9% NaCl 80ml,10% GS 40ml
   D. 0.9% NaCl 40ml,5% NaHCO₃ 80ml
   E. 0.9% NaCl 80ml,1.4% NaHCO₃ 40ml

23. 2:1等张含钠液是（　　）
   A. 2份5%葡萄糖和1份1.4%碳酸氢钠
   B. 2份生理盐水和1份1.4%碳酸氢钠
   C. 2份10%葡萄糖和1份1.4%碳酸氢钠
   D. 2份生理盐水和1份1.4%乳酸钠
   E. 2份5%碳酸氢钠和1份生理盐水

24. 低渗性脱水补液所用张力是（　　）
   A. 等张　　　　B. 1/2 张

C. 1/3 张　　　　D. 2/3 张

E. 1/4 张

25. 下列液体中为 2/3 张的液体是（　　）

　　A. 0.9% NaCl 200ml,5% GS 150ml,
　　　 1.4% NaHCO₃ 100ml

　　B. 0.9% NaCl 150ml,5% GS 200ml,
　　　 1.4% NaHCO₃ 100ml

　　C. 0.9% NaCl 100ml,5% GS 200ml,
　　　 1.4% NaHCO₃ 150ml

　　D. 0.9% NaCl 200ml,5% GS 100ml,
　　　 1.4% NaHCO₃ 150ml

　　E. 0.9% NaCl 50ml,5% GS 100ml,
　　　 1.4% NaHCO₃ 200ml

26. 低钾血症的原因不包括　　　（　　）

　　A. 长期禁食　　　B. 腹泻

　　C. 发热　　　　　D. 碱中毒

　　E. 补液后血液被稀释,血钾相对较少

27. 高钾血症的紧急治疗除外　　（　　）

　　A. 透析

　　B. 10% 葡萄糖酸钙缓慢静脉注射

　　C. 口服螺内酯

　　D. 葡萄糖加胰岛素

　　E. 5% 碳酸氢钠快速静脉注射

28. 下列关于 WHO 2002 年推荐的低渗透压口服补盐液配方的描述,错误的是
　　　　　　　　　　　　　　　（　　）

　　A. 枸橼酸钠 2.9g　B. 葡萄糖 13.5g

　　C. 碳酸氢钠 2.5g　D. 氯化钠 2.6g

　　E. 水 1000ml

29. 小儿腹泻伴脱水,在脱水性质不明时,补液的张力宜是　　　　　　（　　）

　　A. 2:1 等张含钠液

　　B. 2/3 张含钠液

　　C. 1/2 张含钠液

　　D. 1/3 张含钠液

　　E. 1/5 张含钠液

【B 型题】

(30 ~ 32 题共用备选答案)

　A. 测量时间 3 分钟,37℃为正常

　B. 测量时间 5 ~ 10 分钟,36 ~ 37℃为正常

　C. 测量时间 1 ~ 2 分钟,36 ~ 37℃为正常

　D. 测量时间 5 ~ 10 分钟,35 ~ 38℃为正常

　E. 测量时间 3 ~ 5 分钟,36.5 ~ 37.5℃为正常

30. 腋下测温法的测量方法是　　（　　）

31. 口腔测温法的测量方法是　　（　　）

32. 肛门内测温法的测量方法是　（　　）

(33 ~ 37 题共用备选答案)

　A. 呼吸 40 ~ 45 次/分、心率 120 ~ 140 次/分

　B. 呼吸 30 ~ 40 次/分、心率 110 ~ 130 次/分

　C. 呼吸 25 ~ 30 次/分、心率 100 ~ 120 次/分

　D. 呼吸 20 ~ 25 次/分、心率 80 ~ 100 次/分

　E. 呼吸 18 ~ 20 次/分、心率 70 ~ 90 次/分

33. 新生儿的特征是　　　　　　（　　）

34. <1 岁的特征是　　　　　　（　　）

35. 1 ~ 3 岁的特征是　　　　　（　　）

36. 4 ~ 7 岁的特征是　　　　　（　　）

37. 8 ~ 14 岁的特征是　　　　　（　　）

【X 型题】

38. 小儿每日水的需要量是　　　（　　）

　　A. <1 岁,120 ~ 160ml/kg

　　B. 1 ~ 3 岁,100 ~ 140ml/kg

C. 4~9岁,70~110ml/kg

D. 10~14岁,50~90ml/kg

E. >14岁,30~50ml/kg

39. 下列关于小儿脱水程度分度的描述,正确的是 （ ）

   A. 轻、中、重度脱水的临床体征明显不同,易于区别

   B. 轻度脱水:体液丢失3%~5%体重或30~50ml/kg

   C. 中度脱水:体液丢失5%~10%体重或50~100ml/kg

   D. 重度脱水:体液丢失>10%体重或100~120ml/kg

   E. 营养不良时易患轻度脱水

40. 低钾血症的病因包括 （ ）

   A. 钾的摄入量不足

   B. 消化道丢失过多

   C. 肾脏排出过多

   D. 钾在体内分布异常

   E. 各种原因的碱中毒

41. 代谢性酸中毒的主要病因包括（ ）

   A. 碱性物质从消化道丢失

   B. 酸性代谢产物堆积,如进食不足

   C. 摄入酸性物质过多

   D. 饮食中缺少碱性物质

   E. 碱性物质从肾脏丢失

42. 下列属等张液体的是 （ ）

   A. 0.9%氯化钠溶液

   B. 5%碳酸氢钠溶液

   C. 1.87%乳酸钠溶液

   D. 1.4%碳酸氢钠溶液

   E. 10%葡萄糖溶液

43. 下列属1/2张液体的是 （ ）

   A. 2:3:1含钠液   B. 4:3:2含钠液

   C. 1:1含钠液   D. 2:1含钠液

   E. 2:6:1含钠液

44. 下列儿科补充液体累积损失量的描述,正确的是 （ ）

   A. 轻度脱水补液量为30~50ml/kg

   B. 中度脱水补液量为50~100ml/kg

   C. 重度脱水补液量为100~120ml/kg

   D. 脱水性质不明时,先按等渗性脱水处理

   E. 脱水伴休克时先扩容

45. 儿科补液补充累积损失量时,应注意 （ ）

   A. 低渗性脱水补2/3张含钠液

   B. 等渗性脱水补1/2张含钠液

   C. 高渗性脱水补1/5~1/3张含钠液

   D. 脱水性质不明时补2:1含钠液

   E. 脱水伴休克时补2:1含钠液

二、名词解释

1. 低钾血症
2. 高钾血症
3. 低渗性脱水
4. 等渗性脱水
5. 高渗性脱水
6. 脱水
7. 累积损失量
8. ORS

三、填空题

1. 小儿脱水补充累积损失量时,轻度脱水为_____,中度脱水为_____,重度脱水为_____。

2. 通常对低渗性脱水补_____张含钠液,等渗性脱水补_____张含钠液,高渗性脱水补_____张含钠液。

3. 轻、中、重度脱水补充的累积损失量分别是_____、_____、_____。

4. 液体疗法的目的是纠正_____、

_____、_____平衡紊乱,以便恢复机体的正常生理功能。

四、简答题
1. 简述小儿代谢性酸中毒最常见的病因。
2. 简述小儿等渗性重度脱水与中度脱水的临床特点。

五、论述题
试述小儿药物治疗的特点。

六、病例分析题
患儿,男,10月龄。10月15日因"腹泻1周"就诊,大便初为4~5次/日,伴呕吐1~3次/日,近2日渐加重,大便10余次/日,为黄色蛋花汤样稀水便,有少许黏液,无腥臭味。食欲缺乏,尿少。查体:精神极差,体重9kg,皮肤弹性差,眼窝深陷,口唇樱红,呼吸促,双肺(-),心音稍低钝,腹胀,肠鸣音减低,四肢冰冷。血常规:Hb 150g/L,WBC 8.0×10^9/L,N 30%,L 70%。粪常规:黄色糊状,WBC 0~1个/HP。血气分析:pH 7.32,Na$^+$ 132mmol/L,K$^+$ 3.0mmol/L。
该患儿可能的诊断是什么?请列出第1天的补液计划。

【参 / 考 / 答 / 案】

一、选择题

【A型题】

1. B	2. A	3. D	4. D	5. E
6. E	7. E	8. D	9. E	10. A
11. B	12. D	13. E	14. D	15. E
16. D	17. D	18. C	19. C	20. C
21. D	22. E	23. B	24. D	25. A
26. C	27. C	28. C	29. C	

【B型题】

30. B	31. A	32. E	33. A	34. B
35. C	36. D	37. E		

【X型题】

38. ABCD	39. BCD	40. ABCDE
41. ABCE	42. ACD	43. AC
44. ABCDE	45. ABCE	

5. E【解析】按丢失体液量占体重的百分比,中度脱水占体重的5%~10%,重度脱水量>10%体重;按公斤体重计算丢失量,中度为50~100ml/kg,重度为100~120ml/kg。

6. E【解析】在3种不同性质的脱水中,等渗性脱水最常见,其次为低渗性脱水,高渗性脱水少见。

7. E【解析】当血清钾浓度≥5.5mmol/L时称为高钾血症。

8. D【解析】低渗性脱水时,丢失钠的比例大于水,细胞外液呈低渗状态,大量水分进入细胞内,细胞水肿,循环血量进一步下降,血压下降,甚至休克。肾小球滤过率下降,醛固酮分泌增加,钠重吸收增加,因此,临床上出现口不渴、尿少,尿比重低。

10. A【解析】小儿低钾血症的临床特点主要表现在3个方面:神经、肌肉兴奋性降低,心血管改变和肾脏损害。

11. B【解析】体重0~10kg小儿,生理需要量为100ml/(kg·d)。

12. D【解析】累积损失量,等渗性脱水补

2:3:1含钠液,伴有休克时先用2:1等张含钠液扩容。

13. E【解析】通常等渗性脱水补1/2张含钠液,低渗性脱水补2/3张含钠液,高渗性脱水补1/3～1/5张含钠液,脱水性质判断困难时,先按等渗性脱水处理。伴有休克时,先给予等张含钠液扩容。

14. D【解析】重度脱水的临床表现与其他程度脱水不同点是重度脱水常伴有循环衰竭的临床表现。

15. E【解析】儿童体液量主要以细胞外液为主。

20. C【解析】代谢性酸中毒时,不易发生手足搐搦;在酸中毒纠正后,由于血浆游离钙浓度降低,易发生手足搐搦。

39. BCD【解析】在某些特殊情况(如营养不良)下,不同程度的脱水临床体征有时很明显,但一般情况下易估计错误;营养不良易患重度、低渗性脱水。

二、名词解释

1. 低钾血症:当血清钾浓度<3.5mmol/L时称为低钾血症。

2. 高钾血症:当血清钾浓度≥5.5mmol/L时称为高钾血症。

3. 低渗性脱水:脱水是指水分摄入不足或丢失过多所引起的体液总量尤其是细胞外液量的减少。低渗性脱水时血清钠低于130mmol/L。

4. 等渗性脱水:脱水是指水分摄入不足或丢失过多所引起的体液总量尤其是细胞外液量的减少。等渗性脱水时血清钠在130～150mmol/L。

5. 高渗性脱水:脱水是指水分摄入不足或丢失过多所引起的体液总量尤其是细胞外液量的减少。高渗性脱水时血清钠大于150mmol/L。

6. 脱水:指体液总量尤其是细胞外液量的减少,系由于水的摄入不足和(或)损失量过多所致。除丧失水分外,还伴有钠、钾等电解质的丢失。

7. 累积损失量:发病后至补液时水和电解质等的总损失量。

8. 口服补液盐:是世界卫生组织推荐用以治疗急性腹泻合并脱水的一种溶液。一般适用于轻度脱水或中度脱水无严重呕吐者。

三、填空题

1. 30～50ml/kg　　50～100ml/kg　　100～120ml/kg
2. 2/3　　1/2　　1/5～1/3
3. 30～50ml/kg　　50～100ml/kg　　100～120ml/kg
4. 水　电解质　酸碱

四、简答题

1. 简述小儿代谢性酸中毒最常见的病因。

答 细胞外液酸的产生过多;细胞外液碳酸氢盐丢失。前者常见有酮症酸中毒,肾衰竭时磷酸、硫酸及组织低氧时产生的乳酸增多;后者是由于碳酸氢盐从肾脏或小肠液丢失,常发生于腹泻、小肠瘘管的引流等。

2. 简述小儿等渗性重度脱水与中度脱水的临床特点。

答 (1)重度脱水时患儿呈重病容,精神极度萎靡,表情淡漠,昏睡甚至昏迷,皮肤发灰或有花纹,弹性极差,眼窝和前囟深凹陷,眼闭不合,两眼凝视,哭时无泪,口唇黏膜非常干燥,因血容量明显减少可出现休克症状,如心音低钝、脉搏细速、血压下降、四肢厥冷、尿极少甚至无尿。

(2)中度脱水时患儿精神萎靡或烦躁不安,皮肤苍白、干燥、弹性较差,眼窝和前囟凹陷,哭时泪少,口唇黏膜干燥,四肢稍凉,尿量明显减少。

(3)中度与重度脱水的临床体征常有重叠,有时估计单位体重的液体丢失难以精确计算。一般认为重度脱水与中度脱水的区别是前者存在周围循环衰竭表现,如心音低钝、脉搏细速、血压下降、四肢厥冷等。

五、论述题

试述小儿药物治疗的特点。

答 ①药物在组织内的分布因年龄而异:如巴比妥类、吗啡、四环素在幼儿脑内浓度明显高于年长儿。②小儿对药物的反应因年龄而异:吗啡对新生儿呼吸中枢的抑制作用明显高于年长儿,麻黄碱使血压升高的作用在未成熟儿却低得多。③肝脏解毒功能不足:特别是新生儿和早产儿,肝脏酶系统发育不成熟,对某些药物的代谢延长,药物的半衰期延长,增加了药物的血浓度和毒性作用。④肾脏排泄功能不足:新生儿特别是未成熟儿的肾功能尚不成熟,药物及其分解产物在体内滞留的时间延长,增加了药物的毒、副作用。⑤先天遗传因素影响:要考虑家族中有遗传病史的患儿对某些药物的先天性异常反应;对家族中有药物过敏史者要慎用某些药物。

六、病例分析题

该患儿可能的诊断是什么?请列出第1天的补液计划。

答 可能的诊断:急性腹泻病,重度等渗性脱水,代谢性酸中毒,低钾血症。

第一个24小时的补液:

(1)扩容,2:1等张含钠液,9×20 = 180(ml),30~60分钟内快速静脉滴注。

(2)累积损失量,2:3:1含钠液(1/2张)(100~120ml/kg)减去扩容量,8~12小时内滴完。9×120 - 180 = 900(ml)。

(3)继续损失量,2:3:1含钠液或1:2含钠液(10~40ml/kg);9kg×20ml/kg = 180ml,与生理需要量一起在12~16小时内滴完。

(4)生理需要量,100ml/(kg·d),1:4含钠液(1/5张)静脉滴注,9×100 = 900(ml),与继续损失量一起在12~16小时内滴完。

(5)见尿补钾,忌静脉推注,每天补充3mmol/kg钾,静脉补钾浓度不超过0.3%,口服补钾较安全。

(6)见惊补钙、补镁。

(帖利军)

第5章 营养和营养障碍疾病

【学/习/要/点】

一、掌握

1. 婴儿喂养、添加辅食的原则。
2. 营养不良的诊断及防治方法。
3. 维生素D缺乏性佝偻病的发病机制、临床表现、诊断及防治。
4. 维生素D缺乏性手足搐搦症的临床表现、诊断及防治。

二、熟悉

1. 儿童营养物质代谢特点及营养需要。
2. 营养不良的病因及病理生理。
3. 维生素D缺乏性佝偻病的病因。
4. 维生素D缺乏性手足搐搦症的病因及其发病机制。
5. 儿童单纯性肥胖、锌缺乏、碘缺乏症的临床表现及防治。

【应/试/考/题】

一、选择题

【A型题】

1. 小儿所需营养素不包括 （　　）
   A. 能量　　　　　B. 宏量营养素
   C. 微量营养素　　D. 膳食纤维素
   E. 抗生素
2. 在对能量的需求中，儿童不同于成人的部分是 （　　）
   A. 基础代谢率
   B. 食物的热力作用
   C. 活动消耗
   D. 生长所需
   E. 排泄消耗
3. 7~12月龄婴儿一般每日能量平均需要量为 （　　）
   A. 95kcal/kg　　B. 100kcal/kg
   C. 80kcal/kg　　D. 150kcal/kg
   E. 60kcal/kg
4. 正常小儿的喂养，开始添加辅食的适宜年龄为 （　　）
   A. 1~2月龄　　B. 3~4月龄
   C. 4~6月龄　　D. 7~8月龄
   E. 8~10月龄

5. 正常婴儿每日需水量为 （   ）
   A. 110～155ml/kg   B. 150～200ml/kg
   C. 200～250ml/kg   D. 75～100ml/kg
   E. 50～100ml/kg

6. 维生素A的生理功能不包括 （   ）
   A. 维持皮肤黏膜层的完整性
   B. 构成视觉细胞内的感光物质
   C. 防治佝偻病
   D. 促进生长发育和维护生殖功能
   E. 维持和促进免疫功能

7. 下列关于维生素A的描述,错误的是
   （   ）
   A. 缺乏时可引起夜盲或暗光中视物不清
   B. 我国目前以维生素A重度缺乏为主
   C. 缺乏时可引起儿童贫血
   D. 是抗感染维生素
   E. 维生素A对全身各组织、器官具有广泛的重要作用

8. $1,25-(OH)_2D_3$的最后羟化部位是在
   （   ）
   A. 皮肤   B. 骨骼
   C. 肝脏   D. 肾脏
   E. 脾脏

9. 维生素D缺乏性佝偻病骨样组织堆积的表现是 （   ）
   A. 肋缘外翻   B. "O"形腿
   C. 漏斗胸   D. "手足镯"征
   E. 膝内翻

10. 4月龄维生素D缺乏性佝偻病患儿常出现的表现是 （   ）
    A. 颅骨软化   B. 鸡胸
    C. 上肢弯曲   D. 鞍形颅
    E. "X"形腿

11. 在维生素D的代谢中,活性最强的是
    （   ）
    A. $1,25-(OH)_2D_3$
    B. 25-羟胆骨化醇

C. 麦角骨化醇
D. 胆骨化醇
E. 24,25-二羟胆骨化醇

12. 下列不属于脂溶性维生素的是（   ）
    A. 维生素A   B. 维生素D
    C. 维生素E   D. 维生素K
    E. 维生素B_{12}

13. 重度营养不良患儿伴婴儿腹泻、重度脱水、周围循环障碍明显,首选的补液溶液是 （   ）
    A. 2：1等张含钠液
    B. 1：1含钠液
    C. 1：4含钠液
    D. 10%葡萄糖液
    E. 1.4%碳酸氢钠液

14. 下列不是提倡母乳喂养的原因的是
    （   ）
    A. 母乳的蛋白质容易消化
    B. 母乳含不饱和脂肪酸较易吸收
    C. 母乳含丰富的免疫活性物质
    D. 母乳中钙含量高
    E. 母乳中的乳糖以乙型乳糖为主

15. 8月龄维生素D缺乏性佝偻病患儿常出现的表现是 （   ）
    A. 颅缝增宽   B. 膝内翻
    C. "O"形腿   D. 方颅
    E. 颅骨软化

16. 维生素D的生理功能不包括 （   ）
    A. 增加肠道钙、磷的吸收
    B. 促进成骨细胞的增殖和破骨细胞分化
    C. 参与多种细胞的增殖、分化
    D. 参与免疫功能的调控过程
    E. 促进生殖系统发育

17. 维生素D缺乏性佝偻病最可靠的诊断标准是 （   ）
    A. 双腕X线检查
    B. 血清碱性磷酸酶测定

C. 血清骨碱性磷酸酶测定
D. 血清 25-(OH)D₃ 水平测定
E. 骨龄检查

18. 婴儿手足搐搦症的急救处理是（　　）
    A. 立即给予吸氧和肌内注射地西泮
    B. 立即静脉注射钙剂与输氧
    C. 静脉注射钙剂后肌内注射维生素 D
    D. 立即给予吸氧和肌内注射维生素 D
    E. 静脉注射钙剂与脱水剂

19. 营养性维生素 D 缺乏性手足搐搦症患儿突然死亡的原因是（　　）
    A. 频繁惊厥、脑水肿
    B. 喉痉挛
    C. 心力衰竭
    D. 严重感染
    E. 电解质紊乱

20. 患儿，女，10 月龄。睡眠不安，头部汗多，有枕秃，出牙 2 个，坐不稳，血清钙 2.5mmol/L，血清磷 1.13mmol/L，长骨摄片临时钙化带消失。初步诊断为（　　）
    A. 呆小病
    B. 软骨营养障碍
    C. 维生素 D 缺乏性佝偻病（初期）
    D. 维生素 D 缺乏性佝偻病（活动期）
    E. 维生素 D 缺乏性佝偻病（恢复期）

21. 患儿，男，2 月龄。因"反复发作吸气困难伴吸气时喉鸣，口唇发绀"来诊。发作间期活泼如常，无发绀。查体：体温及心肺正常，可见枕秃，颅骨有"乒乓球"感。诊断首先考虑（　　）
    A. 中毒性肺炎
    B. 痉挛性喉炎
    C. 气管异物
    D. 维生素 D 缺乏性手足搐搦症
    E. 先天性心脏病

22. 重度营养不良合并腹泻时，不易出现的是（　　）
    A. 酸中毒　　　B. 低血钾

C. 低血钙　　　D. 低血钠
E. 高渗性脱水

23. 重度营养不良患儿，突发面色苍白，意识不清，脉搏减弱，呼吸暂停等，应首先考虑（　　）
    A. 心力衰竭　　　B. 低钠血症
    C. 低钙血症　　　D. 低血糖症
    E. 呼吸衰竭

24. 早产婴儿补充维生素 D 应该是（　　）
    A. 出生后 1 个月补充维生素 D 400IU/d
    B. 出生后 2 周补充维生素 D 400IU/d
    C. 出生后即补充维生素 D 800IU/d
    D. 出生后 1 个月补充维生素 D 800IU/d
    E. 出生后 1 个月肌内注射维生素 D 400IU/d

25. 诊断维生素 D 缺乏的最重要病史是（　　）
    A. 早产、双胎、日光照射不足
    B. 夜惊
    C. 食欲减退
    D. 配方奶喂养
    E. 枕秃

26. 某 1 岁 8 个月小儿，体重 11kg，身长 80cm，诊断为（　　）
    A. 营养不良　　　B. 正常儿童
    C. 生长激素缺乏　D. 饮食行为问题
    E. 21 三体综合征

27. 小儿碘缺乏症的根本原因是（　　）
    A. 早产
    B. 食物和饮水中缺碘
    C. 甲状腺机能低下
    D. 孕母日照时间不足
    E. 生长过快

28. 初乳最大的特点是（　　）
    A. 易消化吸收
    B. 含脂肪高
    C. 含免疫物质多
    D. 含微量元素少
    E. 含乳糖高

29. 维生素A含量最丰富的食物是（　　）
   A. 菠菜　　　　B. 土豆
   C. 橘子　　　　D. 动物肝脏
   E. 牛奶

30. 维生素D缺乏性佝偻病的预防应强调
   （　　）
   A. 合理喂养　　B. 经常口服鱼肝油
   C. 经常口服钙片　D. 经常晒太阳
   E. 母亲孕期与哺乳期的保健

31. 营养不良的早期表现是　（　　）
   A. 体重不增　　B. 明显消瘦
   C. 皮下脂肪消失　D. 皮肤失去弹性
   E. 皮包骨头

32. 锌缺乏的临床表现不包括　（　　）
   A. 消化功能减退　B. 生长发育落后
   C. 智能发育延迟　D. 反复口腔溃疡
   E. 低蛋白血症

33. 小儿营养不良时皮下脂肪首先减少的部位是　　　　　　　　（　　）
   A. 胸部　　　　B. 面部
   C. 腰部　　　　D. 腹部
   E. 大腿

34. 8岁男孩，BMI为P_{95}，诊断是　（　　）
   A. 正常　　　　B. 超重
   C. 轻度肥胖　　D. 中度肥胖
   E. 重度肥胖

35. 母乳喂养儿患佝偻病较人工喂养儿少的原因是　　　　　　　（　　）
   A. 母乳中含维生素D多
   B. 母乳中含钙多
   C. 母乳中钙、磷比例适宜
   D. 母乳中含磷多
   E. 母乳中含钙、磷均多

36. 100ml 8%糖牛奶的热卡量是　（　　）
   A. 120kcal　　　B. 110kcal
   C. 100kcal　　　D. 90kcal
   E. 67kcal

37. 毕脱斑见于　　　　　　　（　　）
   A. 维生素A缺乏　B. 维生素B_1缺乏
   C. 维生素D缺乏　D. 维生素C缺乏
   E. 维生素K缺乏

38. 重度营养不良患儿的治疗中蛋白质的摄入量应为　　　　　　（　　）
   A. 从1～1.5g/(kg·d)开始，逐渐增加到2～3g/(kg·d)
   B. 从1.5～2g/(kg·d)开始，逐渐增加到3～4.5g/(kg·d)
   C. 从1.5～2g/(kg·d)开始，逐渐增加到5～6g/(kg·d)
   D. 从2～3g/(kg·d)开始，逐渐增加到5～6g/(kg·d)
   E. 从3g/(kg·d)开始，逐渐增加到5～6g/(kg·d)

39. 下列可导致智力发育障碍的是（　　）
   A. 钙缺乏　　　B. 锌缺乏
   C. 铁缺乏　　　D. 铜缺乏
   E. 碘缺乏

【B型题】

(40～42题共用备选答案)
   A. 55%～65%　　B. 60%～75%
   C. 65%～70%　　D. 45%～50%
   E. 8%～15%

40. 蛋白质一般供能应占总能量的（　　）
41. 脂类一般供能应占总能量的　（　　）
42. 碳水化合物一般供能应占总能量的
   （　　）

(43～47题共用备选答案)
   A. 蛋白含量较高且以酪蛋白为主
   B. 蛋白凝块细而软，叶酸含量很少
   C. 以牛乳为基础改造，使其宏量营养素成分尽量接近于人乳

D. 婴儿最好的天然食物

E. 蛋白和脂肪含量少,能量也低

43. 人乳的特点是　　　　　　（　）
44. 牛乳的特点是　　　　　　（　）
45. 羊乳的特点是　　　　　　（　）
46. 配方奶粉的特点是　　　　（　）
47. 马乳的特点是　　　　　　（　）

（48～51题共用备选答案）

A. 产后4～5日内的乳汁

B. 出生后5～14日的乳汁

C. 产后14日以后的乳汁

D. 产后3～6个月的乳汁

E. 产后10个月以后的乳汁

48. 成熟乳是指　　　　　　　（　）
49. 过渡乳是指　　　　　　　（　）
50. 晚乳是指　　　　　　　　（　）
51. 初乳是指　　　　　　　　（　）

【X型题】

52. 早产儿易发生维生素D缺乏性佝偻症的主要病因包括　　　　　（　）

A. 钙、磷储存少

B. 维生素D储存少

C. 胃肠对维生素D及钙、磷的吸收不良

D. 生长发育快,需钙、磷、维生素D相对较多

E. 出生后前3个月未按800IU/d补充维生素D

53. 婴幼儿易发生维生素A缺乏症的主要病因包括　　　　　　　　（　）

A. 维生素A很难通过胎盘

B. 血浆中视黄醇结合蛋白的水平低下

C. 日光照射不足

D. 动物性脂肪摄入太少

E. 胡萝卜素很难通过胎盘

54. 小儿能量消耗主要用于　　（　）

A. 基础代谢

B. 生长发育

C. 食物的热力作用

D. 排泄损失能量

E. 活动所需

55. 肥胖可发生在任何年龄,但最常见的时期是　　　　　　　　　（　）

A. 新生儿期和幼儿期

B. 青春期

C. 婴儿期

D. 5～6岁

E. 青春期以后

56. 关于正常小儿需水量,下列正确的是　　　　　　　　　　　（　）

A. 一般情况下,婴儿需水量为110～155mg/(kg·d)

B. 一般情况下,幼儿需水量为200mg/(kg·d)

C. 婴儿期后每3岁减去25mg/(kg·d)

D. 9岁时为150mg/(kg·d)

E. 一般情况下,学龄前儿童需水量为150mg/(kg·d)

57. 人乳的主要优点包括　　　（　）

A. 所含必需氨基酸比例适宜,为必需氨基酸模式

B. 所含清蛋白为乳清蛋白,易被消化吸收

C. 人乳中乙型乳糖含量丰富,利于脑发育

D. 含有不可替代的免疫活性成分

E. 含有大量维生素D

58. 佝偻病活动期长骨X线检查可显示　　　　　　　　　　　　（　）

A. 骨髓与干骺端距离加大

B. 干骺端增宽,临时钙化带消失,呈毛刷状改变

C. 骨质普遍稀疏，密度减低
D. 可有骨干弯曲或骨折
E. 可见髋关节脱位

59. 母乳中可促进乳酸杆菌生长的是（　）
    A. 乙型乳糖　　B. 低聚糖
    C. 双歧因子　　D. 必需氨基酸
    E. 钙、磷

60. 下列关于婴儿喂养的描述，正确的是
    （　）
    A. 羊乳缺乏叶酸
    B. 牛乳钙磷含量多，但比例不适合，不利于吸收
    C. 母乳钙、磷含量少，吸收少
    D. 马乳中含糖量少，适宜做婴儿主食
    E. 母乳缺乏维生素 D、维生素 K

61. 初乳的特点是（　）
    A. 产后 4~5 天内分泌的乳汁
    B. 产后 2~9 月内分泌的乳汁
    C. 量少、色黄、含蛋白质多，脂肪少
    D. 含大量的免疫物质
    E. 有生长发育调节因子

62. 微量元素包括（　）
    A. 锌　　　　B. 铁
    C. 镁　　　　D. 铜
    E. 钙

63. 维生素 D 缺乏性佝偻病时骨样组织堆积所造成的体征包括（　）
    A. 方颅　　　B. 肋膈沟
    C. 肋串珠　　D. 手足镯
    E. 颅骨软化

64. 维生素 D 缺乏性手足搐搦症抽搐时的化验检查主要可见（　）
    A. 血清钙低于 1.75mmol/L
    B. 血清离子钙低于 1.0mmol/L
    C. 血糖低于 2.2mmol/L
    D. 血钠低于 120mmol/L
    E. 血钾低于 135mmol/L

二、名词解释

1. 人工喂养
2. 毕脱斑
3. 营养性维生素 D 缺乏性佝偻病
4. 佝偻病串珠
5. 面神经征
6. 腓反射
7. 体重低下
8. 肥胖－换氧不良综合征（Pickwickian syndrome）
9. 单纯性肥胖
10. Prader－Willi 综合征

三、填空题

1. 营养素参考摄入量包括_____，_____，_____和_____。

2. 100ml 全牛奶所供能量约_____，8% 糖牛乳供能量约_____。婴儿的能量需要量约为_____，故婴儿需 8% 糖牛乳_____。

3. 维生素 A 缺乏病时最早出现_____，但往往不被重视。

4. 严重维生素 A 缺乏时骨骼发育障碍表现为_____，同时_____并影响牙_____细胞发育。

5. 治疗维生素 D 缺乏性佝偻病时，治疗原则以_____为主；大剂量维生素 D 与治疗效果_____关系。

6. 营养性维生素 D 缺乏性手足搐搦症主要表现为_____，_____和_____，并有程度不等的_____的表现。

7. 2 岁以上儿童肥胖症诊断标准有两种，一种是_____，超过_____为肥胖；另一种是用_____评价肥胖，超过_____为肥胖。

8. 单纯性肥胖治疗最主要的措施是_____和_____。

四、简答题
1. 简述维生素 D 的体内活化过程。
2. 简述维生素 D 的生理功能。
3. 简述营养性维生素 D 缺乏性手足搐搦症的治疗原则。
4. 营养性维生素 D 缺乏性佝偻病应与哪些常见疾病相鉴别?
5. 简述婴儿辅食添加的原则。

五、论述题
1. 试述维生素 D 缺乏性佝偻病时,"手足镯"和"肋骨串珠"的发病机制。
2. 试述目前认为的维生素 D 缺乏性手足搐搦症的发病机制。

六、病例分析题
1. 患儿,男,5 月龄。因"突发惊厥 2～3 次"入院。患儿系早产儿,母乳喂养。每次惊厥发作仅 0.5～1 分钟,不伴发热,抽搐后意识清。查体:一般情况好,前囟 2cm×2cm 大小,平坦,头发稀少,两侧头颅有乒乓感,有枕秃;心肺(-),腹软,肝肋下 2cm,四肢活动正常。
惊厥最可能的原因是什么?需进行何种必要的辅助检查?治疗的目的和原则是什么?

2. 患儿,女,8 月龄。早产儿,母乳喂养。家长发现患儿多汗、夜惊,为进一步治疗来院。查体:前囟 3.5cm×3.5cm 大小,平坦,方颅,肋骨串珠;心肺(-),腹软,肝肋下 2cm,四肢活动可。
该患儿最可能的诊断是什么?最可能的原因是什么?最具有价值的实验室诊断指标是什么?如何治疗该疾病?如何预防该疾病的发生?

3. 患儿,男,1 岁 8 个月。体重 11kg,身长 80cm。1 岁开始添加辅食,现奶瓶喂养,不愿吃饭,不肯咀嚼,进食困难,服用胃蛋白酶及补锌无效。
对此患儿应首选的检查是什么?为明确诊断,最重要的是什么?

【参 / 考 / 答 / 案】

一、选择题

【A 型题】

1. E	2. D	3. C	4. C	5. A
6. C	7. B	8. D	9. D	10. A
11. A	12. E	13. A	14. D	15. D
16. E	17. D	18. A	19. B	20. D
21. D	22. E	23. D	24. C	25. A
26. B	27. B	28. C	29. D	30. D
31. A	32. E	33. D	34. B	35. C
36. C	37. A	38. B	39. E	

【B 型题】

40. E	41. D	42. A	43. D	44. A
45. B	46. C	47. E	48. C	49. B
50. E	51. A			

【X 型题】

52. BDE	53. ABE	54. ABCDE
55. BCD	56. AC	57. ABCD
58. ABCD	59. ABC	60. ABE
61. ACDE	62. ABCD	63. ACD
64. AB		

1. E【解析】小儿所需营养素包括能量、宏量营养素、微量营养素、膳食纤维和水等,不包括抗生素。

2. D【解析】儿童能量需求包括五个方面:基础代谢所需、食物特殊动力作用、排泄损失、活动消耗、生长所需。其中生长所需是儿童不同于成人对能量的特殊需求。

6. C【解析】维生素A的生理功能包括维持皮肤黏膜层的完整性;构成视觉细胞内的感光物质;促进生长发育和维护生殖功能;维持和促进免疫功能。防治佝偻病,是维生素D的生理功能,不是维生素A的生理功能。

7. B【解析】我国目前维生素A缺乏病的发生率已明显下降,以亚临床缺乏为主,而非以重度缺乏为主。

8. D【解析】维生素D先在肝脏羟化,最后在肾脏羟化,形成1,25-$(OH)_2D_3$。

9. D【解析】维生素D缺乏性佝偻病骨样组织堆积的表现是"手足镯"征、佝偻病串珠。

12. E【解析】脂溶性维生素包括维生素A、维生素D、维生素E、维生素K。维生素B_{12}属于水溶性维生素。

14. D【解析】母乳含钙量并不高,只是钙/磷比例合适,容易吸收。

15. D【解析】佝偻病的体征与年龄相关。8月龄维生素D缺乏性佝偻病患儿常出现的表现是方颅。颅骨软化发生在3~6月龄婴儿,"O"形腿则发生在开始站立或行走的婴儿。

18. A【解析】婴儿手足搐搦症的急救处理是立即给予吸氧和肌内或缓慢静脉注射地西泮,控制惊厥,缓解缺氧状态。

20. D【解析】初步诊断为维生素D缺乏性佝偻病(活动期)。婴儿有烦躁、多汗的临床表现,查体有枕秃,且长骨摄片临时钙化带消失,均支持维生素D缺乏性佝偻病(活动期)的诊断。

21. D【解析】首先考虑诊断为维生素D缺乏性手足搐搦症。诊断依据:反复发作吸气困难伴吸气时喉鸣,发作间期活泼、不发绀,查体有枕秃,颅骨有"乒乓球"感。

22. E【解析】重度营养不良合并腹泻时,易出现的是低渗性脱水,酸中毒,低血钾,低血钙,低血钠和低镁血症。不易出现高渗性脱水。

23. D【解析】自发性低血糖症是重度营养不良患儿常见的并发症,临床可表现为患儿突发面色苍白、神志不清、脉搏减弱、呼吸暂停、体温不升但无抽搐等。

24. C【解析】早产儿、低出生体重儿、双胎儿出生后即应每日补充维生素D 800~1000IU,连用3个月之后再改为400~800IU/d。

25. A【解析】维生素D缺乏的最重要病因是维生素D摄入不足,日光照射不足,需要量增加,疾病影响吸收,围产期缺乏维生素D。早产、双胎易出现婴儿体内维生素D贮存不足,日光照射不足可使内源性维生素D生成不足。

30. D【解析】维生素D缺乏性佝偻病的预防应强调经常晒太阳,而经常口服鱼肝油和钙片是治疗维生素D缺乏性佝偻病的方法。

33. D【解析】营养不良皮下脂肪消减顺序为腹部—躯干(胸、背、腰)—臀部—四肢(上肢—下肢)—面部(额、颈、面颊)。因此,皮下脂肪首先减少的部位是腹部。

34. B【解析】BMI P_{85}~P_{95}为超重;BMI>P_{95}为肥胖。

35. C【解析】母乳缺乏维生素D、维生素K,

钙、磷含量不高但比例适宜,适宜婴儿不成熟的肾发育水平,吸收好。

36.C【解析】100ml 牛奶的热量 69kcal,8g 糖的热量约为 32kcal。因此,100ml 8% 糖牛奶的热卡量近似是 100kcal。

38.B【解析】重度营养不良患儿的治疗中蛋白质的摄入量应从小剂量开始,逐渐增加。一般从 1.5~2.0g/kg 开始,逐渐增加到 3.0~4.5g/kg。

二、名词解释

1. 人工喂养:由于各种原因不能进行母乳喂养时,完全采用配方奶或其他兽乳喂哺婴儿,称为人工喂养。

2. 毕脱斑:维生素 A 缺乏症患儿可见结膜近角膜边缘处干燥起皱褶,角化上皮堆积形成泡沫状白斑,称为毕脱斑。

3. 营养性维生素 D 缺乏性佝偻病:是由于儿童体内维生素 D 不足,使钙、磷代谢紊乱产生的一种以骨骼病变为主要特征的全身慢性营养性疾病。

4. 佝偻病串珠:营养性维生素 D 缺乏性佝偻病时,肋骨骨骺端因骨样组织堆积而膨大,沿肋骨方向于肋骨与肋软骨交界处可扪及圆形隆起,从上至下如串珠样突起,以第 7~10 肋骨最明显,称佝偻病串珠。

5. 面神经征:以手指尖或叩诊锤骤击患儿颧弓与口角间的面颊部(第 7 脑神经孔处),引起眼睑和口角抽动为面神经征阳性。

6. 腓反射:以叩诊锤骤击膝下外侧腓骨小头上腓神经处,引起足向外侧收缩者即为腓反射阳性。

7. 体重低下:体重低于同年龄、同性别参照人群值的均值减 2SD 以下即为体重低下。

8. 肥胖–换氧不良综合征(Pickwickian syndrome):严重肥胖者由于脂肪的过度堆积限制了胸廓和膈肌运动,使肺通气量不足、呼吸浅快,故肺泡换气量减少,造成低氧血症、气急、发绀、红细胞增多、心脏扩大或出现充血性心力衰竭甚至死亡,称肥胖–换氧不良综合征。

9. 单纯性肥胖:是由于长期能量摄入超过人体的消耗,使体内脂肪过度积聚,体重超过参考值范围的一种营养障碍性疾病。最常见于婴儿期、5~6 岁和青春期。

10. Prader–Willi 综合征:一种以周围型肥胖体态、身材矮小、智能低下、手脚小、肌张力低和外生殖器发育不良为临床特征的遗传性疾病。本病可能与位于 15q12 的 SNRPN 基因缺陷有关。

三、填空题

1. 平均需要量　推荐摄入量　适宜摄入量　可耐受最高摄入量

2. 69kcal　100kcal　90kcal/(kg·d)　100ml/(kg·d)

3. 夜盲或暗光中视物不清

4. 长骨增长迟滞　齿龈发生增生和角化成釉质

5. 口服　无正比例

6. 惊厥　喉痉挛　手足搐搦　活动期佝偻病

7. 年龄的体质指数　P_{95}　身高的体重　P_{97}

8. 饮食疗法　运动疗法

四、简答题

1. 简述维生素 D 的体内活化过程。

答 来源于皮肤的维生素 D_3(胆骨化醇)和来源于谷物食物的维生素 D_2(麦角骨化醇)在人体内都没有生物活性,

二者与血浆中的维生素 D 结合蛋白相结合后被转运到肝脏。首先经肝细胞发生第一次羟化,生成 25-(OH)D_3,25-(OH)D_3 与 α-球蛋白结合被运载到肾脏,而后在近端肾小管上皮细胞线粒体中的 1-α 羟化酶作用下再次羟化,生成有很强生物活性的 1,25-(OH)_2D_3。

2. 简述维生素 D 的生理功能。

答 (1)促小肠黏膜细胞合成一种特殊的钙结合蛋白,增加肠道钙的吸收,磷也随之吸收增加。

(2)增加肾近曲小管对钙、磷的重吸收,特别是磷的重吸收,提高血磷浓度,有利于骨的矿化作用。

(3)促进成骨细胞的增殖和破骨细胞分化,直接作用于骨的矿物质代谢、沉积与重吸收。

(4)参与多种细胞的增殖、分化、凋亡和免疫功能的调控过程。

3. 简述营养性维生素 D 缺乏性手足搐搦症的治疗原则。

答 惊厥期应立即吸氧,喉痉挛者须立即将舌头拉出口外,并进行口对口呼吸或加压给氧,必要时对其做气管插管以保证呼吸道通畅,同时给予抗惊厥药物,迅速控制惊厥或喉痉挛,给予钙剂治疗。急诊情况控制后,按维生素 D 缺乏性佝偻病补充维生素 D。

4. 营养性维生素 D 缺乏性佝偻病应与哪些常见疾病相鉴别?

答 ①在体征上应与黏多糖病、软骨营养不良和脑积水等相鉴别。②在病因上应与低血磷抗维生素 D 佝偻病、远端肾小管性酸中毒、维生素 D 依赖性佝偻病、肾性佝偻病和肝性佝偻病等相鉴别。

5. 简述婴儿辅食添加的原则。

答 由少到多,由软到硬,由细到粗,由一种到多种,注意进食技能培养。

五、论述题

1. 试述维生素 D 缺乏性佝偻病时,"手足镯"和"肋骨串珠"的发病机制。

答 维生素 D 缺乏性佝偻病时,维生素 D 缺乏造成肠道吸收钙、磷减少和低钙血症,以致甲状旁腺功能代偿性亢进,分泌甲状旁腺素增加以动员骨钙释出,使血清钙浓度维持在正常或接近正常的水平,但 PTH 同时也抑制肾小管重吸收磷,继发机体严重钙、磷代谢失调;细胞外液钙、磷浓度不足破坏了软骨细胞正常增殖、分化和凋亡的程序,钙化管排列紊乱,使长骨骺板失去正常的形态,成为参差不齐的阔带,钙化带消失;骨基质不能正常矿化,成骨细胞代偿增生,碱性磷酸酶分泌增加,骨样组织堆积于干骺端,干骺端增厚向外侧膨出,在肋骨前端膨大的干骺端成排排列形成"肋骨串珠",而在腕部和踝部形成膨大的长骨干骺端形成"手足镯"。

2. 试述目前认为的维生素 D 缺乏性手足搐搦症的发病机制。

答 当维生素 D 缺乏的早期,甲状旁腺急剧代偿分泌增加,以维持血钙正常;当维生素 D 继续缺乏,甲状旁腺功能反应过度而疲惫,以致出现血钙降低;当总血钙低于 1.75～1.8mmol/L,或离子钙低于 1.0mmol/L 时可引起神经肌肉兴奋性增高,出现无热惊厥、喉痉挛和手足搐搦。

六、病例分析题

1. **惊厥最可能的原因是什么？需进行何种必要的辅助检查？治疗的目的和原则是什么？**

   答 最可能的原因：维生素 D 缺乏导致血钙下降出现惊厥。

   必要的辅助检查：双腕部 X 线摄片和胸片；血常规检查；血清总钙、离子钙和血清镁、磷测定；血清碱性磷酸酶和骨碱性磷酸酶活力测定；有条件时给予血清 25-(OH)D$_3$ 水平测定。

   治疗目的：控制活动期，防止骨骼畸形。

   治疗原则：①立即吸氧，并将舌头拉出口外，必要时做气管插管；②给予抗惊厥药物迅速控制惊厥或喉痉挛；③给予钙剂治疗；④急诊情况控制后，按维生素 D 缺乏性佝偻病补充维生素 D。

2. **该患儿最可能的诊断是什么？最可能的原因是什么？最具有价值的实验室诊断指标是什么？如何治疗该疾病？如何预防该疾病的发生？**

   答 最可能的诊断：营养性维生素 D 缺乏性佝偻病（激期）。

   最可能的原因：日光照射不足、早产。

   最有价值的实验室检查指标：血清 25-(OH)D$_3$ 水平测定。

   治疗：以口服维生素 D 为主，一般剂量为每日 2000~4000IU，持续 1 个月；之后改为 400~800IU/d，同时给予多种维生素。应注意加强营养，及时添加其他食物，坚持每日户外活动。如果膳食中钙摄入不足，应补充适当钙剂。

   预防：婴儿多户外活动；每日补充生理需要量的维生素 D。

3. **对此患儿应首选的检查是什么？为明确诊断，最重要的是什么？**

   答 首选检查：生长水平评价。当患儿出现喂养困难时，首先需要评价患儿的生长水平，判断患儿是否有体重低下。

   为明确诊断，最重要的是病史分析。患儿有体重低下时，应详细询问病史，了解有无疾病影响或喂养困难。

   （帖利军）

第6章 新生儿与新生儿疾病

【学/习/要/点】

一、掌握

1. 新生儿的分类和各种新生儿的定义。
2. 围生期的定义。
3. 足月儿和早产儿的外观及生理特点。
4. 小于胎龄儿与大于胎龄儿的常见并发症。
5. 新生儿 Apgar 评分方法。
6. 新生儿窒息的病理生理改变与复苏程序。
7. 新生儿缺氧缺血性脑病的病因、临床表现、诊断、分度及防治原则。
8. 新生儿颅内出血的临床表现及防治原则。
9. 新生儿胎粪吸入综合征的病因、发病机制、诊断及防治原则。
10. 新生儿肺透明膜病的病因、发病机制、临床表现、X 线检查及防治原则。
11. 新生儿胆红素代谢的特点。
12. 新生儿生理性黄疸与病理性黄疸的临床特点。
13. 新生儿溶血病的临床表现、实验室检查及防治原则。
14. 新生儿肺炎的病因、临床表现及治疗原则。
15. 新生儿败血症的病因、发病机制、临床表现及治疗原则。
16. 新生儿坏死性小肠结肠炎的病因、发病机制、临床表现、X 线检查特点及防治原则。

二、熟悉

1. 足月儿和早产儿的护理。
2. 新生儿常见的特殊生理状态。
3. 新生儿低血糖。
4. 新生儿低钙血症。

【应/试/考/题】

一、选择题

【A型题】

1. 新生儿定义是指 （　）
   A. 出生后 30 天内的婴儿
   B. 出生后 28 天内的婴儿
   C. 出生后 7 天内的婴儿
   D. 从脐带结扎到出生后 28 天内的婴儿
   E. 从脐带结扎到出生后 30 天内的婴儿

2. 我国对围生期的定义是 （　）
   A. 自胚胎形成至出生后 7 天
   B. 自妊娠 28 周至出生后 7 天
   C. 自妊娠 28 周至出生后 28 天
   D. 自妊娠 20 周至出生后 28 天
   E. 自妊娠 22 周至出生后 7 天

3. 极低出生体重儿是指 （　）
   A. 出生 1 小时内体重 <2500g
   B. 出生 1 小时内体重 <1500g
   C. 出生 1 小时内体重 <1000g
   D. 出生 1 小时内体重 <3000g
   E. 出生 1 小时内体重 <500g

4. 晚期新生儿是指 （　）
   A. 出生后第 3 周的新生儿
   B. 出生后第 2~4 周末的新生儿
   C. 出生后第 2~3 周的新生儿
   D. 出生后 7 天后的新生儿
   E. 出生后 14 天后的新生儿

5. 小于胎龄儿是指 （　）
   A. 婴儿出生体重在同胎龄平均出生体重的第 10 百分位以下
   B. 婴儿出生体重在同胎龄平均出生体重的第 20 百分位以下
   C. 婴儿出生体重在同胎龄平均出生体重的第 25 百分位以下
   D. 婴儿出生体重在同胎龄平均出生体重的第 3 百分位以下
   E. 婴儿出生体重在同胎龄平均出生体重的第 50 百分位以下

6. 下列不属于新生儿常见的特殊生理状态的是 （　）
   A. 生理性黄疸　　B. 新生儿红斑
   C. 新生儿假月经　D. 生理性贫血
   E. "马牙"

7. 下列不属于新生儿常用的原始反射的是 （　）
   A. 拥抱反射　　　B. 颈肢反射
   C. 觅食反射　　　D. 吸吮反射
   E. 握持反射

8. 新生儿轻度窒息是指 （　）
   A. Apgar 为 4~8 分　B. Apgar 为 4~7 分
   C. Apgar 为 3~7 分　D. Apgar 为 >3 分
   E. Apgar 为 <7 分

9. Apgar 评分观察内容不包括 （　）
   A. 皮肤颜色　　　B. 肌张力
   C. 心率　　　　　D. 呼吸
   E. 吸吮反射

10. 新生儿窒息 ABCDE 复苏方案不包括 （　）
    A. 清理呼吸道
    B. 建立呼吸
    C. 维持正常循环
    D. 血氧饱和度监测
    E. 药物治疗

11. 新生儿出生后 24 小时内出现黄疸者应首先考虑 （　）
    A. 新生儿感染　　B. 新生儿肝炎
    C. 新生儿溶血症　D. 胆道畸形
    E. 巨细胞病毒感染

12. 新生儿早发型败血症最常见的病原菌是 ( )
   A. 大肠埃希菌　　B. 肺炎链球菌
   C. 葡萄球菌　　　D. 溶血性链球菌
   E. 流感嗜血杆菌

13. 患儿,男,38小时。G_1P_1,孕40周,经阴道分娩。出生后Apgar 1分钟、5分钟和10分钟评分分别为4分、6分、8分。出生后第2天出现嗜睡,易激惹,肢体抖动,前囟饱满,口周发绀,四肢肌张力增高,拥抱反射活跃。最可能的诊断是 ( )
   A. 新生儿胎粪吸入综合征
   B. 新生儿湿肺
   C. 新生儿缺氧缺血性脑病
   D. 新生儿低血糖
   E. 新生儿低钙惊厥

14. 下列与新生儿肺透明膜病的发病关系最不相关的是 ( )
   A. 肺表面活性物质缺乏
   B. 早产儿
   C. 足月儿小样儿
   D. 糖尿病母亲婴儿
   E. 剖宫产

15. 新生儿宫内感染性肺炎最常见的病原体是 ( )
   A. 细菌　　　　B. 病毒
   C. 真菌　　　　D. 支原体
   E. 衣原体

16. 患儿,男,4日龄。G_2P_1,孕39周,经产道分娩。出生后3天出现口吐泡沫,轻度口周发绀,呼吸增快,频率48次/分,轻度三凹征,双肺未闻及啰音。最可能的诊断是 ( )
   A. 新生儿肺炎
   B. 新生儿败血症
   C. 新生儿湿肺
   D. 新生儿缺氧缺血性脑病
   E. RDS

17. 新生儿败血症易并发 ( )
   A. 脑积水　　　B. 化脓性脑膜炎
   C. 颅内出血　　D. DIC
   E. 低血糖

18. 新生儿期应进行的预防接种是 ( )
   A. 卡介苗
   B. 卡介苗,乙肝疫苗
   C. 卡介苗,百白破混合制剂
   D. 乙肝疫苗,百白破混合制剂
   E. 乙肝疫苗

19. 患儿,男,胎龄33周。出生后4小时出现呼吸困难,呻吟。胸片提示肺透明膜病早期。应先给予的处理是 ( )
   A. 地塞米松
   B. 头罩吸氧
   C. 纠正酸中毒
   D. 气管插管,机械通气
   E. 持续气道正压呼吸(CPAP)

20. 新生儿生理性黄疸的原因不包括 ( )
   A. 红细胞量多,寿命短
   B. 肝脏Y、Z蛋白含量少
   C. 肝脏葡萄糖醛酸转移酶活性低下
   D. 肠道葡萄糖醛酸苷酶活性增高
   E. 胆道排泄胆红素的能力低下

21. 新生儿低血糖的诊断标准为 ( )
   A. 血糖低于1.1mmol/L
   B. 血糖低于1.65mmol/L
   C. 血糖低于2.2mmol/L
   D. 血糖低于2.75mmol/L
   E. 血糖低于2.3mmol/L

22. 新生儿出血症是由于缺乏凝血因子 ( )
   A. Ⅱ、Ⅴ、Ⅶ、Ⅸ　　B. Ⅱ、Ⅶ、Ⅸ、Ⅺ
   C. Ⅱ、Ⅶ、Ⅸ、Ⅹ　　D. Ⅴ、Ⅶ、Ⅷ、Ⅸ
   E. Ⅶ、Ⅷ、Ⅸ、Ⅺ

23. 下列最有助于新生儿败血症诊断的检查是 （ ）
   A. 血常规　　　B. 尿常规
   C. 血培养　　　D. 血气分析
   E. 腰椎穿刺脑脊液检查

24. 足月儿出生后2小时出现发绀及呼吸困难。查体:胸廓不对称,舟状腹,右侧胸部听到心音,呼吸音低。最可能的诊断为 （ ）
   A. 肺炎　　　　B. 气胸
   C. 膈膨升　　　D. 气管食管瘘
   E. 先天性膈疝

25. 足月儿新生儿,孕39周,助产娩出,出生时1分钟和5分钟Apgar评分分别为2分和4分。复苏后不久患儿突然出现严重发绀,应首先考虑 （ ）
   A. 气漏
   B. 新生儿肺动脉高压
   C. 新生儿胎粪吸入性肺炎
   D. 新生儿肺透明膜病
   E. 新生儿感染性肺炎

26. 患儿,男,早产儿。孕32周娩出,出生时有重度窒息史。出生24小时后出现烦躁、肢体抖动。查体:体温正常,前囟饱满,肌张力增高,瞳孔等大,心肺听诊正常。血白细胞 $11.0 \times 10^9/L$,中性粒细胞0.65,血钙2.4mmol/L,血糖2.5mmol/L。最有助于诊断的检查是 （ ）
   A. 头颅B超　　B. 脑电图
   C. 腰椎穿刺　　D. 血培养
   E. 血气分析

27. 足月新生儿出生后3天因不吃、不哭、体温不升住院。查体:患儿反应差,哭声小,皮肤黄染,脐部红肿,有脓性分泌物,双肺闻及湿啰音,肝脾肋下可及。最可能的诊断是 （ ）
   A. 新生儿肺炎

B. 新生儿寒冷损伤综合征
C. 新生儿低血糖
D. 新生儿脐炎
E. 新生儿败血症

28. 足月新生儿,羊水Ⅲ度混浊,出生时Apgar评分3分,出生后8小时出现呼吸困难。胸部X线检查提示肺气肿。最可能的诊断为 （ ）
   A. 新生儿湿肺
   B. 新生儿胎粪吸入综合征
   C. 新生儿肺透明膜病
   D. 新生儿感染性肺炎
   E. 新生儿持续性肺动脉高压

29. 正常足月新生儿易出现溢乳的原因不包括 （ ）
   A. 食管下段括约肌松弛
   B. 胃底发育差
   C. 胃呈水平位
   D. 幽门括约肌较发达
   E. 胃扭转

【B型题】

(30~32题共用备选答案)
   A. 早产儿,出生时未见明显异常,出生后6小时出现呼吸窘迫
   B. 早产儿,出生后5小时出现呼吸困难,气管内吸出胎粪样胃内容物
   C. 早产儿,出生后3天出现体温不升,气促、发绀,口吐白沫,见三四征
   D. 足月儿,出生后4小时出现呼吸增快,吃奶好,哭声响亮,对外界反应好,双肺呼吸音减低,可闻及中湿啰音,无呼吸困难表现,未经治疗2天后肺部啰音消失
   E. 早产儿,体温38.2℃,不哭、不动,反复呼吸暂停

30. 新生儿湿肺可见 （　　）
31. 新生儿呼吸窘迫综合征可见 （　　）
32. 新生儿肺炎可见 （　　）

（33～35题共用备选答案）
　A. 葡萄球菌
　B. 大肠埃希菌
　C. 肺炎克雷白杆菌
　D. 表皮葡萄球菌
　E. 厌氧菌

33. 新生儿败血症最常见的细菌是（　　）
34. 新生儿化脓性脑膜炎最常见的细菌是 （　　）
35. 新生儿鹅口疮最常见的细菌是（　　）

【X型题】

36. 新生儿胎粪吸入性肺炎的主要治疗方法有 （　　）
　A. 清理呼吸道
　B. 头罩吸氧
　C. 机械通气
　D. 持续气道正压呼吸（CPAP）
　E. 吸入一氧化氮

37. 新生儿肺透明膜病的主要治疗方法有 （　　）
　A. 给予肺表面活性物质
　B. 持续气道正压呼吸
　C. 机械通气
　D. 纠正酸中毒
　E. 积极清理呼吸道

38. 下列关于Rh溶血病的描述，错误的是 （　　）
　A. Rh溶血病一般发生在第1胎
　B. Rh溶血病症状随胎次增多而越来越轻
　C. 未输过血的母亲很少在怀第1胎时发生

　D. Rh溶血病症状较ABO溶血病严重
　E. Rh溶血病一般发生在第2胎

39. 下列关于新生儿胆红素代谢特点的描述，正确的是 （　　）
　A. 胆红素生成较多
　B. 肝脏处理胆红素的能力较差
　C. 转运胆红素的能力不足
　D. 肠肝循环减低
　E. 清蛋白水平较低

二、名词解释

1. 高危儿
2. 生理性体重下降
3. 早期新生儿
4. 呼吸暂停
5. 大于胎龄儿
6. 极低出生体重儿
7. 超低出生体重儿
8. 新生儿
9. 新生儿呼吸窘迫综合征（RDS）
10. 新生儿高血糖症

三、填空题

1. 核黄疸四联症是：_____、_____、_____、_____。
2. 胆红素脑病的分期是：_____、_____、_____、_____。
3. 过期产儿是指_____。
4. 周期性呼吸是指_____。
5. 宫内生长迟缓是指_____。
6. _____、_____、_____是先天性弓形虫病常见的三联症。
7. 新生儿缺氧缺血性脑病的病理改变是：_____、_____、_____。
8. 颅内出血根据出血部位不同，临床上分为5个类型：_____、_____、_____、_____、_____。

四、简答题

1. 简述新生儿胆红素代谢的特点。
2. 简述新生儿缺氧缺血性脑病的治疗原则。
3. 简述新生儿生理性黄疸与病理性黄疸的区别。
4. 简述足月儿与早产儿的外观特点。

五、论述题

新生儿坏死性小肠结肠炎的典型 X 线表现是什么？

六、病例分析题

1. 患儿，男，5 日龄。G_1P_1，足月顺产。3 天来易呛奶，口吐白沫，奶量减少，1 天前出现呼吸较快，哭闹后口周发绀，随后就诊。查体：精神较倦怠，鼻翼扇动，口周发绀，见轻度三凹征，呼吸 52 次/分，双肺呼吸音粗，未闻及啰音，心率 145 次/分，律齐，未闻及杂音，肝肋下 3cm。初步诊断是什么？需进行哪些必要的辅助检查？治疗原则是什么？

2. 患儿，男，7 小时。G_1P_1，足月，胎吸助产。Apgar 评分 1 分钟 2 分，5 分钟 3 分，复苏后对外界反应差，哭声较尖锐，欠婉转，呼吸浅促，口周稍发绀，四肢较松软，拥抱反射和吸吮反射未引出，心肺（-）。初步诊断是什么？需进行哪些必要的辅助检查？治疗原则是什么？

【参考答案】

一、选择题

【A 型题】

1. D	2. B	3. B	4. B	5. A
6. D	7. B	8. B	9. E	10. D
11. C	12. A	13. C	14. C	15. B
16. A	17. B	18. B	19. E	20. E
21. C	22. C	23. C	24. E	25. A
26. A	27. E	28. B	29. E	

【B 型题】

30. D　31. A　32. C　33. A　34. B
35. E

【X 型题】

36. ABCD　37. ABCD　38. AB
39. ABCE

1. D【解析】新生儿是指从脐带结扎到出生后 28 天内的婴儿。

2. B【解析】目前国际上对围生期有 4 种定义：①自妊娠 28 周至出生后 7 天；②自妊娠 20 周至出生后 28 天；③自妊娠 28 周至出生后 28 天；④自妊娠 22 周至出生后 7 天。我国目前采用第一种定义。

6. D【解析】生理性贫血是指婴儿 2~3 个月时（早产儿较早）红细胞数降至 3×10^{12}/L，血红蛋白量降至 100g/L 左右出现的轻度贫血。

7. B【解析】新生儿期常用的原始反射是指拥抱反射、觅食反射、握持反射和吸吮反射。

8. B【解析】新生儿窒息分度：根据 Apgar 评分 8~10 分为正常，4~7 分为轻度窒息，0~3 分为重度窒息。

9. E【解析】新生儿窒息观察项目包括皮肤颜色、对刺激的反应、肌张力、心率和呼吸。

10. D【解析】新生儿窒息复苏方案：A 清理呼吸道，B 建立呼吸，C 维持正常循环，D 药物治疗，E 评估。

11. C【解析】大多数 Rh 溶血病患儿出生后 24 小时内出现黄疸并迅速加重,而多数 ABO 溶血病在第 2~3 天出现。

13. C【解析】患儿出生时有轻度窒息史,出生后第 2 天出现神经系统症状和体征,且为足月新生儿,故首先考虑新生儿缺氧缺血性脑病。

14. C【解析】新生儿肺透明膜病最根本的原因是肺表面活性物质缺乏,多见于早产儿、糖尿病母亲婴儿、择期剖官产儿及出生窒息儿等。

16. A【解析】口吐泡沫和呼吸困难是新生儿肺炎的特征性表现。

17. B【解析】新生儿血-脑屏障功能不全,免疫功能低下,病原菌易通过血-脑屏障引起颅内感染并发化脓性脑膜炎。

20. E【解析】新生儿胆红素代谢有以下特点:胆红素生成过多,血浆清蛋白联结胆红素的能力差,肝细胞处理胆红素能力差,肠肝循环增加,故正常新生儿存在生理性黄疸。

24. E【解析】先天性膈疝时,肠道进入胸腔,压迫肺,纵隔向右侧移位,发生呼吸困难,而腹腔空虚,呈舟状腹。

25. A【解析】重度窒息复苏抢救气管插管或气囊加压给氧时,如操作不当,用力过大,易并发气漏。

26. A【解析】有重度窒息史的早产儿复苏后出现神经系统的症状和体征,首先应考虑脑部病变,如颅内出血,故头颅 B 超最有助于诊断。

27. E【解析】"少动、少吃、少哭、体温不升"是新生儿败血症的最主要表现。

28. B【解析】吸入混有胎粪的羊水是诊断新生儿胎粪吸入综合征的必备条件,出生后出现不同程度的呼吸困难,因胎粪造成呼吸道机械性阻塞,易出现肺气肿改变,多见于足月儿或过期产儿。

30. D【解析】新生儿湿肺是因为肺液吸收延迟所致,有自限性,2~3 天后症状改善,患儿生后数小时内出现呼吸增快,但吃奶佳、哭声响亮及反应好。

31. A【解析】新生儿呼吸窘迫综合征为肺表面活性物质缺乏及肺组织结构不成熟所致,多见于早产儿,表现为出生时呼吸尚好,出生后 6 小时内出现进行性加重的呼吸困难。

37. ABCD【解析】新生儿肺透明膜病早期和病情轻者常先用 CPAP,如病情较重可选用机械通气,给予肺表面活性物质。因缺氧常发生酸中毒,需纠正酸中毒。肺透明膜病气道分泌物一般较少,除非继发细菌感染,所以积极清理气道分泌物不是主要治疗措施。

38. AB【解析】新生儿 Rh 溶血病一般不发生在第 1 胎,因自然界无 Rh 血型物质,Rh 抗体只能由人类红细胞 Rh 抗原刺激产生。Rh 溶血病在以下情况可发生在第 1 胎:Rh 阴性母亲既往输过 Rh 阳性血;Rh 阴性母亲既往有流产或人工流产史;极少数可能是由于 Rh 阴性孕妇的母亲为 Rh 阳性,其母怀孕时已使孕妇致敏,故第 1 胎发病。

二、名词解释

1. **高危儿**:指已发生或可能发生危重疾病而需要监护的新生儿。

2. **生理性体重下降**:出生后早期由于体内水分丢失较多、奶量摄入不足、胎粪排出,导致体重逐渐下降,出生后第 3~4 天降到最低点,但一般不超过出生体重的 9%,一般于出生后 7~10 天后恢复到出生体重。

3. 早期新生儿：指出生后1周内的新生儿。
4. 呼吸暂停：指气流停止≥20秒,伴心率<100次/分或发绀、氧饱和度下降。
5. 大于胎龄儿：指出生体重在同胎龄平均出生体重的第90百分位以上的婴儿。
6. 极低出生体重儿：指出生体重＜1500g的新生儿。
7. 超低出生体重儿：指出生体重＜1000g的新生儿。
8. 新生儿：指从脐带结扎到出生后28天内的婴儿。
9. 新生儿呼吸窘迫综合征(RDS)：为肺表面活性物质(PS)缺乏及肺组织结构不成熟所致的呼吸困难并呈进行性加重的临床综合征,因病理上出现肺透明膜,又称肺透明膜病(HMD)。
10. 新生儿高血糖症：新生儿全血血糖高于7.0mmol/L(125mg/dl)。

三、填空题

1. 手足徐动　眼球运动障碍　听觉障碍　牙釉质发育不良
2. 警告期　痉挛期　恢复期　后遗症期
3. 胎龄≥42周的新生儿
4. 5～10秒短暂的呼吸停顿后又出现呼吸,不伴有心率、血氧饱和度变化及发绀
5. 由于胎儿、母亲或胎盘等各种不利因素导致胎儿在宫内生长模式偏离或低于其生长预期,即偏离了其生长潜能
6. 脉络膜视网膜炎　脑积水　脑钙化灶
7. 脑水肿　选择性神经元死亡　出血　脑室周围白质软化　脑室周围-脑室内出血
8. 脑室周围-脑室内出血　原发性蛛网膜下隙出血　脑实质出血　硬膜下出血　小脑出血

四、简答题

1. 简述新生儿胆红素代谢的特点。

答 (1)胆红素生成较多：其原因是新生儿红细胞数量过多,红细胞寿命短且有旁路和其他组织来源的胆红素增加。

(2)转运胆红素的能力不足：刚娩出的新生儿常有不同程度的酸中毒,影响血中胆红素与清蛋白的联结,早产儿清蛋白的数量较足月儿为低,均使运送胆红素的能力不足。

(3)肝功能发育未完善：新生儿肝细胞内摄取胆红素必需的Y蛋白、Z蛋白含量低,且肝细胞内尿苷二磷酸葡萄糖醛酸基转移酶的含量低且活性差,不能有效地将脂溶性未结合胆红素与葡萄糖醛酸结合成水溶性结合胆红素。

(4)肠肝循环的特征：初生婴儿肠道内细菌量少,不能将肠道内的胆红素还原成粪、尿胆原；且肠腔内β-葡萄糖醛酸酶活性较高,能将结合胆红素水解成未结合胆红素,后者又被肠吸收,经门脉而达肝脏。由于以上特点,新生儿摄取、结合、排泄胆红素的能力均有不足,因此极易出现黄疸。

2. 简述新生儿缺氧缺血性脑病的治疗原则。

答 (1)支持疗法：①维持适当的通气和氧合功能,使血气和pH值保持在正常范围。可酌情予以不同方式的氧疗,如头罩、鼻塞、CPAP通气,必要时机械通气。②维持组织最佳灌注,使心率、血压保持在正常范围。根据病情应用多巴胺2～5μg/(kg·min),如果效果不佳,可加用多巴酚丁胺2～5μg/(kg·min)及营养心肌药物。③维持适当的血糖水平,以保持神经细胞代谢所需能源,及时监测血糖,调整静脉输入葡萄糖注

射液的剂量。根据病情尽早开奶或喂糖水保证热量摄入。

(2)及时控制惊厥:首选苯巴比妥,负荷量20mg/kg,12~24小时后给维持量3~5mg/(kg·d)。根据临床及脑电图结果增加其他止惊药物并决定疗程。如苯妥英钠,用量与苯巴比妥相同,也可加用水合氯醛50mg/kg灌肠。安定类药物因呼吸抑制明显,应用时需密切观察呼吸状况。

(3)治疗脑水肿:适量限制入液量和控制脑水肿。颅内压增高时首选利尿剂呋塞米,严重者可用20%甘露醇连用3~5天。一般不主张用糖皮质激素。

(4)亚低温疗法:是迄今唯一可被推荐临床用于中、重度HIE的特殊神经保护措施。应于发病6小时内治疗,持续48~72小时。

(5)新生儿期后治疗:病情稳定后尽早行早期干预,有利于促进脑功能恢复,减少后遗症。

3. **简述新生儿生理性黄疸与病理性黄疸的区别。**

答 见下表。

新生儿生理性黄疸与病理性黄疸的区别

特点	生理性黄疸		病理性黄疸	
	足月儿	早产儿	足月儿	早产儿
出现时间	2~3天	3~5天	生后24小时内(早)	
高峰时间	4~5天	5~7天	——	
消退时间	5~7天	7~9天	黄疸退而复现	
持续时间	≤2周	≤4周	>2周	>4周(长)
血清胆红素(μmol/L)	<221	<256	>221	>256(高)
血清胆红素(mg/dl)	<12.9	<15	>12.9	>15

(续表)

特点	生理性黄疸		病理性黄疸	
	足月儿	早产儿	足月儿	早产儿
每日胆红素升高	<85μmol/L (5mg/dl)		>85μmol/L (5mg/dl)	
血清结合胆红素	——		>34μmol/L (2mg/dl)	
一般情况	良好		相应表现	
原因	新生儿胆红素代谢特点		病因复杂	

4. **简述足月儿与早产儿的外观特点。**

答 见下表。

足月儿与早产儿的外观特点

		足月儿	早产儿
皮肤		红润、皮下脂肪丰满、毳毛少	绛红、水肿、毳毛多
头		头大(占全身比例1/4)	头更大(占全身比例1/3)
头发		分条清楚	细而乱
耳壳		软骨发育好、耳舟成形、直挺	软、缺乏软骨、耳舟不清楚
乳腺		结节>4mm,平均7mm	无结节或结节<4mm
外生殖器	男婴	睾丸已降至阴囊	睾丸未降或未全降
	女婴	大阴唇遮盖小阴唇	大阴唇不能小阴唇
指(趾)甲		达到或超过指(趾)端	未达指(趾)端
跖纹		足纹遍及整个足底	足底纹理少

五、论述题

新生儿坏死性小肠结肠炎的典型X线表现是什么?

答 早期主要表现为麻痹性肠梗阻、肠壁间隙增宽、肠壁积气、门静脉充气征,重症者肠坏死、腹腔积液、气腹等。其中,肠壁积气、门静脉充气征是本病的特征性表现,具有确诊意义。

六、病例分析题

1. 初步诊断是什么?需进行哪些必要的辅助检查?治疗原则是什么?

答 初步诊断:新生儿肺炎。
辅助检查:胸部 X 线片,血气分析,血常规,CRP,PCT,血培养,病毒抗体检查。
治疗原则:①呼吸道管理。保持呼吸道通畅,定期翻身、拍背,及时吸净口鼻分泌物。②对症处理。给氧,根据呼吸困难程度选用鼻导管、面罩、头罩或鼻塞 CPAP 给氧,呼吸衰竭时可行机械通气。③针对病原菌选择抗病原体治疗。④加强支持疗法,纠正水、电解质及酸碱平衡紊乱。保证充足的能量和营养供给。

2. 初步诊断是什么?需进行哪些必要的辅助检查?治疗原则是什么?

答 初步诊断:新生儿重度窒息,新生儿缺氧缺血性脑病。
辅助检查:血气分析,生化全套,脑 CT 或头颅 B 超,脑电图。
治疗原则:①维持适当的通气和氧合功能,使血气和 pH 值保持在正常范围。②维持组织最佳灌注,使心率、血压保持在正常范围。根据病情应用多巴胺 2~5μg/(kg·min),如果效果不佳,可加用多巴酚丁胺 2~5μg/(kg·min)及营养心肌药物。③维持适当的血糖水平,以保持神经细胞代谢所需能源,及时监测血糖,调整静脉输入葡萄糖注射液。根据病情尽早开奶或喂糖水保证热量摄入。④控制惊厥。首选苯巴比妥,负荷量 20mg/kg,12~24 小时后给维持量 3~5mg/(kg·d)。根据临床及脑电图结果增加其他止惊药物并决定疗程。⑤治疗脑水肿,适量限制入液量和控制脑水肿。颅内压增高时首选利尿剂呋塞米,严重者可用 20% 甘露醇连用 3~5 天。⑥亚低温治疗。

(陈 珊)

第7章 免疫性疾病

【学/习/要/点】

一、掌握

1. 过敏性紫癜的临床特点、鉴别诊断及治疗原则。
2. 风湿热的临床表现、诊断、鉴别诊断、治疗及预防。
3. 幼年特发性关节炎的临床表现、诊断、鉴别诊断、治疗原则。
4. 川崎病的诊断标准及治疗原则。

二、熟悉

1. 原发性免疫缺陷病的共同表现、诊断及治疗。
2. 川崎病的临床特点。

【应/试/考/题】

一、选择题

【A/型/题】

1. 下列不是艾滋病毒感染的传播方式的是（ ）
   A. 母婴传播　　B. 血源传播
   C. 性接触传播　D. 人工授精
   E. 公共游泳

2. 下列不属于抗体缺陷病的是（ ）
   A. X连锁无丙种球蛋白血症
   B. Kostmann病
   C. 选择性IgG缺乏症
   D. 选择性IgA缺乏症
   E. 婴儿暂时性低丙种球蛋白症

3. Wiskott-Aldrich综合征的临床特征是（ ）
   A. 湿疹
   B. 血小板减少
   C. 易感染
   D. 共济失调
   E. 湿疹、血小板减少、容易感染

4. 风湿热是由咽喉部感染哪种细菌后反复发作的急性或慢性风湿性疾病（ ）
   A. A组甲型溶血性链球菌
   B. A组乙型溶血性链球菌
   C. B组甲型溶血性链球菌
   D. B组乙型溶血性链球菌
   E. C组乙型溶血性链球菌

5. 下列不属于风湿热诊断主要指标的是
（   ）
   A. 心脏炎   B. 多发性关节炎
   C. 发热   D. 皮下结节
   E. 环形红斑
6. 下列不属于过敏性紫癜临床表现的是
（   ）
   A. 皮肤紫癜
   B. 腹痛、呕血、黑便
   C. 关节肿痛,活动受限
   D. 血小板减少
   E. 血尿、蛋白尿
7. 使用 2g/kg IVIG 的患者,不宜接种麻疹、腮腺炎、风疹和水痘疫苗的时间是
（   ）
   A. 3 个月内   B. 5 个月内
   C. 6 个月内   D. 11 个月内
   E. 9 个月内
8. 下列关于川崎病中阿司匹林的使用,正确的是
（   ）
   A. 初始剂量 10~30mg/kg,分 2~3 次服用
   B. 热退后 2 周减量
   C. 无冠状动脉损害时,3~5mg/kg,使用 10~12 周
   D. 有冠状动脉损害时,延长使用时间,直到冠状动脉恢复正常
   E. 有冠状动脉损害时,不必延长使用时间
9. 容易造成视力障碍的幼年特发性关节炎类型是
（   ）
   A. 全身型
   B. 多关节型类风湿因子阳性
   C. 多关节型类风湿因子阴性
   D. 少关节型
   E. 以上均是
10. 类风湿因子阴性的多关节型幼年特发性关节炎的高发年龄是
（   ）
    A. 1 岁以下   B. 2 岁以下
    C. 5 岁以下   D. 10 岁以上
    E. 1~3 岁和 8~10 岁

【B 型题】

(11~13 题共用备选答案)
   A. 2 项主要表现或 1 项主要表现及 2 项次要表现加上前驱的 A 组链球菌感染的证据
   B. 2 项次要表现加上前驱的 A 组链球菌感染的证据
   C. 1 项主要表现及 1 项次要表现
   D. 风湿热主要表现或 A 组链球菌感染证据可不需要
   E. 不需要风湿热的任何标准即可诊断风湿性心脏病
11. 初发风湿热的诊断标准是（   ）
12. 复发性风湿热患有风湿性心脏病的诊断标准是（   ）
13. 风湿性舞蹈病的诊断标准是（   ）

【X 型题】

14. 原发性免疫缺陷病的治疗包括（   ）
    A. 特别的儿科护理
    B. 丙种球蛋白替代治疗
    C. 血浆
    D. 新鲜白细胞
    E. 肝细胞移植
15. 幼年特发性关节炎可以分为（   ）
    A. 全身型
    B. 多关节型,类风湿因子阳性
    C. 多关节型,类风湿因子阴性
    D. 少关节型
    E. 血管炎综合征

二、名词解释
1. 川崎病
2. 风湿热
3. 亨 - 舒综合征

4. AIDS
5. Wiskott – Aldrich syndrome

三、填空题

1. 免疫缺陷病是指因_____和_____发生缺陷引起的机体抗感染免疫功能低下的一组临床综合征。
2. _____、_____和_____是原发性免疫缺陷患者共同的临床表现。
3. 风湿热是儿童时期最常见的风湿性疾病之一，主要表现为_____、_____、_____、_____和_____，可反复发作。_____是最严重的表现。
4. 过敏性紫癜是一种以_____为主要病变的系统性血管炎，又称亨-舒综合征。临床特点为_____、_____、_____、_____、_____。
5. 川崎病的主要病理改变为_____，好发于_____。

四、简答题

1. 简述 JIA 的分类。
2. 简述川崎病的诊断标准。

五、病例分析题

1. 患儿，女，3 岁。以"发热 7 天，皮疹 3 天"之代诉入院。7 天前发热，弛张热，每天有 3~4 个热峰，最高体温 39.5℃。发热第 3 天眼睛发红，无分泌物，3 天前出皮疹，呈猩红热样皮疹，不伴痒感。查体：急性病容，口唇充血皲裂，双手掌面皮肤硬肿，颈部淋巴结肿大，全身皮肤可见弥漫性充血性红疹，以颈部、前胸、后背明显。
该患儿的诊断是什么？还应进行哪些检查？如何治疗？

2. 患儿，女，8 岁。以反复高热 3 周，皮疹 1 周来诊。3 周来反复发热，可自行退热，发热时精神差，热退后玩耍如常。1 周前发热时双腿可见散在淡红色斑点皮疹和数个环形红斑，热退后皮疹和红斑基本消失。不发热时精神好，食欲好，曾在当地医院以"败血症"用多种抗生素治疗无效。反复多次血培养阴性。体检一般情况尚好，心肺未发现异常，肝脾及淋巴结不肿大。
初步诊断是什么？还需进行何种必要的化验检查？

【参/考/答/案】

一、选择题

【A 型题】

1. E   2. B   3. E   4. B   5. C
6. D   7. D   8. D   9. D   10. E

【B 型题】

11. A   12. B   13. D

【X 型题】

14. ABCDE   15. ABCD

1. E【解析】艾滋病毒感染的传播方式有母婴传播、血源传播、性接触传播和人工授精等。日常的一般接触，如握手、公共游泳、被褥等不会造成感染。

2. B【解析】Kostmann 病属于先天性吞噬细胞数量和（或）功能缺陷类疾病。

3. E【解析】湿疹、血小板减少伴免疫性缺陷综合征（Wiskott – Aldrich syndrome）发生在婴幼儿期，临床表现为湿疹、反复感染和血小板减少三联症。

6. D【解析】过敏性紫癜患儿血小板计数正常甚至升高。

7. D【解析】使用 2g/kg IVIG 的患者，11 个月内不宜接种麻疹、腮腺炎、风疹和水痘疫苗。因为在IVIG中的特异性抗病毒抗体可能会干扰活病毒疫苗的免疫应答。

9. D【解析】容易造成视力障碍的儿童类风湿关节炎类型为少关节型,20%~30%的患儿发生慢性虹膜睫状体炎而造成视力障碍,甚至失明。

10. E【解析】类风湿因子阴性的多关节型的发病有两个高峰1~3岁和8~10岁,以女孩多见,大、小关节均可受累。

二、名词解释

1. 川崎病:又称黏膜皮肤淋巴结综合征,是一种病因未明的血管炎综合征,临床上主要表现为急性发热、皮肤黏膜病损和淋巴结肿大。

2. 风湿热:是一种由咽喉部感染A组乙型溶血性链球菌感染后反复发作的急性或慢性风湿性疾病,主要累及关节、心脏、皮肤和皮下组织,偶可累及中枢神经系统、血管、浆膜、肺、肾等内脏。

3. 亨-舒综合征:是以小血管炎为主要病变的系统性血管炎。临床特点为血小板不减少性紫癜,常伴关节肿痛、腹痛、便血、血尿和蛋白尿。

4. AIDS:即获得性免疫缺陷综合征,是由人类免疫缺陷病毒(HIV)所引起的一种传播迅速、病死率极高的感染性疾病。

5. Wiskott–Aldrich syndrome:又称湿疹、血小板减少伴免疫缺陷综合征,是一种严重X连锁隐性遗传性疾病,以血小板减少、血小板体积减小、湿疹、免疫缺陷、易患自身免疫性疾病和淋巴瘤为特征。

三、填空题

1. 免疫细胞　免疫分子
2. 反复和慢性感染　肿瘤　自身免疫性疾病
3. 心脏炎　关节炎　舞蹈病　环形红斑　皮下结节　心脏炎
4. 小血管炎　关节肿痛　腹痛　便血　血尿　蛋白尿

5. 全身性血管炎　冠状动脉

四、简答题

1. 简述JIA的分类。

答 ①全身型关节炎;②多关节型,类风湿因子阴性;③多关节型,类风湿因子阳性;④少关节型关节炎;⑤与附着点炎症相关的关节炎;⑥银屑病性关节炎;⑦未分类的关节炎。

2. 简述川崎病的诊断标准。

答 发热5天以上,伴下列5项临床表现中4项者,排除其他疾病后,即可诊断川崎病。①四肢变化:急性期掌跖红斑,手足硬性水肿,恢复期指趾端膜状脱皮;②多形性皮疹;③眼结合膜充血,非化脓性;④唇充血皲裂,口腔黏膜弥漫性充血,舌乳头突起,充血呈草莓舌;⑤颈部淋巴结肿大。

五、病例分析题

1. 该患儿的诊断是什么?还应进行哪些检查?如何治疗?

答 诊断:川崎病。

辅助检查:血常规、C反应蛋白(CRP)、红细胞沉降率、免疫学检查、心电图、胸片、超声心动图等。

治疗:阿司匹林30~50mg/(kg·d),分2~3次服用,热退后3天逐渐减量,3~5mg/(kg·d)维持6~8周。IVIG 1~2g/kg,推荐剂量为2g/kg,发病早期使用。双嘧达莫,3~5mg/(kg·d)。

2. 初步诊断是什么?还需进行何种必要的化验检查?

答 初步诊断:幼年特发性关节炎(全身型)。

辅助检查:血常规、反复血培养、胸片、CRP、红细胞沉降率、自身抗体、类风湿因子、细胞因子等。

(李　丹)

第8章 感染性疾病

【学习要点】

一、掌握

1. 麻疹、水痘、传染性单核细胞增多症、手足口病的临床表现。
2. 麻疹早期的诊断要点及典型临床经过。
3. 麻疹、风疹、幼儿急疹、猩红热、肠道病毒感染及药物疹等疾病的皮疹鉴别、诊断要点。
4. 麻疹、风疹、幼儿急疹、水痘的皮疹特点、预防原则及治疗方法。
5. 流行性腮腺炎的临床表现及预防原则。
6. 脊髓灰质炎的临床分型、临床特点、治疗原则及预防措施。
7. 小儿结核病的诊断方法、治疗原则、常用药物及治疗方案。

二、熟悉

1. 麻疹、风疹、幼儿急疹、水痘、流行性腮腺炎、脊髓灰质炎的流行病学特点。
2. 猩红热、百日咳的临床表现及防治方法。
3. 蛔虫病、蛲虫病的临床表现及治疗。

【应试考题】

一、选择题

【A型题】

1. 下列关于结核菌素试验结果的描述,错误的是　　　　　　　　　　( )
   A. 凡结核菌素试验阴性者可排除结核病
   B. 粟粒性结核时,结核菌素试验可呈阴性
   C. 卡介苗接种成功,结核菌素试验呈阳性
   D. 结核菌素试验阳性者不一定有结核病
   E. 3岁以内阳性者(未种卡介苗)提示结核活动的可能性

2. 典型麻疹的出疹顺序是　　　　( )
   A. 躯干、四肢及面部
   B. 面部、四肢、躯干及手足

C. 耳后、发际、面部、颈部、躯干及四肢

D. 颈部、四肢、面部、手足、躯干

E. 手足、四肢、躯干、颈部、面部及发际

3. 下列关于卡介苗的描述,错误的是 （　　）

A. 卡介苗可降低小儿结核的患病率和死亡率

B. 新生儿及结核菌素试验阴性的小儿应接种

C. 是活的无致病毒力的牛型结核菌

D. 急性传染病恢复期可接种卡介苗

E. 用皮内注射法

4. 下列关于结核菌素试验的描述,错误的是 （　　）

A. 于前臂掌侧中、下 1/3 交界处皮内注射

B. 一般注入 0.1ml 含 5U 结核菌素液

C. 注入后 48～72 小时观察反应结果

D. 测定局部硬结的直径,根据纵、横直径的平均值判断反应强度

E. 注射皮丘直径 10～15mm

5. 下列表现在小儿原发型肺结核时可能性很小的是 （　　）

A. 结核菌素试验阳性

B. 发热

C. 肺部有啰音

D. X线检查有肺门淋巴结肿大

E. 消瘦、食欲减退、乏力和盗汗

6. 麻疹传染性最强的时期为 （　　）

A. 出疹期　　　　B. 潜伏期

C. 发热后 2 周　　D. 恢复期

E. 前驱期

7. 1∶2000 的旧结核菌素 0.1ml 内所含结核菌素单位为 （　　）

A. 0.5U　　　　　B. 1U

C. 2U　　　　　　D. 10U

E. 5U

8. 小儿结核性脑膜炎的早期临床表现是 （　　）

A. 前囟门饱满　　B. 性格改变

C. 惊厥　　　　　D. 意识模糊

E. 脑膜刺激征

9. 水痘的潜伏期为 （　　）

A. 1～2 天　　　　B. 3～5 天

C. 5～7 天　　　　D. 2 周左右

E. 3 周左右

10. 诊断结核性脑膜炎的最可靠依据是 （　　）

A. 发热、盗汗、呕吐、脑膜刺激征

B. 结核菌素试验强阳性

C. 脑脊液细胞计数与生化检查呈典型结核性脑膜炎改变

D. 胸部X线检查有原发型肺结核

E. 脑脊液中发现抗酸杆菌

11. 水痘患儿应隔离至 （　　）

A. 出疹后 7 天　　B. 出疹后 10 天

C. 全部皮疹消退　D. 全部皮疹结痂

E. 部分皮疹结痂

12. 脊髓灰质炎的瘫痪特点为 （　　）

A. 不对称性弛缓性瘫痪,感觉同时受累

B. 不对称性弛缓性瘫痪,感觉不受累

C. 对称性弛缓性瘫痪,感觉受累

D. 对称性弛缓性瘫痪,感觉不受累

E. 对称性弛缓性瘫痪

13. 观察 PPD 试验结果的时间为 （　　）

A. 12 小时内　　　B. 12～24 小时

C. 24～48 小时　　D. 48～72 小时

E. 72 小时后

14. 脊髓灰质炎瘫痪前期的临床表现是 （　）
   A. 体温下降,头痛、恶心、呕吐症状减轻
   B. 发热、头痛、多汗、烦躁不安,项背四肢疼痛
   C. 发热、单侧肢体肌张力下降、腱反射消失
   D. 发热、恶心、呕吐、腹泻、头痛、咽痛
   E. 发热、惊厥、单侧肢体肌张力增高

15. 细菌性痢疾在我国常见的是 （　）
   A. 鲍氏菌　　　B. 宋内氏菌
   C. 福氏菌　　　D. 志贺菌
   E. 志贺与宋内氏菌

16. 小儿受结核感染到PPD试验出现阳性反应的时间是 （　）
   A. 2~4周　　　B. 4~8周
   C. 8~12周　　　D. 12~16周
   E. 10~14周

17. 抗结核短程化疗阶段常用的4种杀菌药物是 （　）
   A. 异烟肼、利福平、链霉素、乙胺丁醇
   B. 异烟肼、利福平、吡嗪酰胺、乙胺丁醇
   C. 异烟肼、利福平、吡嗪酰胺、阿米卡星
   D. 异烟肼、利福平、吡嗪酰胺、链霉素
   E. 以上都不是

18. 顿挫型脊髓灰质炎的病程终止于（　）
   A. 潜伏期　　　B. 前驱期
   C. 瘫痪前期　　D. 瘫痪期
   E. 恢复期

19. 风疹与麻疹的鉴别点主要是 （　）
   A. 皮疹为充血性斑丘疹
   B. 全身症状及黏膜炎性症状
   C. 出疹前的全身改变
   D. 皮疹1天内遍布全身
   E. 白细胞数减少

20. 下列关于结核病病因的描述,错误的是 （　）
   A. 人型、牛型结核杆菌均可使人类致病
   B. 呼吸道为主要传染途径
   C. 结核菌为抗酸性厌氧菌
   D. 结核病的发生与遗传因素有一定关系
   E. 结核病的发病情况与机体免疫状态有关

21. 下列关于蛔虫病病原学的描述,错误的是 （　）
   A. 蛔虫形似蚯蚓
   B. 蛔虫有游走钻孔的习性
   C. 成虫主要寄生于肠道中
   D. 大便中可发现虫卵
   E. 雌雄同体

22. 无症状原发型肺结核,治疗应选择的方案是 （　）
   A. 异烟肼+利福平,9~12个月
   B. 异烟肼+乙胺丁醇,6~9个月
   C. 异烟肼+利福平,12~18个月
   D. 异烟肼+利福平+乙胺丁醇,6~9个月
   E. 异烟肼+利福平+乙胺丁醇,9~12个月

23. 蛔虫病的并发症除外 （　）
   A. 肠穿孔　　　B. 腹膜炎
   C. 肝硬化　　　D. 肠梗阻
   E. 胆道感染

24. 接种卡介苗的禁忌证除外 （　）
   A. 胸腺发育不全　B. PPD(+)

C. 麻疹患者　　D. 癫痫患者

E. 百日咳

25. 痢疾杆菌致病的决定因素是　（　）

A. 内毒素　　B. 外毒素

C. 肠毒素　　D. 侵袭作用

E. 以上都不是

26. 患儿，男，3.5岁。近1周频哭，盗汗，体温38.5℃，食欲减退，轻呕。脑膜刺激征（-），胸部X线片正常。脑脊液白细胞数 80×10^6/L，中性粒细胞0.65，糖1.87mmol/L，氯化物104.8mmol/L，静置有网状薄膜形成。考虑为（　）

A. 化脓性脑膜炎　B. 病毒性脑炎

C. 中毒性脑病　　D. 结核性脑膜炎

E. 隐球菌性脑膜炎

27. 下列可使尿、泪、汗等呈橘红色的抗结核药物是　　　　　　　（　）

A. 异烟肼

B. 链霉素

C. 对氨基水杨酸钠

D. 乙胺丁醇

E. 利福平

28. 目前治疗全身假丝酵母菌病的首选药物是　　　　　　　　　　（　）

A. 制霉菌素　　B. 5-氟胞嘧啶

C. 酮康唑　　　D. 氟康唑

E. 两性霉素B

29. PPD阳性反应的临床意义中，正确的是　　　　　　　　　　　（　）

A. 儿童PPD阳性表示体内有活动结核

B. 儿童PPD强阳性表示体内有活动结核

C. PPD硬结直径5mm以上为强阳性

D. PPD强阳性表示病情较重

E. PPD强阳性表示曾接种过卡介苗

30. 麻疹的特征性表现是　　　　（　）

A. 粒细胞减少

B. 红色斑丘疹，疹间皮肤正常

C. 皮疹退后有色素沉着

D. 发热，上呼吸道感染

E. 以上都不是

31. 麻疹的并发症应除外　　　　（　）

A. 肺炎　　　　B. 脑炎

C. 腮腺炎　　　D. 喉炎或喉梗阻

E. 营养不良和维生素缺乏症

32. 初次接种麻疹疫苗的适宜年龄是（　）

A. 2月龄　　　B. 4月龄

C. 6月龄　　　D. 8月龄

E. 10月龄

33. 患儿，男，1岁。咳嗽1月余，无发热。查体：体重4kg，皮下脂肪消失，两肺呼吸音粗，未闻及啰音。胸片示肺门淋巴结肿大，PPD试验阴性。下列描述正确的是　　　　　　　　（　）

A. 可排除肺结核

B. 应进一步抽取胃液涂片找抗酸杆菌

C. 立即复查PPD试验

D. 不能排除肺结核

E. 行结核杆菌的PCR检测以确诊

34. 流行性腮腺炎患儿应隔离至　（　）

A. 精神症状好转

B. 进食时不疼痛

C. 体温正常

D. 腮腺肿胀完全消退

E. 以上均是

35. 患儿，男，1岁。发热15天，咳嗽伴轻度喘憋。查体：浅表淋巴结有轻度肿大，双肺未闻啰音。此患儿已接种卡介苗，PPD试验（+++）。首选的检查是　　　　　　　　　　（　）

A. 血气分析　　B. 心电图

C. 淋巴结活检　　D. 胸部 CT 检查

E. 胸部 X 线检查

36. 下列不符合原发型肺结核特点的是
（　　）

A. 仅见于小儿

B. 是小儿肺结核的主要类型

C. 可致血行播散

D. 胸片各呈"哑铃状"双极影

E. 病灶以右侧多见

37. 患儿，女，9 月龄。发热，轻咳 10 天，抽搐 2 次，1 个月前患麻疹。患儿嗜睡状。OT 试验（+）。脑脊液检查：WBC $100 \times 10^6/L$，蛋白质 2000mg/L，氯化物 99mmol/L，糖 1.52mmol/L。应诊断为
（　　）

A. 化脓性脑膜炎

B. 病毒性脑炎

C. 结核性脑膜炎

D. 流行性乙型脑炎

E. 中毒性脑病

38. 引起水痘的病原体是　　（　　）

A. 水痘 - 带状疱疹病毒

B. 带状疱疹病毒

C. 水痘病毒

D. 腺病毒

E. 肠道病毒

39. 麻疹最常见的并发症是　（　　）

A. 脑膜脑炎　　B. 胰腺炎

C. 多发性神经炎　D. 肺炎

E. 卵巢炎或睾丸炎

40. 下列符合水痘特点的是　（　　）

A. 潜伏期 1 天左右

B. 皮疹无痒感

C. 皮疹最多见于躯干

D. 发热 3 天后出现皮疹

E. 皮疹一般在 3~5 周内分批出齐

41. 手足口病普通型的临床表现不包括
（　　）

A. 口腔疱疹　　B. 手足疱疹

C. 发热　　　　D. 流涎、拒食

E. 惊厥

【B 型题】

（42~44 题共用备选答案）

A. 异烟肼　　　B. 吡嗪酰胺

C. 乙胺丁醇　　D. 氨硫脲

E. 乙硫异烟胺

42. 抗结核首选和必选的药物是　（　　）

43. 全效杀菌药物是　　　　　　（　　）

44. 半效杀菌药物是　　　　　　（　　）

（45~47 题共用备选答案）

A. PPD 试验（+）

B. PPD 试验（++）

C. PPD 试验（+++）

D. PPD 试验（++++）

E. PPD 试验（-）

45. 硬结直径 5~9mm 提示　　　（　　）

46. 硬结直径 10~19mm 提示　　（　　）

47. 硬结直径≥20mm 提示　　　（　　）

【X 型题】

48. 手足口病危重病例可出现　（　　）

A. 精神萎靡　　B. 易惊

C. 肢体抖动　　D. 口唇发绀

E. 频繁呕吐

49. 结核病的治疗原则是　　　（　　）

A. 早期治疗　　B. 适宜剂量

C. 规律、全程　D. 分段治疗

E. 联合用药

50. 结核菌素试验阳性的临床意义是（　　）
    A. 接种卡介苗后
    B. 曾感染过结核
    C. 体内可能有新的结核病灶
    D. 强阳性表示有活动性结核病
    E. 阴性提示没有结核感染

51. 典型水痘皮疹的临床特点是（　　）
    A. 皮疹呈向心性分布
    B. 皮疹脱痂后不留瘢痕
    C. 皮疹分批出现，有斑疹、丘疹、水疱和结痂同时存在
    D. 疹间皮肤发红
    E. 发热第一天出疹

52. 结核性脑膜炎的发病机制是（　　）
    A. 中枢神经系统发育不成熟
    B. 为全身粟粒性结核的一部分
    C. 与头部外伤有关
    D. 脑实质结核瘤破溃入蛛网膜下隙
    E. 与是否接触结核患者有关

53. 对判断肺结核的活动有意义的情况是（　　）
    A. 痰液找到结核菌
    B. 肺部X线摄片有肺门增大，其边缘模糊不清
    C. 红细胞沉降率增快，结核菌素试验强阳性
    D. 有结核中毒症状，结核菌素试验由阴转阳
    E. 持续高热

54. 某2岁患儿，PPD试验硬结直径12mm，未接种过卡介苗。考虑不可能是（　　）
    A. 曾感染过结核
    B. 活动性结核
    C. 非结核性杆菌感染
    D. 未感染过结核
    E. 支原体感染

55. 下列关于结核菌素试验结果的描述，正确的是（　　）
    A. 儿童呈阳性反应，表示受过结核感染，但不一定有活动病灶
    B. 强阳性反应提示体内有活动性结核病
    C. 阴性可排除结核病
    D. 机体免疫反应受抑制时，可表现为假阴性反应
    E. 年龄越小，阳性反应的临床意义则越大

56. 下列关于麻疹柯氏斑的描述，错误的是（　　）
    A. 出疹后3~4天迅速消失
    B. 出现在典型麻疹的出疹期
    C. 出疹前2~3天出现
    D. 可以持续到恢复期
    E. 风疹患者也可能出现

57. 脊髓灰质炎患者典型的临床经过是（　　）
    A. 前驱期
    B. 瘫痪前期、瘫痪期
    C. 恢复期
    D. 后遗症期
    E. 完全康复期

58. 下列关于水痘的治疗方法，可以选择的是（　　）
    A. 口服阿昔洛韦
    B. 可选使用干扰素
    C. 皮疹可外用氢化可的松
    D. 使用头孢菌素治疗
    E. 发热时可使用激素退热

59. 流行性腮腺炎的临床表现包括（ ）
    A. 单侧或双侧腮腺肿大
    B. 肿大以耳垂为中心
    C. 肿大的腮腺边界清楚、红肿
    D. 可合并有头痛、乏力、食欲减退
    E. 全身红色粟粒样皮疹

60. 流行性腮腺炎常见的并发症有（ ）
    A. 胰腺炎
    B. 血小板减少性紫癜
    C. 脑膜脑炎
    D. 睾丸炎
    E. 肢体瘫痪

61. 脊髓灰质炎瘫痪的特点是（ ）
    A. 弛缓性轻瘫
    B. 常为对称性瘫痪
    C. 大肌群受累较重
    D. 无感觉障碍
    E. 肢体远端瘫痪程度轻于近端

二、名词解释

1. 半效杀菌药
2. 黑麻疹
3. 吻膝试验
4. sepsis
5. Koplik 斑
6. 潜伏结核感染
7. 原发型肺结核
8. 原发综合征

三、填空题

1. ＿＿＿＿＿＿＿是麻疹的唯一传染源。
2. 麻疹的 Koplik 斑，在疹发前＿＿＿＿＿＿出现。
3. 如易感儿接触了麻疹患者，至少应隔离＿＿＿＿＿＿天。
4. 如易感儿接触了水痘患者，至少应隔离＿＿＿＿＿＿天。
5. 幼儿急疹发热期无特殊体征，典型的表现为＿＿＿＿＿＿。
6. 流行性腮腺炎儿童期最常见的并发症为＿＿＿＿＿＿，其中男孩另一常见的并发症为＿＿＿＿＿＿。
7. 脊髓灰质炎又称＿＿＿＿＿＿，病变主要在＿＿＿＿＿＿，表现为＿＿＿＿＿＿。
8. 非典型麻疹可分＿＿＿＿＿＿、＿＿＿＿＿＿、＿＿＿＿＿＿ 3 型。
9. 对人类致病的结核菌主要为＿＿＿＿＿＿和＿＿＿＿＿＿两种，＿＿＿＿＿＿为主要传染途径，少数经＿＿＿＿＿＿传染，偶可经＿＿＿＿＿＿或＿＿＿＿＿＿传染。
10. 原发型肺结核的基本病理改变为＿＿＿＿、＿＿＿＿＿＿、＿＿＿＿＿＿。
11. 小儿结核病中最严重的一型为＿＿＿＿＿＿。
12. 结核病的治疗原则为＿＿＿＿＿＿、＿＿＿＿＿＿、＿＿＿＿＿＿、＿＿＿＿＿＿、＿＿＿＿＿＿。
13. 结核性脑膜炎可出现颅神经障碍，最常见者是＿＿＿＿＿＿，其次是＿＿＿＿、＿＿＿＿和＿＿＿＿＿＿。
14. 中毒型痢疾抗生素应选用＿＿＿＿＿＿和＿＿＿＿＿＿。
15. 蛔虫病的主要并发症是＿＿＿＿＿＿、＿＿＿＿＿＿、＿＿＿＿和＿＿＿＿＿＿。

四、简答题

1. 简述麻疹的皮疹特点。
2. 简述典型水痘皮疹的特点。
3. 简述流行性腮腺炎的主要临床表现。
4. 简述结核菌素试验。
5. 简述原发型肺结核。
6. 简述目前常用的抗结核杀菌药。

五、论述题

1. 试述麻疹的并发症。
2. 试述结核菌素试验阳性和阴性的意义。
3. 试述判断小儿结核病具有活动性的指征。
4. 试述不典型结核性脑膜炎的表现。
5. 试述结核性脑膜炎早期诊断标准。

六、病例分析题

1. 患儿,男,2岁2个月。因患有癫痫,家长未按时接种疫苗。入院3天前发热,伴咳嗽、流涕、流泪,半天前开始发现耳后、颈部、发际边缘有淡红色斑丘疹,疹间皮肤正常。查体:眼结膜充血,口腔黏膜红,体温39.8℃,精神差,听诊心、肺无明显异常,神经系统正常。血常规:白细胞$4.0×10^9$/L,淋巴细胞0.70,中性粒细胞0.28,单核细胞0.02。最有可能的诊断是什么?还需要注意哪些并发症?

2. 患儿,男,3岁6个月。因"间断发热13天,呕吐3天,口角歪斜2天"来诊。查体:体温38.4℃,嗜睡,营养差,颈部抵抗,右侧鼻唇沟变浅,右眼闭合不全,心、肺、腹部未见异常,巴氏征阳性。脑脊液压力$28cmH_2O$,蛋白质0.9g/L,糖2.0mmol/L,氯化物102mmol/L,白细胞$162×10^6$/L。

考虑的诊断是什么?及时正确的治疗应是什么?

【参 / 考 / 答 / 案】

一、选择题

【A型题】

1. A	2. C	3. D	4. E	5. C
6. E	7. E	8. B	9. D	10. E
11. D	12. B	13. D	14. B	15. D
16. B	17. D	18. B	19. D	20. C
21. E	22. A	23. C	24. D	25. A
26. D	27. E	28. E	29. B	30. C
31. C	32. D	33. C	34. D	35. E
36. A	37. C	38. A	39. D	40. C
41. E				

【B型题】

| 42. A | 43. A | 44. B | 45. A | 46. B |
| 47. C | | | | |

【X型题】

48. ABCDE	49. ABCDE	50. ABCD
51. ABC	52. ABD	53. ABCD
54. ACDE	55. ABDE	56. ABCDE
57. ABCD	58. AB	59. ABD
60. ACD	61. ACDE	

1. A【解析】结核菌素试验阴性者不能排除结核病,如一些免疫缺陷病患者,可存在结核菌素试验阴性但感染结核的情况。

2. C【解析】典型麻疹出疹顺序是耳后、前额发际、面部、颈部、躯干及四肢,最后达手掌和足底。

4. E【解析】目前国内通用皮内注射法,具体做法是用1:2000稀释液0.1ml(5单位)注入前臂掌侧中、下1/3交界处皮内,使之为直径 6~10mm 的皮丘。

5. C【解析】小儿原发型肺结核时肺部体征可能不明显,故不一定能听到啰音。

6. E【解析】前驱期和出疹期麻疹患者是唯一的传染源。出疹前 5 天至出疹后 5 天均有传染性,如合并肺炎传染性可延长至出疹后 10 天。

9. D【解析】水痘的潜伏期一般是 10~20 天,平均为 2 周左右。

11. D【解析】水痘一般应隔离至全部皮疹结痂。

19. D【解析】风疹多在发热后 1~2 天出现皮疹,皮疹迅速由面部开始发展到全身只需要 1 天的时间。麻疹多在发热 3~4 天后出疹。

20. C【解析】结核菌为抗酸性需氧菌。

21. E【解析】蛔虫雌雄异体。

26. D【解析】患儿近 1 周有结核感染消耗症状,脑脊液白细胞数稍高,糖和氯化物降低,静置有网状薄膜形成,考虑存在结核性脑膜炎。

29. B【解析】儿童 PPD 强阳性表示体内有活动结核,PPD 阳性程度与病情严重程度非正相关。

35. E【解析】患儿发热 15 天,咳嗽伴轻度喘憋,浅表淋巴结有轻度肿大,双肺未闻啰音,此患儿已接种卡介苗,PPD 试验(+++),仍考虑存在结核可能,应积极完善肺部影像学检查,胸片方便快捷,可作为首选。

41. E【解析】惊厥出现,说明手足口病已累及神经系统,程度加重。

53. ABCD【解析】持续高热并不能说明肺结核的活动,而痰液找到结核菌,肺部 X 线摄片有肺门增大,其边缘模糊不清,红细胞沉降率增快,结核菌素试验强阳性,有结核中毒症状,结核菌素试验由阴转阳则提示肺结核可能活动。

56. ABCDE【解析】麻疹黏膜斑(Koplik 斑)是麻疹早期(前驱期)具有特征性的体征,一般在出疹前 1~2 天出现;开始时见于上下磨牙相对的颊黏膜上,为直径 0.5~1.0mm 的灰白色小点,周围有红晕,常在 1~2 天内迅速增多,可累及整个颊黏膜并蔓延至唇部黏膜,于出疹后逐渐消失,可留有暗红色小点。

58. AB【解析】水痘如使用皮质激素,可导致病毒播散。

二、名词解释

1. 半效杀菌药:链霉素能杀灭碱性环境中生长、分裂、繁殖活跃的细胞外结核菌;吡嗪酰胺能杀灭在酸性环境中的细胞内结核菌及干酪病灶内代谢缓慢的结核菌。两者均属于半效杀菌药。

2. 黑麻疹:见于营养不良、免疫力低下、继发严重感染者,病死率高。体温高达 40℃以上,中毒症状重,伴惊厥、昏迷。皮疹密集融合,呈出血性,常有鼻出血、呕血、血尿和血小板减少等,称为黑麻疹。

3. 吻膝试验:脊髓灰质炎患儿瘫痪前期可见吻膝试验阳性,即患者坐起弯颈时唇不能接触膝部。

4. sepsis:即脓毒症,指明确或可疑的感染引起的全身炎症反应综合征。

5. Koplik 斑:即柯氏斑,麻疹患儿在出疹前 24~48 小时出现的颊黏膜斑点,见于上、下磨牙相对的颊黏膜上,灰白色,周围有红晕。

6. 潜伏结核感染:指体内存在结核杆菌,

仅表现为除卡介苗接种后的结核菌素皮肤试验阳性,临床和放射学检查无活动性结核病证据。

7. 原发型肺结核:结核菌初次侵入肺部后发生的原发感染。

8. 原发综合征:属于原发型肺结核的一种,由肺原发病灶、局部淋巴结病变和两者相连的淋巴管炎组成。

三、填空题

1. 麻疹患者
2. 24～48 小时
3. 21
4. 21
5. 热退疹出
6. 脑膜脑炎　睾丸炎
7. 小儿麻痹症　脊髓前角　不对称弛缓性瘫痪
8. 轻型麻疹　重型麻疹　异型麻疹
9. 人型　牛型　呼吸道　消化道　皮肤　胎盘
10. 渗出　增殖　坏死
11. 结核性脑膜炎
12. 早期　规律　全程　联合　适量　分段
13. 面神经麻痹　舌下神经　动眼神经　展神经
14. 阿米卡星　第三代头孢菌素
15. 胆道蛔虫症　蛔虫性肠梗阻　肠穿孔腹膜炎

四、简答题

1. 简述麻疹的皮疹特点。

答　皮疹于发热后 3～4 天出现,皮疹先出现于耳后、发际,逐渐蔓延至额、面、颈部、躯干及四肢。初为红色斑丘疹,呈充血性,继而色加深呈暗红,可融合成片,疹间可见正常皮肤,不伴痒感。疹退后皮肤留有棕褐色色素沉着伴糠麸样脱屑。

2. 简述典型水痘皮疹的特点。

答　发热后 24～28 小时出皮疹。皮疹多为红色斑丘疹,先于头、面和躯干,后波及四肢。伴明显痒感,分批出现可见到斑疹、丘疹、疱疹和结痂同时存在,无色素沉着及脱屑。

3. 简述流行性腮腺炎的主要临床表现。

答　流行性腮腺炎的主要临床表现为前驱期短、症状轻,腮腺肿大和疼痛为首发体征。常一侧肿大,然后另一侧也肿大,肿大以耳垂为中心,向前、后、下发展,边缘不清,表面发热不红,触之有弹性感并有触痛,咀嚼食物时疼痛加重。可伴有发热、头痛、乏力、食欲减退等。

4. 简述结核菌素试验。

答　结核菌素试验又称 PPD 试验,是指通过皮内注射结核菌素,并根据注射部位的皮肤状况诊断结核分枝杆菌所致 Ⅳ 型超敏反应的皮内试验。

5. 简述原发型肺结核。

答　为结核杆菌初次侵入肺部后发生的原发感染,是小儿肺结核的主要类型。包括原发综合征和支气管淋巴结结核。原发综合征由肺原发病灶、局部淋巴结病变和两者相连的淋巴管炎组成。支气管淋巴结结核以胸腔内肿大淋巴结为主。

6. 简述目前常用的抗结核杀菌药。

答　目前常用的抗结核杀菌药有两大类:全效杀菌药,如异烟肼和利福平;半效杀菌药,如链霉素和吡嗪酰胺。

五、论述题

1. 试述麻疹的并发症。

答 麻疹的并发症：①肺炎，按病机分原发和继发，按病原分细菌和病毒。原发性系麻疹病毒本身引起的巨细胞肺炎，多随其他症状消退而消散。继发肺炎见于免疫功能缺陷的小儿，病原为金黄色葡萄球菌、肺炎链球菌等，故症状重，体征明显，预后差，易并发脓胸和脓气胸。②喉炎，随体温下降、皮疹消退其症状随之消退，如为继发细菌感染的喉炎，表现为声音嘶哑、犬吠样咳嗽、吸气性呼吸困难及三凹征，严重者可窒息死亡。③心肌炎，轻者仅有心率增快、心音低钝、一过性心电图改变，重者可出现心力衰竭、心源性休克。④麻疹脑炎。⑤亚急性硬化性全脑炎。⑥结核病恶化。⑦营养不良与维生素A缺乏症。

2. 试述结核菌素试验阳性和阴性的意义。

答 结核菌素试验阳性的意义为：①曾接种过卡介苗；②儿童无明显症状而仅是一般阳性反应，表示受过结核感染，但不一定有活动病灶；③3岁以下，尤其是1岁以下小儿且未接种过卡介苗，阳性反应多表示体内有新的结核病灶，年龄愈小，活动性结核可能性愈大；④小儿结核菌素试验强阳性反应者，表示体内有活动性结核病；⑤由阴性反应转为阳性反应，或反应强度从原来小于10mm增至大于10mm，且增加的幅度为6mm以上时，表示新近有感染。

结核菌素试验阴性的意义为：①未感染过结核；②初次感染4~8周内(结核变态反应前期)；③机体免疫反应受到抑制(假阴性反应)；④技术误差或所用结核菌素已失效。

3. 试述判断小儿结核病具有活动性的指征。

答 判断小儿结核病具有活动性的参考指征为：①结核菌素试验>20mm，未接种卡介苗且年龄<3岁，尤其是1岁以下婴儿结核菌素试验阳性者，年龄愈小，活动可能性愈大；②有发热及其他结核中毒症状者；③排出物中找到结核菌；④胸部X线检查示活动性原发型肺结核改变者；⑤纤维支气管镜检有明显支气管结核病变者。

4. 试述不典型结核性脑膜炎的表现。

答 不典型结核性脑膜炎可表现为：①婴幼儿起病急，进展较快，有时仅以惊厥为主诉；②早期出现脑实质损害者，可表现为舞蹈症或精神障碍；③早期出现脑血管损害者，可表现为肢体瘫痪；④合并脑结核瘤者可似颅内肿瘤表现；⑤当颅外结核病变极端严重时，可将脑膜炎表现掩盖而不易识别；⑥在抗结核治疗过程中发生脑膜炎时，常表现为顿挫型。

5. 试述结核性脑膜炎早期诊断标准。

答 结核性脑膜炎的早期诊断标准：①结核的接触史，特别是与家庭内开放性肺结核接触史；②既往结核病史，原发型结核病或粟粒性肺结核；③原因不明的发热、头痛、呕吐、嗜睡或性格改变；④结核菌素试验阳性；⑤胸部X线检查有活动性肺结核；⑥脑脊液检查，白细胞数在$(50\sim500)\times10^6/L$范围内，脑脊液沉淀物涂片或直接免疫抗体法检出结核菌，可确定诊断。

六、病例分析题

1. **最有可能的诊断是什么？还需要注意哪些并发症？**

    答 最有可能的诊断：麻疹。

    应注意以下并发症。

    (1)肺炎：是麻疹最常见的并发症，占麻疹患儿死因的90%以上。

    (2)喉炎：临床出现声音嘶哑、犬吠样咳嗽、吸气性呼吸困难及三凹征，严重者因喉梗阻而窒息死亡。

    (3)心肌炎：常见于营养不良和并发肺炎的小儿。

    (4)神经系统：麻疹脑炎、亚急性硬化性全脑炎。

    (5)结核病恶化。

    (6)营养不良与维生素A缺乏症。

2. **考虑的诊断是什么？及时正确的治疗应是什么？**

    答 考虑的诊断：结核性脑膜炎。

    正确的治疗：异烟肼＋利福平＋链霉素＋吡嗪酰胺＋激素（泼尼松/地塞米松），并给予降颅压及其他对症治疗。

    （杨　琳　王雪莹）

第9章 消化系统疾病

【学习要点】

一、掌握

1. 小儿腹泻病的病因、发病机制及各种病因所致腹泻的共同临床症状、鉴别诊断及预防。
2. 小儿液体疗法的治疗方案及实施方法。

二、熟悉

1. 小儿胃炎的临床表现及诊断。
2. 消化性溃疡的临床表现及诊断。
3. 先天性肥厚性幽门狭窄的临床表现及诊断。
4. 先天性巨结肠的临床表现及诊断。
5. 肠套叠的临床表现及诊断。
6. 婴儿肝炎综合征的临床表现及诊断。

【应试考题】

一、选择题

【A型题】

1. 下列关于小儿肠道菌群建立的描述，正确的是（　　）
   A. 肠道菌群受食物成分影响
   B. 母乳喂养者以大肠埃希菌为主
   C. 出生24小时后肠道开始出现细菌
   D. 肠道细菌可帮助合成维生素D
   E. 人工喂养者以双歧杆菌为主

2. 下列不是导致小儿腹泻病内在因素的是（　　）
   A. 消化系统发育不成熟
   B. 消化道负担过重
   C. 肠道内感染
   D. 胃内酸度低
   E. 血中免疫球蛋白及胃肠道分泌型IgA低

3. 母乳喂养的健康婴儿的典型大便是（　　）
   A. 大便金黄色、稍稀薄、呈酸性、无味
   B. 大便黄白色、干稠、呈酸性、无味

C. 大便金黄色、稀薄、呈碱性、无味

D. 大便色黄、稀薄、呈碱性、臭味

E. 大便色白、干稠、呈酸性、臭味

4. 口服补液盐应用于 （　）

　A. 中度脱水伴循环衰竭

　B. 新生儿

　C. 腹泻伴腹胀、呕吐

　D. 腹泻伴心、肾功能不全

　E. 轻、中度脱水无周围循环衰竭

5. 低渗性脱水危及患儿生命的常见情况是（　）

　A. 低钙血症

　B. 低钾血症

　C. 代谢性酸中毒

　D. 中枢神经系统并发症

　E. 低血容量性休克

6. 腹泻病死亡的最主要原因是 （　）

　A. 脱水、电解质紊乱

　B. 营养不良

　C. 维生素缺乏

　D. 病程迁延

　E. 肠套叠

7. 急性腹泻的病程是 （　）

　A. 2周以内　　　B. 1周

　C. 10~20日　　D. 1个月内

　E. 大于1个月

8. 婴儿腹泻易发生脱水的原因是 （　）

　A. 体液少　　　B. 呕吐

　C. 消化酶分泌少　D. 水代谢旺盛

　E. 免疫功能差

9. 小儿口服补盐液（ORS液）的电解质渗透压是含钠液 （　）

　A. 1/4张　　　B. 1/3张

　C. 2/5张　　　D. 1/2张

　E. 2/3张

10. 反复呕吐最可能引起的是 （　）

　A. 低氯低钾碱中毒

　B. 高钾酸中毒

　C. 低氯低钾酸中毒

D. 低氯高钾碱中毒

E. 高钾高钠碱中毒

11. 婴幼儿腹泻最常见的病因是 （　）

　A. 细菌　　　　B. 病毒

　C. 寄生虫　　　D. 真菌

　E. 支原体

12. 食饵性腹泻的病因是 （　）

　A. 细菌侵袭肠黏膜

　B. 双糖酶的缺乏

　C. 肠毒素的作用

　D. 内源性感染

　E. 肠绒毛破坏

13. 小儿腹泻常见的电解质紊乱是（　）

　A. 呼吸性碱中毒　B. 呼吸性酸中毒

　C. 代谢性酸中毒　D. 代谢性碱中毒

　E. 混合性酸中毒

14. 小儿腹泻伴脱水首选的检查是（　）

　A. 大便常规检查　B. 肝功能检查

　C. 血常规检查　　D. 尿常规检查

　E. 血清电解质检查

15. 轮状病毒肠炎的特点是 （　）

　A. 中毒症状重

　B. 夏季多见

　C. 2岁以上多见

　D. 大便呈蛋花汤样,无腥臭味

　E. 不伴发热

16. 生理性腹泻的特点不包括 （　）

　A. 生长发育不受影响

　B. 是由添加辅食引起

　C. 新生儿期食欲好

　D. 多见于6个月以内婴儿

　E. 外观虚胖,常有湿疹

17. 低渗性脱水比高渗性脱水更易发生 （　）

　A. 神经细胞脱水　B. 高热

　C. 休克　　　　　D. 烦渴

　E. 惊厥

18. 可抑制幽门螺杆菌生长的药物是（　）

　A. 罗红霉素　　　B. 西咪替丁

C. 青霉素 D. 阿莫西林
E. 奥美拉唑

19. 当纠正脱水、酸中毒时,突发惊厥首先考虑 （ ）
 A. 低钠血症 B. 低镁血症
 C. 低钙血症 D. 低钾血症
 E. 酸中毒

20. 消化性溃疡病因中最重要的是（ ）
 A. 食物的理化刺激
 B. 胃酸
 C. 胆汁反流
 D. 胃蛋白酶
 E. 非甾体类抗炎药物

21. 小儿腹泻的治疗原则不包括 （ ）
 A. 合理用药
 B. 预防和纠正脱水
 C. 调整饮食
 D. 积极应用抗生素
 E. 加强护理,预防并发症

22. 儿童肠套叠最常见的类型是 （ ）
 A. 回盲型 B. 回结型
 C. 回回型 D. 小肠型
 E. 结肠型

23. 下列不符合侵袭性大肠埃希菌肠炎特点的是 （ ）
 A. 大便带脓血
 B. 常伴高热和呕吐
 C. 潜伏期18～24小时
 D. 有里急后重
 E. 常发生在秋季

24. 口服补液盐中加入葡萄糖的主要作用是 （ ）
 A. 使其具有一定的渗透压
 B. 加强小肠对水和钠的重吸收
 C. 提供能量
 D. 防止酮症酸中毒
 E. 降低血清钾浓度

25. 下列不是婴儿消化系统特点的是（ ）
 A. 胃酸、胃蛋白酶活性较低

B. 食管下段括约肌发育不成熟
C. 胃呈水平位
D. 肠道相对较短、不利吸收
E. 幽门括约肌发育良好

26. 下列腹泻伴低钾血症的临床表现,错误的是 （ ）
 A. 膝反射减弱或消失
 B. 胃扩张
 C. 血压降低
 D. 心电图示T波高尖
 E. 神经、肌肉兴奋性降低

27. 下列描述错误的是 （ ）
 A. 肠套叠可有便血
 B. 先天性肥厚性幽门狭窄的主要表现为呕吐
 C. 慢性胃炎主要表现为呕血
 D. 先天性巨结肠主要表现为便秘
 E. 新生儿溃疡病主要表现为消化道出血

28. 下列关于幽门螺杆菌生物学特征的描述,错误的是 （ ）
 A. 需氧菌
 B. 具有黏附性
 C. 革兰阴性杆菌
 D. 定居在胃黏膜的深层,紧贴胃黏膜的表面
 E. 分泌尿素酶

29. 下列腹泻患儿第1天补液的描述,错误的是 （ ）
 A. 见尿后及时补钾
 B. 脱水性质不明时,可按等渗性脱水处理
 C. 液体包括累积损失量、继续损失量和生理需要量
 D. 应预防性补充葡萄糖酸钙
 E. 累积损失量应在8～12小时补完

30. 12月上旬,某8月龄婴儿来诊,呕吐、腹泻2天,伴发热、咳嗽。大便10余次/天,水样便,呕吐5～6次/天。查

体:皮肤干燥、弹性差,口唇樱桃红,前囟、眼窝凹陷,腱反射弱。大便镜检:白细胞0~2个/HP。下列治疗不当的是 ( )
A. 依脱水程度补液
B. 及时应用抗生素
C. 补液的同时纠正酸中毒
D. 见尿补钾
E. 暂停乳类,代以豆类代乳品

31. 腹泻脱水患儿,补液1.5小时后有尿,这时瓶中尚有液体300ml,但不含钾。此时液体中最多可加入10%氯化钾的量是 ( )
A. 3ml   B. 5ml
C. 6ml   D. 9ml
E. 12ml

32. 患儿,男,1岁4个月。腹泻4天,大便每日约15次,大便呈蛋花汤样,无脓血。查体:前囟、眼窝凹陷,四肢凉,皮肤弹性极差,发花,脉搏细弱。实验室检查:钠浓度130mmol/L,CO_2CP 10mmol/L。首先应给的液体是( )
A. 4:3:2液20ml/kg扩容
B. 维持液150~180ml/kg扩容
C. 5%葡萄糖100~150ml/kg
D. 2:1等张含钠液20ml/kg扩容
E. 5%碳酸氢钠20ml/kg扩容

33. 患儿,男,6岁。夏季起病,突然高热并惊厥3次,面色灰白,大便脓血。最可能的诊断是 ( )
A. 复杂型热性惊厥 B. 化脓性脑膜炎
C. 结核性脑膜炎   D. 中毒型痢疾
E. 流行性脑脊髓膜炎

34. 某4月龄小儿,单纯母乳喂养,腹泻2个月,大便3~4次/天,无黏液、脓血、糊状,精神食欲好,多方治疗无效。现体重6.8kg。诊断为 ( )
A. 慢性腹泻   B. 病毒性肠炎

C. 生理性腹泻   D. 食饵性腹泻
E. 真菌性肠炎

35. 患儿,男,9月龄。于11月份发生腹泻,伴发热、轻咳、流涕、呕吐。大便镜检可见脂肪滴和极少数白细胞。其最可能的病原体是 ( )
A. 埃可病毒   B. 腺病毒
C. 轮状病毒   D. 柯萨奇病毒
E. 鼻病毒

36. 患儿,女,10月龄。频吐泻,烦渴,饮水少,体重减轻9%。查体:体温40℃,皮肤干燥,前囟、眼窝轻度凹陷,肌张力高。最可能的诊断是 ( )
A. 中度低渗性脱水
B. 重度低渗性脱水
C. 重度高渗性脱水
D. 中度高渗性脱水
E. 中度等渗性脱水

37. 患儿,男,9月龄。因腹泻伴中度脱水,经补液后脱水纠正。但突然出现呼吸变浅,反应差,腹胀。查体:体温正常,心率148次/分,精神萎靡,面色苍白,四肢肌张力低,心音低钝,腹胀,肠鸣音弱,膝反射消失。最可能的诊断是 ( )
A. 中毒性心肌炎   B. 中毒性肠麻痹
C. 低钾血症   D. 高钾血症
E. 重症肌无力

38. 患儿,男,8月龄。腹泻伴呕吐3~4天。查体:精神萎靡,面色苍灰,口唇樱桃红,前囟、眼窝凹陷,皮肤弹性差,心肺未见异常,腹软。入院诊断腹泻病、中度脱水、代谢性酸中毒。给予补液后出现抽搐。最可能的并发病为( )
A. 低血糖   B. 低钾血症
C. 低钠血症   D. 中毒性脑病
E. 低钙血症

【B型题】

(39~43题共用备选答案)
A. 侵袭性大肠埃希菌肠炎
B. 出血性大肠埃希菌肠炎
C. 金黄色葡萄球菌肠炎
D. 真菌性肠炎
E. 空肠弯曲菌肠炎

39. 2岁以下婴儿多见，常伴鹅口疮，黄色稀液便含有泡沫，有时可见到豆腐渣样大便，病属（　　）

40. 常侵犯空肠和回肠，有脓血便，腹痛剧烈，易误诊为阑尾炎，可并发心内膜炎、脑膜炎，病属（　　）

41. 多继发于大量应用抗生素后，典型大便为暗绿色，量多带黏液。大便镜检有大量脓细胞和成簇的革兰阳性球菌，大便培养凝固酶阳性，病属（　　）

42. 大便开始为黄色水样，后转为血水便，有特殊臭味。大便镜检常无白细胞，有大量的红细胞，可伴有溶血尿毒综合征和血小板减少性紫癜，病属（　　）

43. 高热甚至可以发生热惊厥，大便呈黏液状带脓血，有腥臭味，里急后重，全身中毒症状重，病属（　　）

【X型题】

44. 下列关于小儿肠特点的描述，正确的是（　　）
A. 为身长的5~7倍
B. 易发生肠扭转和肠套叠
C. 肠壁薄，通透性高
D. 进食时引起胃-结肠反射
E. 肠结构不易引起全身感染

45. 小儿腹泻的易感因素有（　　）
A. 神经系统对胃肠道调节功能差
B. 胃液酸度低、杀菌能力低
C. 消化酶分泌较少、活性低
D. 血中IgM及胃肠道分泌型IgA均较低
E. 人工喂养

46. 轮状病毒性肠炎的临床特点是（　　）
A. 多见于6~24个月的婴幼
B. 秋季起病
C. 大便呈蛋花汤样，无腥臭味
D. 常伴有脱水、电解质紊乱和酸中毒症状
E. 大便镜检可见大量白细胞

47. 下列属于脱水程度的判断指标的是（　　）
A. 末梢循环　　B. 前囟、眼窝
C. 皮肤弹性　　D. 尿量
E. 精神状态

48. 重度脱水的临床表现是（　　）
A. 精神萎靡
B. 前囟、眼窝明显凹陷，皮肤弹性极差
C. 哭时少泪
D. 尿量极少
E. 休克征不明显

49. 低钾血症的症状是（　　）
A. 手足搐搦　　B. 反射减弱或消失
C. 心音低钝　　D. 肌肉震颤
E. 胃肠蠕动减弱

50. 小儿腹泻的常见病原体有（　　）
A. 细菌　　B. 病毒
C. 支原体　　D. 寄生虫
E. 衣原体

51. 以呕吐为主要临床表现的疾病有（　　）
A. 疱疹性口腔炎
B. 胃食管反流
C. 先天性肥厚性幽门狭窄
D. 幽门痉挛
E. 消化性溃疡

52. 急性肠套叠的常见症状为 （　）
 A. 病初发热　　B. 腹部包块
 C. 腹痛　　　　D. 呕吐
 E. 血便

53. 腹部可触及包块的疾病有 （　）
 A. 肠套叠
 B. 腹泻病
 C. 幽门痉挛
 D. 先天性肥厚性幽门狭窄
 E. 消化性溃疡

54. 小儿腹泻补液纠酸过程中应注意（　）
 A. 补球蛋白　　B. 补镁
 C. 补钙　　　　D. 补钾
 E. 补清蛋白

55. 患儿，男,6月龄。因腹泻3周应用抗生素治疗。近2天来食欲减退、呕吐。查体:口腔黏膜上有白色乳凝块状物，不易拭去。下列描述正确的是（　）
 A. 局部可用制霉菌素或1%甲紫涂抹
 B. 由白念珠菌引起
 C. 多见于新生儿及婴幼儿
 D. 多见于长期应用广谱抗生素及肾上腺皮质激素者
 E. 镜检下可见到真菌菌丝和孢子

56. 下列关于Hp与慢性胃炎关系的描述，正确的是 （　）
 A. 慢性胃炎Hp的检出率达50%~80%
 B. 胃黏膜上的Hp与其炎症程度呈正相关
 C. Hp被清除后胃炎明显改善
 D. 人体口服Hp后可使原来正常的胃黏膜感染Hp并发生炎症
 E. Hp无法感染乳猪、猴等动物

二、名词解释
1. 非感染性腹泻
2. 饮食疗法
3. 溢乳
4. 秋季腹泻
5. 鹅口疮
6. 渗透性腹泻
7. 胃食管反流
8. 肠道微生态疗法

三、填空题
1. 小儿脱水补充累积损失量所需时间为_____~_____小时。
2. 生理性腹泻的便次_____,_____不受影响。
3. 疱疹性口腔炎常好发于_____、_____、_____及_____。
4. 胃食管反流的临床表现是_____、_____和_____。
5. 已证实_____的胃内感染是胃炎的主要病因。
6. 慢性胃炎常见症状为_____、_____的腹痛,疼痛经常出现于_____或_____。
7. 学龄前及学龄期消化性溃疡以原发性_____多见,主要表现为反复发作_____及_____胀痛,_____时及_____多发。
8. 急性腹泻病程为_____,慢性腹泻病程为_____,迁延性腹泻病程为_____。
9. 肠套叠的主要临床表现是_____、_____、_____、_____。
10. 小儿腹泻的补液原则为_____、_____、_____。
11. 大便有较多白细胞的腹泻有_____和_____。

12. 轮状病毒肠炎_____季节多发，大便_____及_____多，呈_____或_____便，无____味。

13. 腹泻患儿补钾的原则是_____、_____、_____、_____。

14. 补液纠酸过程中由于_____进入细胞内液使_____降低，_____也减少，应注意_____和_____。

15. 补钙后手足抽搐不见好转反而加重时应考虑_____。

16. 婴儿胆汁淤积症的主要治疗原则具体包括_____、_____、_____和必要的支持疗法。

四、简答题

1. 简述腹泻时常见的水、电解质及酸碱平衡紊乱。
2. 简述婴儿胆汁淤积症的定义。
3. 简述Hp与慢性胃炎的关系。
4. 简述胃食管反流的病因。
5. 简述与消化性溃疡发病有关的因素。
6. 简述先天性肥厚性幽门狭窄的主要临床表现。
7. 简述小儿腹泻病的分类。
8. 简述小儿腹泻重度脱水的临床表现。
9. 简述腹泻伴代谢性酸中毒的发生原因。

五、论述题

1. 试述消化性溃疡不同年龄分期的临床表现。
2. 试述急性肠套叠的临床表现。
3. 试述婴幼儿腹泻的内在因素。
4. 试述重度脱水的静脉补液。

六、病例分析题

1. 患儿，男，6月龄。吐泻2天，大便10余次/天，呈蛋花汤样，无腥臭味，量多。病后尿量减少。查体：皮肤弹性差，可见花纹，前囟、眼窝凹陷明显，口唇干燥，呼吸快，四肢厥冷。大便镜检：偶见白细胞。血钠132mmol/L。
最可能的病原学诊断是什么？治疗上采取哪些措施？如在治疗过程中出现惊厥，应采取什么措施？

2. 患儿，女，2月龄。重度脱水酸中毒，经纠正酸中毒和补液12小时后小儿出现嗜睡，呼吸浅，心音低钝，心率153次/分。腹胀，肠鸣音弱。
该患儿目前可能存在的病症？为明确诊断应做的辅助检查是什么？治疗上应采取的措施是什么？

【参考答案】

一、选择题

[A型题]

1. A 2. C 3. A 4. E 5. E
6. A 7. A 8. D 9. E 10. A
11. B 12. D 13. C 14. E 15. D
16. B 17. C 18. D 19. C 20. B
21. D 22. A 23. E 24. B 25. D
26. D 27. C 28. A 29. D 30. B
31. D 32. D 33. D 34. C 35. C

36. D　37. C　38. E

【B型题】

39. D　40. E　41. C　42. B　43. A

【X型题】

44. ABCD　45. ABCDE　46. ABCD
47. ABCDE　48. BD　49. BCE
50. ABD　51. BCD　52. BCDE
53. AD　54. CD　55. ABCDE
56. ABCD

8. D【解析】因小儿生长发育快,活动量大、机体新陈代谢旺盛,摄入热量、蛋白质和经肾排出的溶液量均较高,体表面积大、呼吸频率快使不显性失水较成人多,所以儿童水的需要量大、交换率快。婴儿每天摄入和排出的水量占细胞外液量的1/2,而成人则为1/7,故婴儿发生水代谢紊乱时易发生脱水。

12. D【解析】饮食不当致消化功能障碍,食物不能被充分消化和吸收而积滞在小肠上部,使肠腔内酸度降低,肠道下部细菌上移和繁殖;食物发酵和腐败并分解产生短链有机酸,使肠腔内渗透压增高,加之腐败性毒性产物刺激肠壁,使肠蠕动增加,导致腹泻。

13. C【解析】腹泻丢失大量的碱性物质;进食少、肠吸收不良,导致热量不足,使脂肪分解产生大量的酮体;腹泻使血容量减少,血流缓慢,组织缺氧,无氧酵解增加使乳酸堆积;另肾血流量不足,排酸能力降低,故出现代谢性酸中毒。

14. E【解析】腹泻脱水时患儿常有电解质紊乱,故应首选血清电解质检查。

15. D【解析】轮状病毒肠炎多发生在秋冬季,好发于6~24个月的婴幼儿,常伴发热,无明显感染中毒症状,大便呈黄色水样或蛋花汤样含少量黏液,无腥臭味,常并发酸中毒及水、电解质紊乱。

17. C【解析】低渗性脱水时,水从细胞外进入细胞内,使循环血容量在体外丢失的情况下,因水向细胞内转移更进一步减少,严重者可发生血压下降,甚至休克。高渗性脱水时,水从细胞内转移到细胞外,使细胞外液量得到补充,临床上脱水症状不明显。

19. C【解析】腹泻患儿由于进食少,吸收不良,导致钙从大便中丢失,使体内钙减少。但是脱水、酸中毒时血液浓缩、离子钙增多,不出现低钙症状。当脱水、酸中毒纠正后则出现低钙惊厥。

20. B【解析】胃蛋白酶和胃酸是对胃和十二指肠黏膜有侵袭作用的主要因素。十二指肠溃疡患儿基础胃酸、壁细胞数量及壁细胞对刺激物质的敏感性均高于成人,且胃酸分泌的正常反馈抑制机制亦存在缺陷,故酸度增高是形成溃疡的重要因素。

21. D【解析】小儿腹泻的病因多为病毒,只有在明确细菌感染时才可选择有效的抗生素。

24. B【解析】口服补液盐的理论基础是基于小肠的Na^+-葡萄糖偶联转运吸收机制,即小肠上皮细胞刷状缘的膜上存在着Na^+-葡萄糖共同载体,此载体上有Na^+-葡萄糖两个结合位点,当Na^+-葡萄糖同时与结合位点相结合时即能转运,并显著增加钠和水的吸收。

27. C【解析】慢性胃炎常见的症状为反复发作、无规律性的腹痛。

30. B【解析】患儿发病时间为冬季。大便为水样便,伴上呼吸道感染。大便镜检白细胞0~2个/HP,考虑为病毒性肠炎。皮肤干燥、弹性差、前囟、眼窝凹陷,说明存在脱水;口唇樱桃红说明有酸中毒;腱反射弱考虑低钾。故治疗上应依脱水程度给予补液量,同时纠正酸中毒,见尿补充钾。病毒性肠炎多有继发性双糖酶缺乏,对疑似病例饮食暂停乳类,改为豆类代乳品。

31. D【解析】在补液的过程中,液体中钾的浓度应小于0.3%。血钾浓度过高可出现室性期前收缩和心室颤动,甚至心搏骤停。故300ml液体中最多可加9ml的10%氯化钾。

34. C【解析】生理性腹泻多见于6个月以内的婴儿。外观虚胖,常有湿疹,出生后不久即出现腹泻,除大便次数增多外,无其他症状。食欲良好,生长发育正常。添加辅食后,大便即逐渐转为正常。该小儿4月龄,体重6.5kg,属正常,余症状亦符合生理性腹泻的诊断。

36. D【解析】皮肤干燥、前囟、眼窝轻度凹陷,体重减轻9%提示中度脱水;烦渴,饮水少,肌张力高考虑高渗性脱水。

37. C【解析】由于吐泻,钾由肠道丢失,经补液后脱水纠正,血浆被稀释,钾随尿量的增加而排出;酸中毒纠正后钾则向细胞内转移;糖原合成时可消耗钾。因此,血清钾下降,出现低钾血症。

47. ABCDE【解析】脱水程度从精神状况、皮肤弹性、前囟、眼窝凹陷程度、口唇黏膜、眼泪、尿量及末梢循环等进行综合判断。

50. ABD【解析】腹泻分为感染性和非感染性。感染性分肠道内和肠道外。肠道内由病毒、细菌、寄生虫、真菌等引起,以前两者多见,尤其是病毒;肠道外主要由呼吸道感染、皮肤感染、泌尿道感染或急性传染病等引起。非感染性主要由饮食和气候因素造成。

52. BCDE【解析】肠套叠指部分肠管及其肠系膜套入临近肠腔所致的一种肠梗阻。典型临床症状为腹痛、呕吐、血便、腹部包块。早期一般情况尚好,体温正常,病程延长时病情加重,并发肠坏死或腹膜炎,可出现高热等中毒症状。

54. CD【解析】在补液纠酸过程中由于钾离子进入细胞内液使血清钾降低,游离钙也减少,应注意补钾和补钙。

二、名词解释

1. 非感染性腹泻:主要是由于饮食不当引起。当进食过量或食物成分不恰当时,消化过程发生障碍,食物积滞在小肠上部,肠腔内酸度降低,肠道下部细菌上移、繁殖;食物发酵、腐败,产生短链有机酸使肠腔内渗透压增高,腐败性毒性产物刺激肠壁,使肠蠕动增加,导致腹泻。

2. 饮食疗法:腹泻时进食和吸收减少,而肠黏膜损伤的恢复等原因使得营养需要量增加,故应强调继续饮食,满足生理需要,补充疾病消耗。

3. 溢乳:生理情况下由于小婴儿食管下端括约肌发育不成熟或神经肌肉协调功能差,可出现反流,往往出现于日间餐时或餐后。

4. 秋季腹泻:轮状病毒肠炎是秋、冬季婴儿腹泻最常见的病原,故又被称为秋季腹泻。

5. 鹅口疮:为白念珠菌感染所致的口腔炎。特征是口腔黏膜上出现白色乳凝块状物。

6. **渗透性腹泻**：肠腔内存在大量不能吸收的具有渗透活性的物质导致的腹泻。

7. **胃食管反流**：指胃内容物，包括从十二指肠反流入胃的胆盐和胰酶等，反流入食管甚至口咽部，分生理性和病理性两种。

8. **肠道微生态疗法**：有助于恢复肠道正常菌群的生态平衡，抑制病原菌定植和侵袭，控制腹泻。

三、填空题

1. 8　12
2. 较多　发育
3. 颊黏膜　齿龈　舌　唇内　唇红部邻近口周皮肤
4. 呕吐　反流性食管炎　Barrette 食管　食管外症状
5. 幽门螺杆菌
6. 反复发作　无规律性　进食过程中　餐后
7. 十二指肠溃疡　脐周　上腹部　饥饿　夜间
8. 2 周以内　2 周到 2 个月　2 个月以上
9. 腹痛　血便　呕吐　腹部包块
10. 先快后慢　先盐后糖　先浓后淡　见尿补钾
11. 细菌性痢疾　坏死性肠炎
12. 秋冬　次数　水分　黄色水样　蛋花样　腥臭
13. 见尿补钾　浓度 <0.3%　3～4mmol/(kg·d)　持续 4～6 天
14. 钾离子　血清钾　游离钙　补钾　补钙
15. 低镁血症
16. 利胆退黄　护肝　改善肝细胞功能

四、简答题

1. 简述腹泻时常见的水、电解质及酸碱平衡紊乱。

   答　脱水、低钾血症、代谢性酸中毒、低钙血症、低镁血症。

2. 简述婴儿胆汁淤积症的定义。

   答　系指一组于 1 岁以内婴儿期（包括新生儿期）起病，具有肝细胞性黄疸、肝脏病理体征（肝大、质地异常）和肝功能损伤的临床症候群。

3. 简述 Hp 与慢性胃炎的关系。

   答　慢性胃炎 Hp 的检出率为 50%～80%，胃黏膜上的 Hp 与其炎症程度呈正相关，临床发现 Hp 被清除后胃炎明显改善，人体口服 Hp 可使原来正常的胃黏膜感染 Hp 并发生炎症，Hp 感染乳猪、猴等动物后能引起慢性炎症。

4. 简述胃食管反流的病因。

   答　①抗反流屏障功能低下：食管下端括约肌压力降低，食管下端括约肌周围组织作用减弱；②食管廓清能力降低；③食管黏膜的屏障功能破坏；④胃、十二指肠功能失常。

5. 简述与消化性溃疡发病有关的因素。

   答　胃酸和胃蛋白酶的侵袭力；胃和十二指肠黏膜的防御功能；幽门螺杆菌感染；遗传因素；其他。

6. 简述先天性肥厚性幽门狭窄的主要临床表现。

   答　呕吐；胃蠕动波；右上腹肿块；黄疸；消瘦、脱水及电解质紊乱。

7. 简述小儿腹泻病的分类。

   答　①感染性腹泻：病毒性肠炎、细菌性肠炎（包括肠毒素性肠炎或侵袭性肠炎);②非感染性腹泻:主要由饮食不当引起。

8. 简述小儿腹泻重度脱水的临床表现。

答 失水量为体重的10%以上(100~120ml/kg)。精神极差,表情淡漠,昏睡至昏迷,皮肤发灰或发花、干燥、弹性极差,眼窝和前囟深凹,严重少尿或无尿,可出现低血容量性休克。

9. 简述腹泻伴代谢性酸中毒的发生原因。

答 ①腹泻丢失大量碱性物质;②进食少,肠吸收不良,热能不足,使机体得不到正常热量供应,导致脂肪分解增加,产生大量酮体;③脱水时血容量减少,血液浓缩使血流缓慢,组织缺氧导致乳酸增多;④脱水使肾血流量不足,排酸、保钠功能低下使酸性代谢产物滞留体内。

五、论述题

1. 试述消化性溃疡不同年龄分期的临床表现。

答 ①新生儿期:继发性溃疡多见,常见原发病有缺血缺氧、败血症、低血糖、呼吸窘迫综合征和中枢神经系统疾病等,常表现急性起病,呕血、黑便,出生后2~3天亦可发生原发性溃疡;②婴儿期:继发性溃疡多见,首发症状可为消化道出血和穿孔;③幼儿期:胃和十二指肠溃疡发病率相等,常见进食后呕吐,间歇发作脐周及上腹部疼痛,烧灼感少见,夜间及清晨痛醒;④学龄前及学龄期:以原发性十二指肠溃疡多见,主要表现为反复发作脐周及上腹胀痛、烧灼感,饥饿时或夜间多发。

2. 试述急性肠套叠的临床表现。

答 ①腹痛:突然发生剧烈的阵发性肠绞痛,哭闹不安,屈腿缩腹,面色苍白、出汗,持续10~20分钟后腹痛缓解,安静或入睡,间歇5~10分钟后又反复发作。②呕吐:为早期症状,吐出物为奶块或食物残渣等胃内容物,后吐出物含胆汁。晚期可为粪便样液体。③血便:为婴儿肠套叠的重要特征,出现症状的最初几小时大便可正常,以后大便少或无便。85%发病后6~12小时排出果酱样黏液血便。④腹部肿块:多数病例在右上腹季肋下可触及有轻微触痛的套叠肿块,呈腊肠样,光滑不太软,稍可移动。⑤全身情况:早期病儿一般状况尚好,体温正常,随着病程延长,病情渐重,由于肠坏死或腹膜炎,全身情况恶化,常有严重脱水、高热、昏迷及休克等中毒症状。

3. 试述婴幼儿腹泻的内在因素。

答 ①小儿消化系统发育不成熟,胃酸及各种消化酶分泌较少,活性较低,因而对食物的耐受力差,不易适应食物和量的较大变化;且小儿生长发育迅速,需要的营养物质相对较多,胃肠道负担较重,消化功能经常处于紧张状态,易发生消化功能紊乱。②小儿胃酸酸度低,且胃排空较快,故对进入胃内细菌的杀菌能力较弱;血液中的免疫球蛋白和胃肠道分泌型IgA均较低,故免疫功能较差,对感染的防御能力低。③婴儿时期的神经系统、内分泌系统、循环系统及肝、肾功能均未成熟,调节功能较差,且较易发生体液及酸碱平衡紊乱。

4. 试述重度脱水的静脉补液。

答 ①改善循环(扩容,0.5~1小时),20ml/kg 2:1等张含钠液;②继续纠正累计损失(8~12小时),低渗脱水用2/3张含钠液,等渗脱水用 1/2~2/3 张含钠液,高渗脱水用 1/3 张含钠液;③继续补液(12~16 小时),补充继续损失和生理需要量(1/3~1/2 张含钠液)。

六、病例分析题

1. 最可能的病原学诊断是什么？治疗上采取哪些措施？如在治疗过程中出现惊厥,应采取什么措施？

答 最可能的病原学诊断是:轮状病毒肠炎。根据小儿吐泻,大便呈蛋花汤样,无腥臭味,查体有明显的脱水症状,大便镜检偶见白细胞可诊断。

治疗措施:应首先暂禁食 4~6 小时。快速给予 2∶1 等张含钠液进行扩容,然后按重度等渗性脱水给予补液(患儿皮肤弹性差,可见花纹,前囟、眼窝凹陷明显,口唇干燥,呼吸快,四肢厥冷考虑重度脱水,血钠 132mmol/L,为等渗性)。

在治疗过程中出现惊厥应考虑存在低钙血症或低镁血症,及时查血钙和血镁浓度。出现惊厥时,可用 10% 葡萄糖酸钙每次 1~2ml/kg,最大 10ml,用等量 5%~10% 葡萄糖液稀释后缓慢静脉推注。

2. 该患儿目前可能存在的病症？为明确诊断应做的辅助检查是什么？治疗上应采取的措施是什么？

答 该患儿目前可能存在的病症:低钾血症。患儿是重度脱水酸中毒,当输入不含钾的溶液后,血浆被稀释,钾随尿量的增加而排出;酸中毒纠正后钾则向细胞内转移;糖原合成时可消耗钾。基于上述原因,可出现低钾血症,即嗜睡,呼吸表浅,心音低钝,腹胀,肠鸣音弱。

应做的辅助检查是:急查血清电解质。采取的措施是:10% 氯化钾 1.5~3.0ml/kg 加液体静脉滴注(浓度 0.1%~0.3%)。

(贾飞勇 杜 琳)

第10章　呼吸系统疾病

【学习要点】

一、掌握

1. 急性上呼吸道感染、急性感染性喉炎、急性支气管炎、毛细支气管炎和支气管哮喘的病因、临床表现、诊断及治疗。
2. 支气管肺炎的病因、病理生理、临床表现、实验室检查、诊断、鉴别诊断及治疗。
3. 几种常见肺炎的病因及临床特点。

二、熟悉

1. 小儿肺炎的分类。
2. 小儿呼吸系统的解剖、生理特点。

【应试考题】

一、选择题

【A型题】

1. 疱疹性咽峡炎的病原体为　（　）
   A. 腺病毒
   B. 柯萨奇 A 组病毒
   C. 金黄色葡萄球菌
   D. 流感病毒
   E. 鼻病毒

2. 咽结合膜热的病原体是　（　）
   A. 腺病毒　　　　B. 病毒
   C. 柯萨奇病毒　　D. 流感病毒
   E. 副流感病毒

3. 婴幼儿时期易患的肺炎病理分型是（　）
   A. 大叶性肺炎　　B. 支气管肺炎
   C. 间质性肺炎　　D. 毛细支气管炎
   E. 病毒性肺炎

4. 肺炎支原体肺炎应选用的抗生素是
   　　　　　　　　　　　　　（　）
   A. 青霉素　　　　B. 红霉素
   C. 头孢氨苄　　　D. 复方新诺明
   E. 制霉菌素

5. 患儿,男,8月龄。发热2天伴咳嗽。今见小儿呼吸困难,两肺有少量哮鸣音。胸片示肺气肿,诊断为毛细支气管炎。病原体主要是　　　　　　　　（　）
   A. 呼吸道合胞病毒　B. 腺病毒

C. 流感病毒　　　D. 肺炎支原体
E. 柯萨奇病毒

6. 治疗急性感染性喉炎除控制感染外，还应同时应用的可减轻症状的药物是（　）
   A. 镇静剂　　　B. 肾上腺皮质激素
   C. 止咳药　　　D. 干扰素
   E. 双黄连

7. 金黄色葡萄球菌肺炎的热型为（　）
   A. 不规则高热　B. 稽留高热
   C. 弛张高热　　D. 低热
   E. 回归热

8. 金黄色葡萄球菌肺炎的病理特点是（　）
   A. 主要累及毛细支气管
   B. 广泛的出血性坏死，多发性小脓肿
   C. 肺间质病变为主
   D. 肺泡间隔增宽，以淋巴细胞为主的间质渗出
   E. 典型大叶性肺炎

9. 患儿，女，1岁8个月。以发热、咳嗽5天来诊。查体：猩红热样皮疹，呼吸急促，两肺有中、细湿啰音，右肺背部叩诊稍浊，心率150次/分，律齐，肝右肋下1.5cm。WBC 15×10^9/L，中性粒细胞0.75，淋巴细胞0.25。本例最可能的诊断是（　）
   A. 腺病毒肺炎
   B. 金黄色葡萄球菌肺炎
   C. 肺炎支原体肺炎
   D. 革兰阴性杆菌肺炎
   E. 毛细支气管肺炎

10. 重症肺炎时，常出现的酸碱平衡紊乱是（　）
    A. 代谢性酸中毒　B. 呼吸性酸中毒
    C. 呼吸性碱中毒　D. 混合性酸中毒
    E. 代谢性碱中毒

11. 迁延性肺炎的病程一般在（　）
    A. 1个月以内　　B. 1~3个月
    C. 3~5个月　　　D. 6~8个月
    E. 6个月以上

12. 我国住院小儿死亡原因占第1位的是（　）
    A. 肺炎　　　　B. 腹泻
    C. 流行性乙型脑炎　D. 肺结核
    E. 白血病

13. 患儿，男，8月龄。持续高热、咳嗽、喘憋8天，加重2天，嗜睡、抽搐2次，昏迷，抢救无效死亡。胸片左下肺呈大片状阴影，尸体检查肺实质严重炎症改变。最可能的诊断是（　）
    A. 金黄色葡萄球菌肺炎
    B. 肺炎支原体肺炎
    C. 肺炎链球菌肺炎
    D. 腺病毒肺炎
    E. 呼吸道合胞病毒肺炎

14. 患儿，女，1岁。急性起病，并有高热、流涎、厌食。查体：咽部充血，咽腭悬雍垂、软腭等处可见2~4mm大小的疱疹，心肺（-）。最可能的诊断是（　）
    A. 急性咽炎　　B. 鹅口疮
    C. 咽结合膜热　D. 猩红热
    E. 疱疹性咽峡炎

15. 下列关于支气管肺炎与婴幼儿活动性肺结核的描述，最有鉴别意义的是（　）
    A. 发热高低　　B. 咳嗽程度
    C. 有无气促　　D. 肺部固定湿啰音
    E. 乏力、食欲缺乏

16. 下列属于金黄色葡萄球菌肺炎临床特点的是（　）
    A. 起病缓慢
    B. 多为低热
    C. 肺部体征出现较晚
    D. 较易发展成脓胸、脓气胸、肺大疱
    E. 氨苄西林有特效

17. 重症肺炎患儿大多发生腹胀的原因是
( )
   A. 低钠血症　　B. 中毒性肠麻痹
   C. 消化不良　　D. 低钾血症
   E. 坏死性小肠炎
18. 肺炎并发呼吸衰竭的主要诊断依据是
( )
   A. 严重气促　　B. 严重发绀
   C. 血气分析　　D. 烦躁不安
   E. 明显三凹征
19. 下列对呼吸衰竭的处理中,错误的是
( )
   A. 保持呼吸道通畅
   B. 使用呼吸兴奋剂
   C. 维持体液平衡,纠正酸中毒
   D. 氧疗法及其他对症治疗
   E. 50%硫酸镁缓慢滴注
20. 小儿肺炎引起全身各系统病理变化的关键是
( )
   A. 病原体的侵入
   B. 组织破坏
   C. 机体免疫功能低下
   D. 毒素作用
   E. 缺氧和二氧化碳潴留
21. 婴幼儿肺炎时应用血浆作支持疗法的条件是
( )
   A. 重症肺炎,营养不良,体弱患儿
   B. 肺炎合并肺大疱
   C. 肺炎合并脓气胸
   D. 肺炎合并中毒性心肌炎
   E. 肺炎合并中毒性脑病
22. 小儿急性上呼吸道感染的最主要病原体是
( )
   A. 细菌　　　　B. 病毒
   C. 真菌　　　　D. 支原体
   E. 衣原体
23. 支气管炎与支气管肺炎的主要区别是
( )
   A. 气促
   B. 发热
   C. 咳嗽、呼吸音粗糙
   D. 精神、食欲差
   E. 肺部固定中、细湿啰音
24. 一般肺炎与重症肺炎的鉴别在于后者
( )
   A. 病程长,迁延不愈
   B. 对抗生素不敏感
   C. 由两种病原体引起
   D. 多见于婴幼儿
   E. 除呼吸系统外,其他系统也受累,而且中毒症状重
25. 支气管哮喘最确定的发病危险因素是
( )
   A. 内分泌因素　B. 遗传因素
   C. 神经精神因素　D. 非特异性刺激物
   E. 特应质
26. 小儿上呼吸道感染病初可有持续性脐周疼痛,考虑其主要原因是
( )
   A. 腹膜炎
   B. 肠梗阻
   C. 肠系膜淋巴结炎
   D. 阑尾炎
   E. 肠套叠
27. 肺炎合并脓胸患儿,经用抗生素及胸腔穿刺排脓等治疗后,体温仍不退,呼吸困难,胸透有胸膜肥厚,右胸腔中等量积液,右肺被压缩。此时应采取的措施是
( )
   A. 改用抗生素
   B. 胸腔内注射抗生素
   C. 胸腔闭式引流
   D. 加用激素治疗
   E. 反复穿刺排脓
28. 患儿,男,10月龄。患肺炎。近4个小时以来,突然烦躁,喘憋加重。查体:心率170次/分,心音低钝,肺内中小湿性啰音密集,叩诊正常,肝肋下3.5cm。心电图T波低平。应诊断为 ( )
   A. 肺炎合并肺大疱

B. 重症肺炎
C. 心力衰竭
D. 肺炎合并脓气胸
E. 肺炎合并气胸

29. 急性感染性喉炎咳嗽的特点是（　　）
 A. 刺激性干咳　　B. 痉挛性咳嗽
 C. 阵发性咳嗽　　D. 犬吠样咳嗽
 E. 活动后咳嗽

30. 新生儿感染性肺炎最大的特点是（　　）
 A. 发热　　　　　B. 发绀
 C. 水泡音不典型　D. 症状不典型
 E. 咳嗽出现早

31. 患儿，男，10月龄。咳嗽、发热7天，气喘2天。呼吸急促，两肺有细湿啰音和哮鸣音，心率140次/分，腹软，肝肋下1.5cm。X线胸片：两肺中下野有小点片状阴影，两侧肋骨骨骺端膨大呈杯口状改变。白细胞 $14.5×10^9$/L，中性粒细胞0.75，淋巴细胞0.25。可能的诊断为（　　）
 A. 肺炎合并心力衰竭
 B. 肺炎伴佝偻病
 C. 支气管炎伴肋骨畸形
 D. 急性毛细支气管炎伴佝偻病
 E. 肺炎

32. 患儿，女，8月龄。低热、轻咳4天，来院前1天突然咳喘明显，伴阵发性烦躁不安。肺部听诊双肺可闻及哮鸣音及少许细湿啰音。白细胞 $14.5×10^9$/L，中性粒细胞0.70。胸片示轻度肺气肿。诊断应考虑为（　　）
 A. 支气管肺炎
 B. 肺炎支原体肺炎
 C. 腺病毒肺炎
 D. 支气管异物并感染
 E. 毛细支气管炎

33. 患儿，男，10月龄。因发热、咳嗽、气喘1周来诊。查体：重病容，精神极度萎靡，皮肤有猩红热样皮疹，呼吸急促，三凹征明显，两肺散在中小水泡音，腹胀。实验室检查：白细胞 $23.8×10^9$/L，中性粒细胞0.85。考虑诊断为（　　）
 A. 急性毛细支气管炎
 B. 金黄色葡萄球菌肺炎
 C. 肺炎支原体肺炎
 D. 肺炎链球菌肺炎
 E. 腺病毒肺炎

34. 患儿，男，2岁。患肺炎，弛张热2天。今出现四肢发凉，毛细血管再充盈时间6秒，心率160次/分，腹稍胀，皮肤可见少量充血疹及出血点。大便潜血（＋）。血小板 $70×10^9$/L。可能是合并（　　）
 A. 休克　　　　　B. DIC
 C. 败血症　　　　D. 心力衰竭
 E. 中毒性肠麻痹

35. 患儿，女，6岁。发热、轻咳、食欲缺乏2周。右下肺呼吸音减低。白细胞总数 $8.0×10^9$/L，血清冷凝集反应1∶64。胸片：右肺下部呈云雾状浸润。经治疗1周后，胸片右中、下肺野有大片状淡薄阴影。应诊断为（　　）
 A. 肺炎支原体肺炎
 B. 支气管肺炎
 C. 大叶性肺炎
 D. 金黄色葡萄球菌肺炎
 E. 腺病毒肺炎

36. 患儿，男，10岁。弛张热，10天，伴咳嗽气急，曾应用青霉素及氨苄西林治疗无效。查体：重病容，气促，鼻翼扇动，两肺均有细湿啰音，心前区可闻及Ⅱ级收缩期杂音，心率120次/分，肝脾肋下刚触及。白细胞 $20.0×10^9$/L，中性粒细胞0.90，有中毒颗粒。结核菌素试验1∶2000（＋）。拟诊为（　　）
 A. 粟粒性肺结核　B. 腺病毒肺炎
 C. 支气管肺炎　　D. 肺炎支原体肺炎
 E. 金黄色葡萄球菌肺炎

37. 患儿,女,10月龄。发热、咳嗽10天,伴气喘,间断抽搐2天伴昏迷来诊。查体:面色灰暗,口唇发绀,双眼凝视上翻,颈强,前囟饱满,心率150次/分,双肺中下部有细湿啰音。脑脊液检查无异常;白细胞$24.0×10^9$/L。应诊断为 (　　)
    A. 重症肺炎合并脑膜炎
    B. 支气管肺炎合并中毒性脑病
    C. 支气管肺炎合并中毒性休克
    D. 毛细支气管炎合并中毒性脑病
    E. 肺炎支原体肺炎合并中毒性休克

38. 上呼吸道不包括 (　　)
    A. 鼻   B. 鼻旁窦
    C. 咽鼓管   D. 气管
    E. 喉和会厌

39. 患儿,男,1.5岁。患金黄色葡萄球菌肺炎。治疗中患儿突然出现喘憋,胸腔器官偏向左侧,心率160次/分,右上背叩诊过清音、右下背叩诊浊音,右侧呼吸音减低,左肺闻及湿啰音,肝肋下2.0cm。考虑并发症是 (　　)
    A. 气胸   B. 脓胸
    C. 脓气胸   D. 心力衰竭
    E. 肺大疱

40. 患儿,女,4岁。高热、咽部疼痛、眼部刺痛。查体:咽部充血,双侧滤泡性眼结合膜炎,球结合膜充血,耳后淋巴结增大。可能的诊断是 (　　)
    A. 红眼病   B. 川崎病
    C. 流行性感冒   D. 咽结合膜热
    E. 急性咽炎

41. 下列不符合毛细支气管炎特点的是 (　　)
    A. 婴儿多见
    B. 选红霉素治疗
    C. 多为呼吸道合胞病毒引起
    D. 以喘憋为主
    E. 可有肺气肿的特征

【B型题】

(42～44题共用备选答案)
    A. 诺氟沙星   B. 红霉素
    C. 阿莫西林   D. 青霉素
    E. 头孢曲松钠

42. 肺炎支原体肺炎治疗首选 (　　)
43. 肺炎链球菌肺炎治疗首选 (　　)
44. WHO推荐治疗肺炎的一线抗生素首选 (　　)

(45～48题共用备选答案)
    A. 肺炎支原体肺炎
    B. 腺病毒肺炎
    C. 呼吸道合胞病毒肺炎
    D. 咽结膜热
    E. 麻疹病毒肺炎

45. 多呈稽留热,中毒症状重,于高热3～7天后出现肺部啰音的是 (　　)
46. 以发热、咽炎、结膜炎为其主要表现的是 (　　)
47. 冬春季多见,年龄多于1岁内,以阵发性喘憋为主要症状,X线可见小点片状阴影且有不同程度的肺气肿,白细胞总数正常的是 (　　)
48. 起病缓慢,可有全身不适,咳嗽是本病的突出症状,体温可高达39℃左右,肺部少有啰音的是 (　　)

【X型题】

49. 下列不符合小儿呼吸道解剖生理特点的是 (　　)
    A. 咽鼓管较宽、直、短,呈水平位
    B. 左支气管粗短,右支气管细长
    C. 咽腔狭小,黏膜血管丰富,黏膜下组织疏松
    D. 气管、支气管狭小,弹性较好
    E. 喉部呈漏斗形,喉腔较窄,声门狭小,软骨柔软

50. 婴幼儿肺炎的高危因素包括（　　）
   A. 免疫缺陷
   B. 维生素 D 缺乏性佝偻病
   C. 贫血
   D. 先天性心脏病
   E. 解剖特点

51. 金黄色葡萄球菌肺炎可引起的并发症包括（　　）
   A. 脓胸　　　　B. 脓气胸
   C. 肺大疱　　　D. 肺脓肿
   E. 纵隔气肿

52. 抗生素治疗肺炎的原则是（　　）
   A. 早期用药
   B. 联合用药
   C. 足量、足疗程
   D. 依病原菌选用敏感药物
   E. 选用渗入下呼吸道浓度高的药物

53. 重症肺炎应用肾上腺皮质激素的指征包括（　　）
   A. 肺炎合并休克
   B. 严重喘憋或呼吸衰竭
   C. 胸腔短期有较大量渗出
   D. 中毒性脑病、脑水肿
   E. 全身中毒症状明显

54. 呼吸道合胞病毒肺炎的临床特点为（　　）
   A. 以 1 岁以内小儿为多
   B. 阵发性喘憋
   C. X 线改变为肺气肿或肺不张
   D. 外周血白细胞总数大多正常
   E. 抗生素治疗有效

55. 肺炎的常见并发症脓胸、脓气胸和肺大疱多见于（　　）
   A. 腺病毒肺炎
   B. 呼吸道合胞病毒肺炎
   C. 金黄色葡萄球菌肺炎
   D. 某些革兰阴性杆菌肺炎
   E. 耐药肺炎链球菌肺炎

56. 下列与肺炎支原体肺炎临床表现不相符的有（　　）
   A. 好发于 5~15 岁
   B. 中度或严重刺激性干咳
   C. 肺部啰音多
   D. X 线改变明显，与肺部体征不符
   E. 红霉素治疗有效

57. 支气管肺炎引起代谢性酸中毒的原因是（　　）
   A. 缺氧、酸性代谢产物增加
   B. 高热
   C. 饥饿产生酮血症
   D. 二氧化碳潴留
   E. 换气功能障碍

58. 判断支气管肺炎严重程度的主要根据是（　　）
   A. 根据肺部啰音多少
   B. 根据缺氧程度
   C. 根据血白细胞总数高低
   D. 根据有无多系统损害表现
   E. 根据发热时间长短

59. 婴幼儿急性上呼吸道感染常可引起的并发症是（　　）
   A. 中耳炎　　　B. 咽后壁脓肿
   C. 颈淋巴结炎　D. 鼻窦炎
   E. 下呼吸道感染

60. 可听到婴幼儿肺炎的中、小水泡音的部位是（　　）
   A. 两肺上部　　B. 背部两侧下方
   C. 两肺中部　　D. 脊柱两旁
   E. 心前区

61. 小儿肺炎的治疗过程中，下列情况提示并发症存在的是（　　）
   A. 体温持续不退
   B. 热退后又复升
   C. 咳嗽加重
   D. 呼吸困难突然加重
   E. 双肺出现啰音

62. 重型肺炎与轻型肺炎的区别主要在于（　　）
   A. 体温高于 39℃
   B. 有呼吸和代谢性酸中毒
   C. 两肺后下方有较多细湿啰音

D. 有循环、神经、消化系统功能障碍
E. 剧烈咳嗽

63. 可引起小儿肺炎的病毒包括 （　　）
   A. 腺病毒　　　B. 呼吸道合胞病毒
   C. 副流感病毒　D. 肠道病毒
   E. 流感病毒

64. 小儿支气管哮喘的典型表现包括（　　）
   A. 咳嗽和喘息呈阵发性发作
   B. 咳嗽和喘息在夜间和清晨较轻
   C. 发作前可有流涕、打喷嚏和胸闷
   D. 发作时呼吸困难
   E. 发作时呼气相延长伴有喘鸣声

65. 患儿，女，10月龄。患肺炎1周，仍高热不退，近2天病情加重，咳嗽频繁，呼吸困难加重，面色发绀。查体：左侧肋间隙饱满，呼吸运动减弱，气管向右侧移位，左肺叩浊，呼吸音减低。X线胸部检查见左侧第2肋间以下透明度明显减低，纵隔轻度右移。应给予的治疗措施是 （　　）
   A. 使用利尿剂、镇静剂
   B. 如脓液黏稠、排脓不畅者，可做胸腔闭式引流
   C. 胸腔穿刺排脓
   D. 针对致病菌选用抗生素
   E. 开胸手术

66. 非典型肺炎包括 （　　）
   A. 病毒性肺炎
   B. 严重急性呼吸道综合征
   C. 肺炎支原体肺炎
   D. 衣原体肺炎
   E. 流感嗜血杆菌肺炎

二、名词解释
1. 迁延性肺炎
2. 急性上呼吸道感染
3. 社区获得性肺炎
4. 院内获得性肺炎
5. 慢性肺炎
6. 支气管哮喘
7. 急性感染性喉炎

三、填空题
1. 疱疹性咽峡炎的病原体是＿＿＿＿＿，咽结合膜热的病原体是＿＿＿＿＿，以＿＿＿＿＿、＿＿＿＿＿、＿＿＿＿＿同时存在为特征。
2. 支气管肺炎临床以＿＿＿＿＿、＿＿＿＿＿、＿＿＿＿＿、＿＿＿＿＿为主要表现。
3. 急性肺炎的病程为＿＿＿＿＿。
4. 重症肺炎患儿因缺氧、高热、食欲缺乏等原因可引起＿＿＿＿＿，因CO_2潴留可导致＿＿＿＿＿。
5. 支气管肺炎常应与＿＿＿＿＿、＿＿＿＿＿、＿＿＿＿＿相鉴别。
6. ＿＿＿＿＿是哮喘病理生理改变的核心，＿＿＿＿＿和＿＿＿＿＿均是造成患儿气道受阻的原因。
7. 细菌性肺炎白细胞总数＿＿＿＿＿、核＿＿＿＿＿移、中性粒细胞数＿＿＿＿＿。
8. 金黄色葡萄球菌肺炎常易并发＿＿＿＿＿、＿＿＿＿＿、＿＿＿＿＿。
9. 急性感染性喉炎表现为＿＿＿＿＿呼吸困难，支气管哮喘表现为＿＿＿＿＿呼吸困难。
10. 毛细支气管炎主要发生于＿＿＿＿＿的婴幼儿，临床特点为＿＿＿＿＿、＿＿＿＿＿，喘息呈＿＿＿＿＿。
11. 呼吸道合胞病毒肺炎，多见于婴幼儿，尤以＿＿＿＿＿小儿为多，主要病变在＿＿＿＿＿。
12. 小儿呼吸系统疾病以＿＿＿＿＿最常见。
13. 通气功能障碍，血气分析示＿＿＿＿＿降低及＿＿＿＿＿增高；换气功能障碍示＿＿＿＿＿。
14. 对肺炎按病理进行分类，分为＿＿＿＿＿、＿＿＿＿＿和＿＿＿＿＿。
15. 对肺炎按病因分类，可分类为＿＿＿＿＿和＿＿＿＿＿。

四、简答题

1. 简述疱疹性咽峡炎和咽结合膜热的临床特点。
2. 简述肺炎支原体肺炎的临床特点。
3. 简述哮喘的治疗原则和治疗目标。
4. 简述儿童哮喘的治疗药物。
5. 简述肺炎链球菌肺炎的临床特点。
6. 简述金黄色葡萄球菌肺炎的临床特点。

五、论述题

1. 试述儿童哮喘和咳嗽变异型哮喘的诊断标准。
2. 试述腺病毒肺炎的临床特点和X线表现。
3. 试述重症肺炎的临床表现。

六、病例分析题

患儿,男,8岁。发热、干咳2周,加重1周,有时呈百日咳样咳嗽,或痰带有少量血丝,发热37.8～39.2℃,发热不规则。查体:一般情况尚好,两肺有散在干啰音,右下肺偶可闻及中湿啰音。血常规正常;ESR增快;PPD试验(-)。X线胸片提示右肺门纹理增重延伸至肺野,右肺下叶可见片状、云雾状阴影。
初步诊断是什么?还应进行何种必要的化验检查?治疗原则是什么?

【参/考/答/案】

一、选择题

【A型题】

1. B	2. A	3. B	4. B	5. A
6. B	7. C	8. B	9. B	10. D
11. B	12. A	13. D	14. E	15. D
16. D	17. B	18. C	19. E	20. E
21. A	22. B	23. E	24. E	25. E
26. C	27. C	28. B	29. D	30. D
31. B	32. E	33. B	34. B	35. A
36. E	37. B	38. D	39. C	40. D
41. B				

【B型题】

| 42. B | 43. D | 44. D | 45. B | 46. D |
| 47. C | 48. A | | | |

【X型题】

49. BD	50. ABCDE	51. ABCDE
52. ABCDE	53. ABDE	54. ABCD
55. CDE	56. CD	57. ABC
58. BD	59. ABCDE	60. BD
61. ABD	62. BD	63. ABCDE
64. ACDE	65. BCD	66. ABCD

1. B【解析】疱疹性咽峡炎的病原体为柯萨奇A组病毒,好发于夏秋季。
2. A【解析】咽结合膜热以发热、咽炎、结膜炎为特征,病原体为腺病毒3、7型。
4. B【解析】肺炎支原体和衣原体首选大环内酯类抗生素。红霉素属大环内酯类抗生素。
6. B【解析】肾上腺皮质激素有抗炎和抑制变态反应等作用,能及时减轻喉头水肿,缓解喉梗阻。
9. B【解析】由症状可知此为典型细菌性肺炎表现。革兰阴性杆菌肺炎多发病于新生儿期或免疫低下小儿,且不会出现皮肤猩红热样皮疹,而金黄色葡萄球菌肺炎可有此皮疹,故诊断只可能是金黄色葡萄球菌肺炎。
10. D【解析】重症肺炎,严重缺氧,体内无氧酵解增加,酸性代谢产物增加,常出现代谢性酸中毒;同时由于二氧化碳排出受阻,常出现呼吸性酸中毒。故重症肺炎存在不同程度的混合性酸中毒。
12. A【解析】在住院患儿中,肺炎为最多见,且占死亡原因的第1位。

13. D【解析】腺病毒肺炎曾是我国小儿患病率和死亡率最高的病毒性肺炎。临床症状重,X线特点是大小不等的片状阴影或融合成大病灶,甚至一个大叶。

18. C【解析】严重气促、烦躁不安、明显三凹征只是明显缺氧的临床表现,呼吸衰竭的确诊有赖于血气分析。

19. E【解析】50%硫酸镁作为利胆药物,大剂量静脉使用时有呼吸抑制作用。

20. E【解析】缺氧和二氧化碳潴留是导致小儿肺炎的各系统变化的病理生理学基础。

24. E【解析】重症肺炎的定义就是除呼吸系统外,还可发生循环、神经和消化系统功能障碍。

27. C【解析】胸腔闭式引流可及时排出炎性分泌物,并可保持一定的胸腔负压,有利于肺的重新扩张。

28. B【解析】重症肺炎所表现的心率增快、呼吸增快、呼吸困难、烦躁不安和肝脏增大应与心力衰竭相鉴别。

29. D【解析】小儿急性感染性喉炎易出现声带受累,出现犬吠样咳嗽。

30. D【解析】新生儿感染性肺炎一般表现为发绀、气促、口吐泡沫、反应差、体温不升和呼吸暂停等非典型症状,缺乏肺炎的典型症状体征。

31. B【解析】患儿有典型的肺炎症状、体征和X线表现,可诊断为肺炎;患儿为维生素D缺乏性佝偻病好发年龄,并且X线表现肋骨骨骺端膨大呈杯口状改变,可诊断佝偻病。故应诊断该患儿为肺炎伴佝偻病。

32. E【解析】喘息和肺部哮鸣音为毛细支气管炎的突出表现,患儿全身中毒症状较轻,少见高热。

33. B【解析】患者感染中毒症状重,皮肤有猩红热样皮疹和血象明显升高均是金黄色葡萄球菌肺炎的临床特点。

35. A【解析】肺炎体征不明显、血象不高、血清冷凝集反应1:64和胸片右肺下部呈云雾状浸润,治疗1周后肺部病情变化慢,均提示肺炎支原体肺炎。

36. E【解析】根据临床表现有血象明显升高,两肺均有细湿啰音,有较重的感染中毒症状,青霉素和氨苄西林无效均提示金黄色葡萄球菌肺炎。

41. B【解析】毛细支气管炎主要由病毒感染所致,抗生素治疗无效。

49. BD【解析】小儿呼吸系统解剖特点包括:呼吸道狭窄,黏膜柔嫩,血管丰富,弹力组织缺乏,纤毛运动差,软骨柔软;咽鼓管宽、直、短、水平;右支气管短粗,为气管直接延续;喉部呈漏斗形,喉腔较窄,声门狭小,软骨柔软。

54. ABCD【解析】呼吸道合胞病毒肺炎为病毒感染,抗生素治疗无效,但在合并细菌感染时可使用抗生素。

56. CD【解析】支原体肺炎特点是临床症状重,而肺部体征轻;青霉素治疗无效。

65. BCD【解析】本病例可以明确诊断肺炎合并左侧脓胸,如不及时给予引流,临床症状不能缓解;在引流的同时还应加强抗感染治疗。

66. ABCD【解析】传统的非典型肺炎包括:病毒性肺炎、肺炎支原体肺炎、衣原体肺炎、军团菌肺炎等;严重急性呼吸道综合征(SARS)是2002年冬在我国发生的一种传染性非典型肺炎,初步认定其病原体为新型冠状病毒。

二、名词解释

1. 迁延性肺炎:指病程在1~3个月内的肺炎。

2. 急性上呼吸道感染:是由各种病原引起的急性上呼吸道炎症,简称"上感",俗称"感冒"。是小儿时期常见的疾病,其发病率占儿科疾病的首位。

3. **社区获得性肺炎**：是指原本健康的儿童在医院外获得的感染性肺炎，包括感染了具有明确潜伏期的病原体而在入院后潜伏期内发生的肺炎。

4. **院内获得性肺炎**：指患儿入院不存在、也不处于潜伏期而在入院≥48小时发生的感染性肺炎，包括在医院感染而于出院48小时内发生的肺炎。

5. **慢性肺炎**：指病程＞3个月的肺炎。

6. **支气管哮喘**：支气管哮喘是由多种细胞（嗜酸性粒细胞、肥大细胞、T淋巴细胞、中性粒细胞和气道上皮细胞等）和细胞组分共同参与的气道慢性炎症，引起气道高反应性，导致广泛多变的可逆性气流受限的疾病。以反复发作性喘息、气促、胸闷或咳嗽等症状为特点，常在夜间和（或）清晨发作或加剧，可经治疗缓解或自行缓解。

7. **急性感染性喉炎**：常由呼吸道病毒或细菌感染引起的喉部黏膜的急性弥漫性炎症。

三、填空题

1. 柯萨奇A组病毒　腺病毒　发热　咽炎　结膜炎
2. 发热　咳嗽　气促　肺部固定中细湿啰音
3. ＜1个月
4. 代谢性酸中毒　呼吸性酸中毒
5. 急性支气管炎　支气管异物　肺结核　支气管哮喘
6. 气流受阻　支气管痉挛　管壁炎症性肿胀　黏液栓形成　气道重塑
7. 增高　左　增高
8. 脓胸　脓气胸　肺大疱　肺脓肿
9. 吸气性　呼气性
10. 2～6个月　呼气性呼吸困难　呼气相延长伴喘息　阵发性
11. 1岁以内　毛细支气管
12. 急性上呼吸道感染
13. PaO_2　$PaCO_2$　低氧血症
14. 大叶性肺炎　支气管肺炎　间质性肺炎
15. 感染性肺炎　非感染性肺炎

四、简答题

1. **简述疱疹性咽峡炎和咽结合膜热的临床特点。**

答 疱疹性咽峡炎与咽结合膜热是上感的两个特殊类型，其临床表现如下：①疱疹性咽峡炎，好发于夏秋季，病原体为柯萨奇病毒A组。起病急，临床表现为高热、咽痛、流涎、厌食、呕吐等。查体可见咽部充血，咽腭弓、软腭、腭垂的黏膜上可见数个至数十个2～4mm大小灰白色的疱疹，周围有红晕或小溃疡。疱疹也可发生于口腔的其他部位。病程约1周。②咽结合膜热，以发热、咽炎、结膜炎为特征。病原体为腺病毒3、7型。好发于春夏季，散发或发生小流行。临床表现主要为高热、咽痛、眼部刺痛，有时伴有消化道症状，如厌食、呕吐、流涎等。查体可见咽部充血，白色点块状分泌物，周边无红晕，易于剥离；一侧或双侧滤泡性眼结合膜炎，可伴球结合膜出血；颈及耳后淋巴结增大。病程1～2周。

2. **简述肺炎支原体肺炎的临床特点。**

答 ①病原体为肺炎支原体，多见于学龄儿童及青年。②常有发热，但热型不定，刺激性咳嗽突出，肺部体征不明显，故体征与剧咳及发热等临床表现不一致为其特点。婴幼儿急性起病，表现为发热、咳嗽、呼吸困难、喘憋等，肺部可闻及喘鸣音。③有的患儿可出现皮疹、血管栓塞、溶血性贫血、脑膜炎、心肌炎、肾炎等肺外表现。④胸部X线表现包括：肺门阴影增浓，支气管肺炎改变，间质性肺炎改变，似大叶性肺炎的均一实变影。体征轻而 X 线改变明显是支原体肺炎的又一特点。

3. **简述哮喘的治疗原则和治疗目标。**

答 治疗原则：长期、持续、规范和个体化治疗。

治疗目标：①有效控制急性发作症状，并维持最轻的症状，甚至无症状；②防止症状加重或反复；③尽可能将肺功能维持在正常或接近正常水平；④防止发生不可逆的气流受限；⑤维持正常活动（包括运动）能力；⑥最大程度避免药物的不良反应；⑦预防因哮喘死亡。

4. **简述儿童哮喘的治疗药物。**

答 药物包括缓解药物和控制药物。

(1) 急性发作期应用缓解药物，包括：①吸入型速效 β_2 受体激动剂；②全身型糖皮质激素；③抗胆碱能药物；④口服短效 β_2 受体激动剂；⑤短效茶碱等。

(2) 慢性持续期应长期应用控制药物，包括：①吸入型糖皮质激素；②白三烯调节剂；③缓释茶碱；④长效 β_2 受体激动剂；⑤肥大细胞膜稳定剂；⑥全身性糖皮质激素；⑦抗 IgE 抗体。

5. **简述肺炎链球菌肺炎的临床特点。**

答 临床特点为急性起病，高热、寒战、呼吸急促、呼气呻吟、咳嗽、鼻翼扇动、发绀，可伴有胸痛，重症者伴有中毒性脑病的表现。胸部体征早期只有轻度叩诊浊音或双肺呼吸音减弱，肺实变后可有典型叩诊浊音、语颤增强及管状呼吸音等，消散期可闻及湿啰音。胸部 X 线检查：早期仅见肺纹理增强或局限于一个节段的浅薄阴影，以后出现占全肺叶或一个节段的大片均匀致密的阴影，治疗后可逐渐消散，少数患儿出现肺大疱或胸腔积液，支气管肺炎则呈斑片状阴影。外周血白细胞总数及中性粒细胞均升高，ESR、CRP、PCT 增高。

6. **简述金黄色葡萄球菌肺炎的临床特点。**

答 临床特点为急性起病，快速进展，表现为弛张热，中毒症状明显。患者面色苍白、咳嗽、呼吸困难；可伴有消化道症状；体格检查见双肺可闻及中、湿啰音；皮肤常见猩红热样皮疹或荨麻疹。肺部体征出现较早，两肺有散在中、细湿啰音，发生脓胸、脓气胸和皮下气肿可有相应体征。X 线表现可有小片状影，病情发展、变化迅速，可在数小时内出现肺浸润，多发生肺脓肿、脓气胸，短期内常需重复摄片；病变吸收缓慢。外周血白细胞多数明显增高，中性粒细胞增高伴核左移和中毒颗粒。

五、论述题

1. **试述儿童哮喘和咳嗽变异型哮喘的诊断标准。**

答 儿童哮喘的诊断标准：

(1) 反复发作的喘息、咳嗽、气促、胸闷，多与接触变应原、冷空气、物理或化学性刺激、呼吸道感染、运动及过度通气（如大笑和哭吵）等有关，常在夜间和（或）清晨发作或加剧。

(2) 发作时在双肺可闻及散在或弥漫性以呼气相为主的哮鸣音，呼气相延长。

(3) 上述症状和体征经抗哮喘治疗有效或自行缓解。

(4) 除外其他疾病所引起的喘息、咳嗽、气促和胸闷。

(5) 临床表现不典型者（如无明显喘息或哮鸣音），应至少具备以下 1 项。①证实存在可逆性气流受限。a. 支气管舒张试验阳性；b. 抗感染治疗后肺通气功能改善。②支气管激发试验阳性。③PEF 日间变异率（连续监测 2 周）≥13%。

符合第 (1) ~ (4) 条或第 (4)(5) 条者，可以诊断为哮喘。

咳嗽变异型哮喘的诊断标准：
(1)持续咳嗽>4周,常在运动、夜间和(或)清晨发作或加剧,以干咳为主,不伴有喘息。
(2)临床上无感染征象,或经较长时间抗生素治疗无效。
(3)抗哮喘药物诊断性治疗有效。
(4)排除其他原因引起的慢性咳嗽。
(5)支气管激发试验阳性和(或)PEF每日变异率(连续监测1~2周)≥13%。
(6)个人或一级、二级亲属有特应性疾病史,或变应原测试阳性。

2. 试述腺病毒肺炎的临床特点和X线表现。

答 临床特点为急性起病、持续高热、中毒症状重、啰音出现较晚、X线改变较肺部体征出现早、病灶吸收慢、易合并心肌炎和多器官功能障碍。易继发细菌感染:表现为高热持续不退;持续恶化或好转后又恶化;痰液由白色转为黄色脓样;外周血白细胞明显升高,有核左移;胸部X线见病变增多或发现新的病灶。

3. 试述重症肺炎的临床表现。

答 (1)心血管系统:可发生心肌炎、心包炎等,严重者可发生心力衰竭,表现为:①安静状态下呼吸>60次/分。②安静状态下心率>180次/分。③突然极度烦躁不安,发绀加重,面色苍白或发灰。以上3项不能用发热、疾病本身和其他合并症解释。④心音低钝、奔马律、颈静脉怒张。⑤肝脏迅速增大。⑥少尿或无尿,眼睑或双下肢水肿。

(2)神经系统:①烦躁、嗜睡、眼球上窜、凝视;②球结膜水肿、前囟隆起;③昏睡、昏迷、惊厥;④瞳孔改变;⑤呼吸节律不整;⑥有脑膜刺激征,脑脊液检查除压力增高处,其他均正常。

(3)消化系统:可出现中毒性肠麻痹,表现为频繁呕吐、严重腹胀、呼吸困难加重,听诊肠鸣音消失。

(4)抗利尿激素异常分泌综合征(SIADH):①血钠≤130mmol/L,血渗透压<275mmol/L;②肾脏排钠增加,尿钠≥20mmol/L;③临床上无血容量不足,皮肤弹性正常;④尿渗透摩尔浓度高于血渗透摩尔浓度;⑤肾功能正常;⑥肾上腺皮质功能正常;⑦抗利尿激素升高。

(5)弥散性血管内凝血(DIC):可出现休克表现,伴有皮肤、黏膜及胃肠道出血。

六、病例分析题

初步诊断是什么？还应进行何种必要的化验检查？治疗原则是什么？

答 初步诊断:肺炎支原体肺炎。

化验检查:主要明确肺炎支原体感染,可行冷凝集试验、支原体培养分离、支原体特异性IgM和IgG测定及肺炎支原体PCR技术检测等。

治疗原则:①加强护理,给予退热、止咳等对症治疗和支持治疗;②给予抗生素治疗,首选红霉素,也可使用罗红霉素或阿奇霉素,疗程至少持续2~3周。

(杨君莉)

第11章 心血管系统疾病

【学习要点】

一、掌握

1. 室间隔缺损、房间隔缺损、动脉导管未闭、法洛四联症的血流动力学、临床表现、常见并发症及诊疗要点。
2. 病毒性心肌炎的临床表现、诊断及治疗原则。

二、熟悉

1. 先天性心脏病的分类。
2. 常见心律失常的心电图特征及其治疗原则。
3. 病毒性心肌炎的病因及发病机理。

【应试考题】

一、选择题

【A型题】

1. 右心房、右心室、肺循环、左心房血流量增多,而左心室、体循环血流量减少,符合这种血流动力学改变的先天性心脏病是（　　）
   A. 动脉导管未闭　　B. 室间隔缺损
   C. 肺动脉瓣狭窄　　D. 法洛四联症
   E. 房间隔缺损

2. 各类先天性心脏病中发病最多的是（　　）
   A. 房间隔缺损
   B. 室间隔缺损
   C. 动脉导管未闭
   D. 肺动脉瓣狭窄
   E. 法洛四联症

3. 先天性心脏病最主要的病因是（　　）
   A. 孕母缺乏叶酸
   B. 宫内感染
   C. 孕母与大剂量放射线接触
   D. 妊娠期服药
   E. 孕母患糖尿病等代谢性紊乱疾病

4. 根据室间隔缺损的血流动力学改变,可以增大的心腔是（　　）
   A. 右心室、左心室增大
   B. 右心房、右心室增大
   C. 右心室增大、肺动脉扩张

D. 左心房、左心室增大
E. 左心房、右心房增大

5. 左向右分流型先心病最常见的并发症是 （ ）
   A. 支气管肺炎
   B. 脑栓塞
   C. 咯血
   D. 亚急性细菌性心内膜炎
   E. 喉返神经麻痹

6. 正常胎儿血液循环中血氧含量最高的是 （ ）
   A. 肺动脉内血液   B. 脐静脉内血液
   C. 脐动脉内血液   D. 右心室内血液
   E. 主动脉内血液

7. 先天性心脏病的诊断方法除外的是 （ ）
   A. 心脏 X 线摄片
   B. 红细胞沉降率
   C. 超声心动图检查
   D. 心导管检查和心血管造影
   E. 放射性同位素的心血管造影

8. 小儿心力衰竭在 1 岁内最多见的病因是 （ ）
   A. 心律失常   B. 先天性心脏病
   C. 心肌炎   D. 肺部感染
   E. 心内膜弹力纤维增生症

9. 肺动脉瓣区第二心音增强和固定分裂的是 （ ）
   A. 室间隔缺损   B. 房间隔缺损
   C. 法洛四联症   D. 肺动脉瓣狭窄
   E. 以上都不是

10. 先天性心脏病仅出现下半身发绀、杵状指时，首先应考虑 （ ）
    A. 室间隔缺损   B. 房间隔缺损
    C. 动脉导管未闭 D. 法洛四联症
    E. 艾森曼格综合征

11. 下列不属于小儿心脏听诊可闻及的生理性杂音的是 （ ）
    A. 位于心尖区或肺动脉瓣区

    B. 可伴轻度震颤
    C. 卧位比坐位清楚
    D. 性质柔和，一般为Ⅰ~Ⅱ级
    E. 杂音局限不传导

12. 下列不属于左向右分流型先天性心脏病的是 （ ）
    A. 房间隔缺损   B. 室间隔缺损
    C. 动脉导管未闭 D. 肺动脉瓣狭窄
    E. Roger 病

13. 艾森曼格综合征最多见于 （ ）
    A. 法洛四联症   B. 房间隔缺损
    C. 肺动脉瓣狭窄 D. 室间隔缺损
    E. 动脉导管未闭

14. "肺门舞蹈"征主要见于 （ ）
    A. 室间隔缺损   B. 房间隔缺损
    C. 动脉导管未闭 D. 法洛四联症
    E. 艾森曼格综合征

15. 下列不属于先天性心脏病分类的是 （ ）
    A. 左向右分流型 B. 右向左分流型
    C. 无分流型   D. 青紫型
    E. 轻型和重型

16. 下列 X 线检查可显示肺动脉段凹陷的先天性心脏病是 （ ）
    A. 房间隔缺损
    B. 室间隔缺损
    C. 肺动脉瓣狭窄
    D. 完全性大动脉换位
    E. 动脉导管未闭

17. 患儿，女，6 岁。胸骨左缘第 2 肋间有Ⅱ~Ⅲ级收缩期杂音，肺动脉瓣区第 2 心音亢进，固定分裂。心电图示电轴右偏及不完全性右束支传导阻滞。诊断为 （ ）
    A. 室间隔缺损   B. 动脉导管未闭
    C. 法洛四联症   D. 肺动脉瓣狭窄
    E. 房间隔缺损

18. 下列室性心动过速的心电图检查,错误的是 （　　）
   A. QRS 波畸形,时限增宽
   B. P 波与 QRS 波之间无固定关系
   C. 心房率较心室率缓慢
   D. 心室率常在 150～250 次/分
   E. 可见 f 波

19. 下列关于左向右分流型的先天性心脏病共同特点的描述,错误的是 （　　）
   A. 潜在青紫
   B. 胸骨左缘有粗糙收缩期杂音
   C. 影响生长发育
   D. 易患肺炎
   E. 肺循环血量少

20. 大型房间隔缺损后期出现发绀时肺血管的改变是 （　　）
   A. 容量性肺动脉高压
   B. 动力性肺动脉高压
   C. 梗阻性肺动脉高压
   D. 肺动脉痉挛
   E. 肺门阴影缩小

21. 可促使动脉导管未闭早产患儿的动脉导管关闭的药物是 （　　）
   A. 普萘洛尔　　B. 吲哚美辛
   C. 阿司匹林　　D. 酚妥拉明
   E. 以上都不是

22. 动脉导管未闭有显著肺动脉高压时可出现 （　　）
   A. 头、面部发绀　B. 上半身发绀
   C. 全身发绀　　　D. 末梢发绀
   E. 下半身发绀

23. 法洛四联症 X 线检查的特征性表现为 （　　）
   A. 心脏大小无明显异常,心影呈"靴形"
   B. 右位主动脉弓
   C. 肺野充血
   D. 升主动脉扩大
   E. 以上都不是

24. 小儿时期最常见的心律失常类型是 （　　）
   A. 病理性心动过速
   B. 期前收缩
   C. 房室传导阻滞
   D. 室上性心动过速
   E. 以上都不是

25. 动脉导管未闭伴有肺动脉高压时可引起 （　　）
   A. 右心室增大　　B. 左心室增大
   C. 左心房增大　　D. 肺动脉缩窄
   E. 左心室增大,左心房增大,右心室亦增大

26. 动脉导管未闭的杂音特点应除外 （　　）
   A. 胸骨左缘第 2 肋间连续性机器样杂音
   B. 分流量大者心尖区有较短的舒张期杂音
   C. 胸骨左缘第 2 肋间收缩期杂音
   D. 杂音随肺循环压力增高而增强
   E. 肺动脉瓣区第二心音增强,但多被杂音淹没而不易识别

27. 右心室收缩期负荷加重最显著的是 （　　）
   A. 室间隔缺损　　B. 房间隔缺损
   C. 动脉导管未闭　D. 肺动脉瓣狭窄
   E. 法洛四联症

28. 房间隔缺损时血流量增多的部位是 （　　）
   A. 左心房　　　B. 左心室
   C. 主动脉　　　D. 体循环
   E. 肺循环

29. 法洛四联症最常见的并发症是 （　　）
   A. 肺炎
   B. 心力衰竭
   C. 脑血栓
   D. 梗阻性肺动脉高压
   E. 亚急性细菌性心内膜炎

30. 法洛四联症缺氧发作的常见原因是
    (   )
    A. 继发肺炎   B. 脑脓肿
    C. 心力衰竭   D. 脑血栓
    E. 肺动脉漏斗部肌肉痉挛

31. 下列先天性心脏病可出现原发性左心衰竭的是
    (   )
    A. 法洛四联症   B. 动脉导管未闭
    C. 房间隔缺损   D. 肺动脉瓣狭窄
    E. 右位心

32. 患儿,女,4岁。生长发育正常,胸骨左缘3、4肋间Ⅱ级收缩期吹风样杂音,柔和,卧位较坐位响亮。最可能的诊断是
    (   )
    A. 室间隔缺损   B. 肺动脉瓣狭窄
    C. 动脉导管未闭   D. 生理性杂音
    E. 法洛四联症

33. 室间隔缺损的患儿有时出现声音嘶哑,最常见的原因为
    (   )
    A. 左心室增大,压迫喉返神经
    B. 肺动脉扩张,压迫喉返神经
    C. 左、右心室增大,压迫喉返神经
    D. 右心室增大,压迫喉返神经
    E. 左心房增大,压迫喉返神经

34. 患儿,男,1岁。曾多次患肺炎,无发绀,胸骨左缘第2肋间Ⅲ级粗糙收缩期杂音,肺动脉瓣区第2心音亢进。X线检查:肺动脉段突出,肺野充血,左心室及左心房增大,主动脉结影增宽。诊断考虑
    (   )
    A. 室间隔缺损(Roger病)
    B. 大型室间隔缺损
    C. 房间膈缺损
    D. 动脉导管未闭
    E. 艾森曼格综合征

35. 患儿,男,4岁。平素易感冒,无发绀。体检时发现心前区有Ⅳ级收缩期杂音,疑有室间隔缺损。为明确诊断,下列进一步的最重要而无损伤的诊断方法是
    (   )
    A. 心电图   B. X线心脏摄片
    C. 超声心动图   D. 心脏同位素造影
    E. 心导管检查+造影

36. 室间隔缺损可引起下列部位负荷增加,除外
    (   )
    A. 右心室   B. 右心房
    C. 肺循环   D. 左心房
    E. 左心室

37. 下列先天性心脏病可出现下肢发绀较上肢为轻的是
    (   )
    A. 肺动脉瓣狭窄
    B. 法洛四联症
    C. 大动脉换位合并动脉导管未闭
    D. 主动脉瓣狭窄
    E. 动脉导管未闭

38. 艾森曼格综合征的主要病理生理变化是
    (   )
    A. 肺血流量异常增加
    B. 左心室压力增高
    C. 肺动脉压力异常增高
    D. 右心室压力增高
    E. 主动脉压力异常增高

39. 动脉导管未闭的特征性体征是(   )
    A. 左心房、左心室增大
    B. 水冲脉
    C. 股动脉枪击声
    D. 胸骨左缘上方有连续性机器样杂音
    E. 肺动脉瓣区第二心音亢进

40. 下列X线检查可显示肺动脉段凹陷的先天性心脏病是
    (   )
    A. 房间隔缺损   B. 肺动脉瓣狭窄
    C. 法洛四联症   D. 室间隔缺损
    E. 动脉导管未闭

41. 患儿,男,6岁。出生后哭闹后有发绀,6个月后发绀渐明显,喜蹲踞。哭闹后有突发呼吸急促,发绀加重,严重时伴

昏厥。口唇、指、趾甲发绀,杵状指、趾。胸骨左缘第2~4肋间可闻及Ⅱ~Ⅲ级收缩期喷射性杂音,肺动脉瓣区第二心音减弱。此例最可能的诊断为 （ ）

A. 肺动脉瓣狭窄   B. 法洛四联症
C. 大动脉换位   D. 室间隔缺损
E. 房间隔缺损

42. 患儿,女,5岁。诊断为先天性心脏病Roger病。此患儿首先出现的血流动力学变化是 （ ）

A. 左心房、右心房扩大
B. 右心房扩大
C. 左心室、右心室扩大
D. 左心室扩大
E. 无明显改变

43. 患儿,男,3岁。活动后易心悸、气短、发绀。查体:胸骨左缘第2、3肋间可闻及4/6级喷射性收缩期杂音,向颈部传导,可触及震颤,肺动脉瓣区第二心音减弱、分裂。X线检查:右心室大,肺动脉段突出,肺野清晰。该病可能的诊断为 （ ）

A. 房间隔缺损   B. 室间隔缺损
C. 动脉导管未闭   D. 法洛四联症
E. 肺动脉瓣狭窄

44. 患儿,男,7岁。无发绀,胸骨左缘第2肋间可闻及Ⅲ级收缩期杂音,P_2减弱。胸片示右心室增大。诊断考虑 （ ）

A. 室间隔缺损   B. 房间隔缺损
C. 动脉导管未闭   D. 肺动脉瓣狭窄
E. 法洛四联症

45. 患儿,女,8岁。自幼反复呼吸道感染,活动后心慌、气喘、发绀。发育中等,营养差,胸骨左缘第2肋间处有连续机器样杂音。心电图示左心室大。可能的诊断是 （ ）

A. 房间隔缺损   B. 室间隔缺损

C. 动脉导管未闭   D. 主动脉缩窄
E. 肺动脉瓣狭窄

46. 心导管检查血氧含量右心房高于上、下腔静脉的先天性心脏病是 （ ）

A. 室间隔缺损   B. 动脉导管未闭
C. 房间隔缺损   D. 肺动脉瓣狭窄
E. 法洛四联症

47. 法洛四联症的病理学改变不包括（ ）

A. 右心室肥厚   B. 主动脉骑跨
C. 室间隔缺损   D. 肺动脉瓣狭窄
E. 房间隔缺损

48. 下列关于法洛四联症的描述,错误的是 （ ）

A. 是婴儿期后最常见的先天性心脏病
B. 发绀持续6个月以内较少出现杵状指(趾)
C. 常见并发症为脑血栓
D. 病情轻重主要与肺动脉狭窄程度有关
E. X线检查可见"靴状心"

49. 患儿,男,4岁。反复呼吸道感染,2岁之内患肺炎数次,易感乏力,活动后有气促但无发绀。胸骨左缘第3、4肋间闻及Ⅳ级吹风样收缩期杂音,肺动脉瓣第二心音较亢进,心尖部闻及短促舒张期杂音。心电图:左、右心室合并肥大。胸部X线片:两肺充血,左、右心室均大,以左心室为显著,肺动脉段突出,主动脉结偏小。最可能的诊断是 （ ）

A. 房间隔缺损,肺动脉高压
B. 室间隔缺损,肺动脉高压
C. 动脉导管未闭,肺动脉高压
D. 房间隔缺损合并动脉导管未闭
E. 室间隔缺损合并动脉导管未闭

50. 房间隔缺损分流量较大时,胸骨左缘下方第4~5肋间舒张早期杂音是因为 （ ）

A. 主动脉瓣关闭不全

B. 肺动脉瓣关闭不全
C. 相对性二尖瓣狭窄
D. 相对性三尖瓣狭窄
E. 相对性肺动脉瓣狭窄

51. 下列不支持房间隔缺损诊断的是（　　）
    A. 心电图示电轴右偏，右心房、右心室肥大
    B. X 线片示右心房、右心室增大
    C. 胸骨左缘第 2～3 肋间有杂音
    D. 肺动脉段突出，"肺门舞蹈"征
    E. 肺动脉瓣区第二心音减弱

52. 小儿室间隔缺损在几岁以后一般不会自然闭合（　　）
    A. 1 岁　　　　　　B. 2 岁
    C. 3 岁　　　　　　D. 4 岁
    E. 5 岁

53. 脉压增大、主动脉结增大，最可能是（　　）
    A. 房间隔缺损　　B. 室间隔缺损
    C. 动脉导管未闭　D. 法洛四联症
    E. 肺动脉瓣狭窄

54. 患儿，女，7 岁。平素易疲倦，无发绀。查体：生长发育稍差，胸骨左缘第 2 肋间可闻及Ⅲ级收缩期杂音，肺动脉瓣区第二心音分裂。心脏前后位 X 线摄片示右心室增大。心电图示右心室肥厚伴劳损。最可能的诊断是（　　）
    A. 房间隔缺损　　B. 室间隔缺损
    C. 动脉导管未闭　D. 法洛四联症
    E. 肺动脉瓣狭窄

55. 患儿，男，5 月龄。患法洛四联症。剧烈哭闹后出现呼吸困难、昏厥、抽搐。最可能是出现了（　　）
    A. 心力衰竭　　　B. 呼吸衰竭
    C. 脑栓塞　　　　D. 循环衰竭
    E. 阵发性缺氧发作

56. 某先天性心脏病患儿，胸骨左缘2、3 肋间Ⅱ～Ⅲ级收缩期吹风样杂音，肺动脉瓣区第二音亢进、固定分裂。ECG 示右心室大。诊断考虑（　　）
    A. 动脉导管未闭　B. 室间隔缺损
    C. 房间隔缺损　　D. 肺动脉瓣狭窄
    E. 法洛四联症

57. 患儿，男，4 岁。突然出现晕厥，四肢发凉，冷汗。10 天前曾患"婴儿腹泻"。心电图可见 QRS 波宽大畸形，T 波方向与 QRS 波主波方向相反，P 波与 QRS 波之间无固定关系；心房率较心室率缓慢；心室率190～210次/分。最可能的诊断是（　　）
    A. 房性期前收缩
    B. 室性期前收缩
    C. 交界性期前收缩
    D. 三度房室传导阻滞
    E. 室性心动过速

58. 患儿，男，3 日龄。出生后即出现全身发绀，心前区可闻及单一响亮的第二心音。心脏前后位 X 线摄片示肺动脉影略凹陷，心影呈"蛋形"。该患儿最可能的诊断是（　　）
    A. 房间隔缺损
    B. 室间隔缺损
    C. 完全性大动脉换位
    D. 法洛四联症
    E. 肺动脉瓣狭窄

59. 患儿，男，9 月龄。逐渐出现呼吸急促，面色苍白，体重增加缓慢，易患呼吸道感染。查体：胸骨左缘第 3～4 肋间闻及响亮粗糙的Ⅳ级全收缩期杂音，伴局限震颤，心尖区可听到低调隆隆样舒张期杂音，P_2 亢进。X 线检查示左心室增大。最可能的诊断为（　　）
    A. 室间隔缺损　　B. 房间隔缺损
    C. 动脉导管未闭　D. 法洛四联症
    E. 肺动脉瓣狭窄

60. 患儿,女,12岁。10岁前无症状,后自觉体力不如同学,剧烈运动后胸闷气短。此次因高热1天门诊收住院。查体:心前区未触及震颤,胸骨左缘第2～3肋间2/6级收缩期喷射性杂音,第二心音固定分裂,肺动脉瓣第二心音稍增强。此例患儿最可能是 (　　)
   A. 继发孔型房间隔缺损
   B. 部分型心内膜垫缺损
   C. 动脉导管未闭
   D. 室间隔缺损
   E. 单纯肺动脉瓣狭窄

61. 下列引起心肌炎最常见的病原体是 (　　)
   A. 流感病毒
   B. 腺病毒
   C. 柯萨奇病毒B组
   D. 链球菌
   E. 埃可病毒

【B型题】

(62～64题共用备选答案)
   A. 右心房血氧含量高于上、下腔静脉平均血氧含量
   B. 右心室血氧含量高于右心房血氧含量
   C. 肺动脉血氧含量高于右心室血氧含量
   D. 右心房血氧含量高于右心室血氧含量
   E. 右心室血氧含量高于肺动脉血氧含量

62. 室间隔缺损可见 (　　)
63. 房间隔缺损可见 (　　)
64. 动脉导管未闭可见 (　　)

(65～68题共用备选答案)
   A. 出生后发绀;会走后有蹲踞症状;有明显心脏杂音
   B. 出生后发绀;无明显心脏杂音;心前区可闻单一而响亮的第二心音
   C. 无发绀;易疲倦;心前区有响亮喷射性收缩期杂音,并有喀喇音
   D. 早期无发绀;第一心音亢进,肺动脉第二心音增强,第二心音固定分裂
   E. 早期无发绀;胸骨左缘第2肋间有响亮连续性"机器样"杂音

65. 法洛四联症的临床特征性体征是 (　　)
66. 肺动脉瓣狭窄的临床特征性体征是 (　　)
67. 完全性大动脉换位的临床特征性体征是 (　　)
68. 动脉导管未闭的临床特征性体征是 (　　)

【X型题】

69. 下列关于心脏胚胎发育的描述,正确的是 (　　)
   A. 原始心脏于胚胎第2周形成
   B. 原始心脏从第4周开始有循环作用
   C. 原始心管分成动脉干、心球、心室、心房与静脉窦等结构
   D. 心室间隔的形成有4个来源:肌隔、心内膜垫向下生长、主动脉和肺动脉的中隔向下延伸、圆锥隔
   E. 心脏形成时即为四腔

70. 诊断充血性心力衰竭的主要依据是 (　　)
   A. 安静时心率增快,婴儿>180次/分,幼儿>160次/分,不能用发热或缺氧等原因解释者

B. 呼吸困难,青紫突然加重,安静时呼吸频率在60次/分以上
C. 肝大,达肋下3cm以上,或在短时间内较前增大,而不能以横膈下移等原因解释者
D. 尿少,颜面水肿,下肢水肿
E. 心音明显低钝,或出现奔马律

71. 潜伏青紫型先天性心脏病包括（　　）
   A. 室间隔缺损　　B. 动脉导管未闭
   C. 房间隔缺损　　D. 肺动脉瓣狭窄
   E. 法洛四联症

72. 法洛四联症缺氧发作的处理包括（　　）
   A. 立即吸氧
   B. 头低腿高卧位
   C. 胸膝蹲位
   D. 给予去氧肾上腺素
   E. 可以皮下注射吗啡

73. 病毒性心肌炎应用激素的原则是（　　）
   A. 出现心源性休克或致死性心律失常时应用
   B. 确定有慢性自身免疫性心肌炎症
   C. 通常不用
   D. 急性期患者均应使用
   E. 应当常规大剂量使用

74. 下列症状或体征提示可能存在先天性心脏病的是（　　）
   A. 婴幼儿期反复出现心力衰竭
   B. 婴儿期喂养困难,易气促、呕吐、大量出汗
   C. 自幼哭声嘶哑,易气促、咳嗽
   D. 有蹲踞现象
   E. 有先天性心脏病家族史

75. 室间隔缺损常见的并发症包括（　　）
   A. 支气管炎
   B. 充血性心力衰竭
   C. 感染性心内膜炎
   D. 脑血栓
   E. 急性肾炎

76. 先天性心脏病的无创性诊断方法包括（　　）
   A. 心电图检查
   B. 心脏X线检查
   C. 超声心动图检查
   D. 心导管检查
   E. 心血管造影

77. 关于完全性大动脉换位,下列正确的是（　　）
   A. 发绀出现早,多在1个月内出现
   B. 易出现充血性心力衰竭
   C. 多在出生后有明显心脏杂音
   D. 合并动脉导管未闭时上肢发绀较下肢重
   E. 心前区可闻及单一、响亮的第二心音

78. 新生儿和小婴儿有严重心血管畸形可能出现（　　）
   A. 出生后持续有心脏、呼吸功能不良的症状
   B. 持续发绀
   C. 喂养困难、体重不增、易激惹
   D. 肺部反复出现"肺炎"样体征
   E. 黄疸

79. 法洛四联症常见的并发症有（　　）
   A. 脑血栓
   B. 脑脓肿
   C. 感染性心内膜炎
   D. 支气管肺炎
   E. 急性肾炎

80. 致先天性心脏病预后不佳的因素包括（　　）
   A. 右向左分流型先天性心脏病
   B. 左向右分流型先天性心脏病分流量大,肺动脉压力高者
   C. 心脏杂音越大,预后越差
   D. 早期出现严重发绀或反复心功能不全者
   E. 有先天性心脏病家族史

81. 左向右分流型先天性心脏病的共有特点包括　　　　　　　　（　　）
   A. 体循环血量减少,影响生长发育
   B. 肺循环血量增多,易患肺炎,X线示肺野充血
   C. 胸骨左缘有粗糙收缩期杂音
   D. 不同程度发绀
   E. 蹲踞现象

82. 下列关于"差异性发绀"的描述,正确的是　　　　　　　　　　（　　）
   A. 发生在动脉导管未闭
   B. 发生在完全性大动脉换位
   C. 肺动脉压超过主动脉压
   D. 下半身发绀
   E. 右上肢正常

83. 患儿,女,10岁。发现心脏杂音9年余,足趾发绀及杵状趾2年。下列可能出现的检查是　　　　（　　）
   A. 声音嘶哑
   B. 肺动脉瓣区第二心音增强
   C. 心尖区连续性杂音
   D. 心电图示右心室肥大
   E. X线检查示肺动脉段明显突出

84. 下列属于分流型先天性心脏病的是　　　　　　　　　　　　（　　）
   A. 房间隔缺损
   B. 肺动脉瓣狭窄
   C. 完全性大动脉换位
   D. 法洛四联症
   E. 主动脉瓣狭窄

二、名词解释
1. Roger病
2. 法洛四联症
3. 蹲踞现象
4. 艾森曼格综合征
5. congestive heart failure
6. 靴形心

三、填空题
1. 原始心脏于胚胎第_____周开始形成,至第_____周房室间隔已完成发育,成为四腔心脏。
2. 一般根据有无分流将先天性心脏病分为3大类:_____型、_____型和_____型先天性心脏病。
3. 继发孔型房间隔缺损最为常见,缺损位于_____部位。
4. 小儿先天性心脏病最常见的是_____。
5. 动脉导管未闭的病理分型一般分为_____、_____和_____。
6. 法洛四联症由4种畸形组成,包括_____、_____、_____和_____。
7. 心前区有抬举性冲动感,多提示有_____。
8. _____是新生儿期最常见的青紫型先天性心脏病。
9. 婴儿期后最常见的青紫型先天性心脏病是_____。

四、简答题
1. 简述先天性心脏病的分类。
2. 简述正常胎儿的循环特点。
3. 简述差异性发绀。
4. 简述法洛四联症患儿突然昏厥的原因。
5. 简述文氏现象。

五、论述题
1. 试述左向右分流型先天性心脏病的临床特点。
2. 试述病毒性心肌炎的临床诊断依据。

六、病例分析题
1. 患儿,男,8岁。出生后即发现全身皮肤黏膜青紫逐渐加重,平时感冒不多,不愿活动,活动后喜蹲踞,近3天腹泻,每

日大便8~10次,伴恶心呕吐,今晨发现右侧偏瘫。查体:神清,心音有力,律齐,P₂减弱,胸骨左缘2、4肋间可闻及Ⅱ~Ⅲ级收缩期吹风样杂音,右侧上下肢肌力2级。

初步诊断是什么?需进行何种必要的辅助检查?典型的X线心脏正位摄片表现是什么?患儿为何在活动后喜蹲踞?右侧肢体瘫痪的原因是什么?

2. 患儿,女,6岁。胸骨左缘第2肋间有Ⅱ~Ⅲ级收缩期杂音,肺动脉瓣区第二心音亢进,固定分裂,心电图示电轴右偏及不完全性右束支传导阻滞。

诊断为什么?心脏杂音产生的机制是什么?该患儿在胸骨左缘下方听到舒张期杂音,提示什么?

【参/考/答/案】

一、选择题

[A型题]

1. E	2. B	3. B	4. A	5. A
6. B	7. B	8. B	9. B	10. C
11. B	12. D	13. D	14. D	15. E
16. D	17. E	18. E	19. E	20. C
21. B	22. E	23. A	24. B	25. E
26. D	27. D	28. E	29. C	30. E
31. B	32. D	33. B	34. D	35. D
36. B	37. D	38. C	39. D	40. C
41. B	42. E	43. E	44. D	45. C
46. C	47. E	48. A	49. B	50. D
51. E	52. E	53. C	54. E	55. E
56. C	57. E	58. C	59. A	60. E
61. C				

[B型题]

| 62. B | 63. A | 64. C | 65. A | 66. C |
| 67. B | 68. E | | | |

[X型题]

69. ABC	70. ABCE	71. ABC
72. ACDE	73. ABC	74. ABCD
75. ABC	76. ABC	77. ABDE
78. ABCD	79. ABC	80. ABD
81. ABC	82. ACDE	83. ABDE
84. ACD		

1. E【解析】房间隔缺损时,血液通过左房的缺口部分进入右心房,故肺循环、右心房、右心室、左心房血流量增多,而左心室、体循环血流量减少。

4. A【解析】心室水平的左向右分流,使左、右心室负荷均增加,导致左心室先增大,右心室后增大。

6. B【解析】脐静脉内血液来自胎盘的动脉血,含氧最高。

10. C【解析】先天性心脏病仅出现下半身发绀、杵状指时,首先应该考虑因动脉导管未闭而出现的差异性发绀。

12. D【解析】肺动脉瓣狭窄为无分流型。

16. D【解析】完全性大动脉换位X线检查主要表现为:①由于主、肺动脉干常呈前后位排列,因此正位片见大动脉阴影狭小,肺动脉略凹陷,心蒂小而心影呈蛋形;②心影进行性增大;③大多数患者肺纹理增多,若合并肺动脉瓣狭窄者肺纹理减少。

18. E【解析】f波是房颤的特点,而不是室性心动过速的心电图检查特点。

21. B【解析】早产儿动脉导管未闭的处理视分流大小、呼吸窘迫综合征情况而定。症状明显者,需抗心力衰竭治疗,生后1周内使用吲哚美辛治疗,但仍有10%的患者需手术治疗。

22. E【解析】动脉导管未闭有显著肺动脉高压时可出现差异性发绀,即左上肢及下半身发绀,而右上肢正常。

23. A【解析】法洛四联症X线检查典型者前后位心影呈靴状,肺动脉段凹陷,上纵隔较宽,肺门血管影缩小,两侧肺纹理减少,透亮度增加。

31. B【解析】动脉导管未闭时,通过导管引起左向右分流使肺循环及左心房、左心室、升主动脉的血流量明显增加,左心负荷加重,导致左心房扩大,左心室肥厚扩大,甚至发生充血性心力衰竭。

34. D【解析】动脉导管未闭时,查体可见胸骨左缘第2肋间有响亮的连续性机器样杂音,占据整个收缩期和舒张期,伴震颤,传导广泛。分流量大时心尖部可闻高流量舒张期杂音。X线检查:分流量大时左心房、左心室增大;肺动脉高压时,右心室也明显增大。

35. C【解析】超声心动图是一种无创检查技术,不仅可以提供详细的心脏解剖结构信息,还能提供心脏功能及部分血流动力学信息,是一种重要而无损伤的诊断方法。

37. C【解析】大动脉换位合并动脉导管未闭,出现特殊的差异性发绀,可出现下肢发绀较上肢为轻。

38. C【解析】艾森曼格综合征的主要病理生理变化是右心室压力增高,发展到梗阻性肺动脉高压,出现右向左分流,出现发绀。

41. B【解析】发绀,喜蹲踞,哭闹后有突发呼吸急促、发绀加重,严重时伴昏厥(阵发性缺氧发作),杵状指、趾,胸骨左缘第2~4肋间闻及Ⅱ~Ⅲ级收缩期喷射性杂音,肺动脉瓣区第二心音减弱,为法洛四联症典型表现。

42. E【解析】Roger病为小型室间隔缺损,血流动力学变化不大,X线检查无明显改变,或肺动脉段延长或轻微突出,肺野轻度充血。

45. C【解析】胸骨左缘第2肋间处有连续机器样杂音为动脉导管未闭的典型体征。

54. E【解析】肺动脉瓣狭窄时胸骨左缘上部有洪亮的4/6级以上喷射性收缩期杂音,向左上胸、心前区、颈部、腋下及背部传导。轻度和中度狭窄者可听到收缩早期喀喇音,狭窄越重,喀喇音出现越早,甚至与第一心音相重,第二心音分裂。

55. E【解析】法洛四联症剧烈哭闹后肺动脉一过性痉挛,引起一时性肺动脉梗阻,出现阵发性缺氧发作,导致呼吸困难、昏厥、抽搐。

71. ABC【解析】法洛四联症为青紫型先天性心脏病,肺动脉瓣狭窄为无青紫型。

72. ACDE【解析】头低腿高卧位错误,应采用胸膝蹲位减少回心血量,减轻心脏负荷。

76. ABC【解析】心导管、心血管造影均为微创。

80. ABD【解析】是否有先心家族史及杂音响度均不能反映先天性心脏病的严重程度和预后。

81. ABC【解析】左向右分流型先天性心脏病又称潜伏青紫型,故发绀并非通常表现,而蹲踞现象为法洛四联症的特点,法洛四联症为青紫型先天性心脏病。

82. ACDE【解析】关于"差异性发绀",发生在动脉导管未闭而非发生在完全性大动脉换位,若TGA合并动脉导管未闭,则出现差异性发绀。

84. ACD【解析】主、肺动脉瓣狭窄为无分流型,大动脉换位往往合并分流,否则不能存活。

二、名词解释

1. Roger病:即小型室间隔缺损,缺损直径小于5mm或缺损面积<0.5cm²/m²体表面积,心室水平左向右分流量少,可无症状。

2. 法洛四联症:一种先天性心脏病,一般由4种畸形组成,包括右心室流出道梗阻、室间隔缺损、主动脉骑跨和右心室肥厚。

3. 蹲踞现象:法洛四联症患儿每于行走、游戏时,常主动下蹲片刻。蹲踞时下肢屈曲,静脉回心血量减少,减轻了心脏负荷,同时下肢动脉受压,体循环阻力增加,使右向左分流量减少,使缺氧症状暂时得以缓解。

4. 艾森曼格综合征:大量左向右分流型先天性心脏病,随着病情进展,出现肺动脉高压,当右心室收缩压超过左心室收缩压时,左向右分流逆转为双向分流或右向左分流,出现发绀,称为艾森曼格综合征。

5. 充血性心力衰竭:是由多种病因引起的心脏工作能力下降,即心排血量绝对或相对不足,不能满足全身组织代谢需要的病理状态。

6. 靴形心:典型的TOF患者心影呈"靴状",即心尖圆钝上翘,肺动脉段凹陷,

上纵隔较宽,肺门血管影缩小,两侧肺纹理减少,透亮度增加。

三、填空题

1. 2 8
2. 左向右分流 右向左分流 无分流
3. 房间隔中心卵圆窝
4. 室间隔缺损
5. 管型 漏斗型 窗型
6. 右心室流出道梗阻 室间隔缺损 主动脉骑跨 右心室肥厚
7. 右心室肥厚
8. 完全性大动脉换位
9. 法洛四联症

四、简答题

1. 简述先天性心脏病的分类。

答 一般根据左、右两侧及大血管之间有无分流分为3大类:
(1)左向右分流型(潜伏青紫型),如室间隔缺损、动脉导管未闭和房间隔缺损等。
(2)右向左分流型(青紫型),如法洛四联症和大动脉换位等。
(3)无分流型(无青紫型),如肺动脉瓣狭窄和主动脉缩窄等。

2. 简述正常胎儿的循环特点。

答 通过胎盘进行物质交换(氧气和营养物质);除脐静脉是氧合血外,其他都含混合血;左、右心室均向全身供血(供应脑、心、肝及上肢的血氧量远远较下半身为高);体循环为主,肺循环存在但无气体交换。

3. 简述差异性发绀。

答 动脉导管未闭患儿,当肺动脉压力超过主动脉压力时,产生肺动脉血流逆

向分流入降主动脉,患儿表现为下半身发绀,左上肢有轻度发绀,右上肢正常,称为差异性发绀。

4. 简述法洛四联症患儿突然昏厥的原因。

答 是由于在肺动脉狭窄的基础上突然发生该处痉挛,引起一时性肺动脉梗阻,使脑缺氧加重所致。

5. 简述文氏现象。

答 文氏现象,即莫氏Ⅰ型,特点是PR间期逐步延长,最终P波后不出现QRS波,在PR间期延长的同时,RR间期往往逐步缩短,且脱漏的前后两个R波的距离小于最短的RR间期的2倍。

五、论述题

1. 试述左向右分流型先天性心脏病的临床特点。

答 ①一般情况下无发绀,当哭闹、屏气或任何病理情况下使右心压力高于左心,即可出现发绀;②心前区有粗糙的收缩期杂音,于胸骨左缘最响;③肺循环血量增多,易患肺炎,X线检查见肺门血管影增粗;④体循环血流量减少,影响生长发育。

2. 试述病毒性心肌炎的临床诊断依据。

答 (1)临床指标。①心功能不全、心源性休克或心脑综合征。②X线、超声心动图检查显示心脏扩大。③心电图改变:以R波为主的2个或2个以上主要导联(Ⅰ、Ⅱ、aVF、V_5导联)的ST-T改变持续4天以上伴动态变化,窦房、房室传导阻滞,完全性右或左束支传导阻滞,成联律、多型、多源、成对或并行期前收缩,非室结及房室折返引起的异位性心动过速,低电压(新生儿除外)及异常Q波。④CK-MB或心肌肌钙蛋白(cTnI或cTnT)增高。

(2)病原学指标。①确诊指标。自心内膜、心肌、心包(活体组织检查、病理)或心包穿刺液检查发现以下之一者可确诊:a.分离到病毒;b.用病毒核酸探针查到病毒核酸;c.特异性病毒抗体阳性。②参考依据。有以下之一者结合临床表现可考虑心肌炎由病毒引起:a.自粪便、咽拭子或血液中分离到病毒,且恢复期血清同型抗体滴度较第一份血清升高或降低4倍以上;b.病程早期血中特异性IgM抗体阳性;c.用病毒核酸探针自患儿血中查到病毒核酸。

(3)确诊依据。①具备两项临床指标者可临床诊断。发病同时或发病前1~3周有病毒感染的证据支持诊断。②同时具备病原学确诊依据之一者,可确诊为病毒性心肌炎;具备病原学参考依据之一者,可临床诊断为病毒性心肌炎。③凡不具备确诊依据,应给予必要的治疗或随诊,根据病情变化,确诊或除外心肌炎。④应除外风湿性心肌炎、中毒性心肌炎、先天性心脏病、由风湿性疾病及代谢性疾病(如甲状腺功能亢进症)引起的心肌损害、原发性心肌病、原发性心内膜弹力纤维增生症、先天性房室传导阻滞、心脏自主神经功能异常、β受体功能亢进及药物引起的心电图改变。

六、病例分析题

1. 初步诊断是什么?需进行何种必要的辅助检查?典型的X线心脏正位摄片表现是什么?患儿为何在活动后喜蹲踞?右侧肢体瘫痪的原因是什么?

答 初步诊断:法洛四联症。
必要的检查项目:X线心脏三位摄片、心

电图、超声心动图、心导管检查。心血管造影能了解室间隔缺损的位置、肺动脉瓣狭窄的部位和程度及肺动脉分支的形态,选择性左心室及主动脉造影还可进一步了解左心室发育的情况及冠状动脉的走向;此外,通过造影可发现伴随的畸形,这对制订手术方案和估测预后至关重要。

典型的X线心脏正位摄片表现:心脏影可稍增大,心影呈"靴状",即心尖圆钝上翘,肺动脉段凹陷,上纵隔较宽,肺门血管影缩小,两侧肺纹理减少,透亮度增加,有时可见到右位主动脉弓阴影。

喜蹲踞的原因:蹲踞时下肢屈曲,静脉回心血量减少,减轻了心脏负荷,同时下肢动脉受压,体循环阻力增加,使右向左分流量减少,从而可以使胸闷等缺氧症状暂时得以缓解。

肢体瘫痪的原因:很可能是由于脑血栓造成的。

2. 诊断为什么?心脏杂音产生的机制是什么?该患儿在胸骨左缘下方听到舒张期杂音,提示什么?

答 诊断:房间隔缺损。

心脏杂音产生的机制:右心室排血量增多,引起肺动脉瓣相对狭窄。

杂音提示:左向右分流量较大。

(杨 琳 王雪莹)

第12章 泌尿系统疾病

【学/习/要/点】

一、掌握

1. 急性肾小球肾炎(以下简称急性肾炎)的病理生理、临床表现、诊断与鉴别诊断，以及严重表现的处理原则。
2. 肾病综合征病理生理的四大特点。
3. 单纯型肾病与肾炎型肾病的临床表现、并发症及诊断要点。
4. 肾病综合征的治疗原则。

二、熟悉

1. 小儿泌尿系统感染的病因及治疗原则。
2. 急性肾衰竭的诊断依据。

【应/试/考/题】

一、选择题

【A/型/题】

1. 婴儿期少尿的标准是昼夜少于（　　）
   A. 100ml　　　　B. 200ml
   C. 300ml　　　　D. 400ml
   E. 500ml

2. 正常儿童新鲜尿沉渣镜检时,每高倍视野下红细胞数应少于（　　）
   A. 1个　　　　B. 2个
   C. 3个　　　　D. 4个
   E. 5个

3. 下列不属于小儿肾脏生理功能的是（　　）
   A. 肾小球滤过功能
   B. 产生抗利尿激素
   C. 调节酸碱平衡功能
   D. 浓缩和稀释功能
   E. 肾小管吸收及排泄功能

4. 下列关于小儿泌尿系统解剖特点的描述,错误的是（　　）
   A. 小儿年龄愈小,肾脏相对愈重
   B. 婴儿膀胱位置比年长儿高,尿液充盈时膀胱易触到
   C. 新生女婴尿道较短、外口暴露、易受细菌污染

D. 婴儿肾脏位置相对较低

E. 婴儿肾脏表面呈分叶状

5. 急性链球菌感染后肾小球肾炎的患儿，补体 C3 恢复的时间在病后 （　　）
   A. 4 周左右　　B. 8 周左右
   C. 12 周左右　　D. 16 周左右
   E. 20 周左右

6. 下列关于急性肾炎的描述，错误的是 （　　）
   A. 本病多见于 5～14 岁儿童
   B. 病初可有低热、头晕、恶心、呕吐
   C. 可见水肿、少尿、血尿
   D. 高血压一般在尿量增多后降至正常
   E. 绝大多数转为肾炎性肾病

7. 急性肾炎患儿出现严重循环充血时，最先应给予的治疗措施是 （　　）
   A. 限制水、盐摄入，应用呋塞米
   B. 立即使用毛花苷
   C. 加大抗生素用量
   D. 注射吗啡使之安静
   E. 吸入通过 50% 乙醇的氧气

8. 急性肾小球肾炎患儿在病程早期突然发生惊厥，首先应考虑 （　　）
   A. 高热惊厥　　B. 低钙惊厥
   C. 高血压脑病　　D. 低血糖
   E. 低钠惊厥

9. 急性肾炎发生高血压脑病时，首选的治疗药物是 （　　）
   A. 吗啡　　B. 硝普钠
   C. 甘露醇　　D. 普萘洛尔
   E. 呋塞米

10. 急性肾炎的患儿应用抗生素的目的是 （　　）
    A. 控制肾脏炎症
    B. 防止肾脏炎症进一步发展
    C. 清除体内感染病灶内残存的细菌
    D. 防止其他并发症
    E. 促进肾小球内非特异性炎症消失

11. 下列关于肾炎型肾病临床表现的描述，正确的是 （　　）
    A. 多数患儿血压正常或偏低
    B. 多系高度选择性蛋白尿
    C. 血浆总蛋白降低不明显
    D. 血清球蛋白明显减少
    E. 多数患儿有持续性镜下血尿

12. 肾病综合征治疗首选的药物是 （　　）
    A. 青霉素　　B. 双嘧达莫
    C. 长春新碱　　D. 泼尼松
    E. 吲哚美辛

13. 引起小儿感染后免疫性肾炎的常见病原体是 （　　）
    A. 金黄色葡萄球菌
    B. A 组 β 溶血性链球菌
    C. 肺炎链球菌
    D. 柯萨奇病毒
    E. 腮腺炎病毒

14. 下列与急性肾炎患儿的水肿有关的是 （　　）
    A. 高胆固醇血症
    B. 大量蛋白尿、低蛋白血症
    C. 高三酰甘油血症
    D. 肝功能障碍
    E. 肾小球血流量减少、肾小球滤过率降低、体内水钠潴留

15. 急性肾炎患儿恢复正常活动的指标是 （　　）
    A. 水肿消退
    B. 血压降至正常
    C. 肉眼血尿消失
    D. 红细胞沉降率接近正常
    E. 尿检完全正常

16. 下列符合急性链球菌感染后肾炎的特征性病理改变的是 （　　）
    A. 肾小球呈弥漫性病变
    B. 肾小球毛细血管基底膜断裂
    C. 肾小球系膜细胞增生肿胀

D. 肾小管上皮细胞变性、坏死

E. 电镜下可见肾小球毛细血管上皮细胞下电子致密物呈驼峰状沉积

17. 患儿,男,8岁。浮肿、少尿4天,近1天来诉头痛、头昏、呕吐并抽搐1次。查体:体温37.3℃,血压170/120mmHg。血BUN 7.8mmol/L。尿常规示:蛋白(++),红细胞>100个/HP,白细胞30个/HP。该患儿准确的诊断为 (　　)

A. 急进性肾炎
B. 慢性肾炎急性发作
C. 急性肾炎,颅内出血
D. 急性肾炎,高血压脑病
E. 肾炎型肾病,高血压脑病

18. 患儿,男,8岁。诊断为急性肾炎。起病第3天起咳嗽、气促,双肺有细湿啰音,体温37℃。考虑存在 (　　)

A. 肺炎　　　　B. 中毒性心肌炎
C. 右心衰竭　　D. 酸中毒
E. 严重循环充血

19. 患儿,男,5岁。水肿、少尿4天。血压130/80mmHg,尿比重1.025,尿蛋白(++),红细胞2~4个/HP。现突发气促、烦躁不安,双肺细湿啰音,不伴发热。考虑 (　　)

A. 急性肺炎合并心力衰竭
B. 急性肺炎合并中毒性心肌炎
C. 急性肾炎合并急性肺炎
D. 急性肾炎、严重循环充血
E. 急性肾炎、高血压脑病

20. 患儿,男,8岁。水肿2天。尿量每日约500ml,如浓茶样,伴头昏眼花、呕吐、一过性失明。血压170/120mmHg。尿比重1.023,尿蛋白(++),红细胞5个/HP,颗粒管型0~1个/低倍镜;血尿素氮7.6mmol/L。其诊断为(　　)

A. 肾炎型肾病

B. 急进性肾炎
C. 急性肾炎、高血压脑病
D. 急性肾炎、急性肾衰竭
E. 慢性肾炎急性发作

21. 典型肾病综合征的临床特征是(　　)

A. 高血压、高脂血症、血尿、血清补体降低
B. 明显水肿、大量蛋白尿、高脂血症、低蛋白血症
C. 高度水肿、高血压、高脂血症、低蛋白血症
D. 大量蛋白尿、高血压、全身明显水肿、血尿
E. 高度水肿、大量蛋白尿、高脂血症、低血清补体

22. 单纯型肾病的水肿往往是 (　　)

A. 高度水肿随体位而变化、下垂部位不明显
B. 水肿指压凹陷不明显
C. 体腔积液甚为少见
D. 先见于足踝部
E. 限于眶周

23. 患儿,男,2岁。全身高度水肿2个月。尿蛋白(+++);血浆总蛋白40g/L,血清胆固醇12mmol/L。为明确诊断,下列不是必须检查的是 (　　)

A. 血清尿素氮、肌酐
B. 血清蛋白电泳
C. 血清补体
D. 尿常规检查
E. 立即进行肾活检

24. 下列检查与链球菌感染证据不相关的是 (　　)

A. 红细胞沉降率
B. ASO 测定
C. 抗透明质酸酶
D. 抗脱氧核糖核酸酶
E. 抗双磷酸吡啶核苷酸酶

25. 患儿,女,7岁。水肿、少尿、血尿2天,3周前曾患化脓性扁桃体炎。查体:眼睑轻度水肿,血压140/90mmHg。尿常规检查:尿比重1.025。镜检红细胞满视野,白细胞3~5个/HP。下列处理不妥的是 ( )
   A. 加强护理,绝对卧床休息
   B. 严格限制钠盐的摄入
   C. 严格限制水的摄入,使每日体重下降0.5kg
   D. 供给高糖饮食以满足其热量需要
   E. 以上均不是

26. 患儿,男,8岁。因水肿、少尿10天住院。按急性肾炎治疗20天痊愈出院。下列处理不妥的是 ( )
   A. 注意休息,避免剧烈运动
   B. 红细胞沉降率正常可恢复上学
   C. 尿液Addis计数恢复正常才能正常活动
   D. 预防感染
   E. 以上均不是

27. 下列与肾病综合征患儿常合并感染无关的是 ( )
   A. 低蛋白血症、蛋白质营养不良
   B. 未使用长效青霉素预防感染
   C. 组织高度水肿,局部血液循环不良
   D. 应用皮质激素、免疫抑制剂
   E. 免疫功能低下

28. 患儿,男,12岁。肾病综合征初次治疗,口服泼尼松片2mg/(kg·d),2周后尿蛋白转阴,巩固治疗2周开始减量,改成隔日晨顿服2mg/kg,继续用4周,以后每2~4周总量中减2.5mg,直至停药。此激素治疗方案 ( )
   A. 中程疗法   B. 冲击疗法
   C. 替代疗法   D. 长程疗法
   E. 短程疗法

29. 肾炎型肾病与单纯型肾病的主要不同点是 ( )
   A. 持续存在的血尿或高血压
   B. 高度水肿更显著
   C. 男孩发病明显多于女孩
   D. 一般仅见于7岁以上儿童
   E. 低蛋白血症及高脂血症更显著

30. 下列关于肾病综合征患儿的处理,不妥的是 ( )
   A. 注意皮肤护理,避免到公共场所
   B. 及时进行各项预防接种,以免引起复发
   C. 一般不主张预防性使用抗生素
   D. 有高血压及水肿时,给予无盐或低盐饮食
   E. 适当补充维生素D和钙剂

31. 下列关于肾病综合征患儿水肿的治疗,不妥的是 ( )
   A. 对激素治疗敏感的病例一般无需用利尿剂
   B. 血浆或无盐清蛋白的利尿效果好,可反复使用
   C. 一般水肿时可采用低盐饮食,不宜长期禁盐
   D. 严重水肿时应严格限制水、钠入量
   E. 使用静脉注射利尿剂时,应注意有无血容量不足存在,防止发生休克和诱发血栓

32. 患儿,男,3岁。因水肿伴少尿5天入院。血浆清蛋白25g/L,RBC 2~3个/HP,血压100/90mmHg,下肢凹陷性水肿。可能的诊断是 ( )
   A. 肾炎型肾病   B. 单纯型肾病
   C. 急进性肾炎   D. 急性肾炎
   E. 慢性肾炎

33. 患儿,男,3岁。患肾病综合征7个月,现仍口服泼尼松维持治疗。2周前与

水痘患儿密切接触,现患儿出现发热,皮疹,尿蛋白(+++)。应采用的处理是 （　　）

A. 停止服用激素,给予丙种球蛋白注射

B. 加大泼尼松剂量,给予干扰素注射

C. 立即接种水痘减毒活疫苗以减轻病情

D. 立即选用广谱抗生素并加大剂量

E. 加大泼尼松剂量,注射胎盘球蛋白

34. 肾病综合征患儿主要降低的血浆蛋白是 （　　）

A. 低密度脂蛋白　　B. 转铁蛋白

C. 清蛋白　　　　　D. 球蛋白

E. 总蛋白

35. 目前对肾病综合征患儿不主张使用清蛋白注射的主要原因是 （　　）

A. 价格太高,增加患者经济负担

B. 可以用血浆代替,价格较便宜

C. 可以增加血液黏滞度,诱发血栓形成

D. 可能感染艾滋病病毒

E. 输入清蛋白后很快由尿中排出,达不到提高血浆蛋白水平的目的,并可能使肾病缓解延迟

36. 急性肾炎的非典型病例与肾炎型肾病的不同体现在 （　　）

A. 一过性大量蛋白尿,对症治疗可获缓解

B. 多见于5~10岁儿童,2岁以下少见

C. 可有链球菌的前驱感染史

D. 肾脏病理改变显示非微小病变

E. 预后较差

37. 患儿,男,8岁。水肿5天,血尿、尿少3天入院。查体:颜面、双下肢明显水肿,烦躁,气促,呼吸32次/分,心率110次/分。两肺底可闻及少量湿啰音,血压110/80mmHg,肝肋下1cm。尿常规:蛋白(+),红细胞20~30个/HP。目前应首先采取的措施是 （　　）

A. 应用止血药物　　B. 应用甘露醇

C. 应用呋塞米　　　D. 应用降压药

E. 应用洋地黄药物

38. 患儿,女,3岁。诊断为溶血尿毒综合征。现已24小时无尿,伴苍白、气促。血红蛋白65g/L,血钾6mmol/L,FDP增高。治疗措施不包括 （　　）

A. 输注新鲜洗涤压积红细胞

B. 腹膜透析

C. 应用肝素和双嘧达莫抗凝治疗

D. 应用尿激酶抗纤溶

E. 输注新鲜冷冻血浆

39. 小儿肾病综合征最常见的并发症是 （　　）

A. 低钠血症　　　　B. 感染

C. 低钾血症　　　　D. 肾静脉血栓形成

E. 低钙血症

40. 患儿,女,6岁。诊断为单纯型肾病综合征。病程中患儿出现腰痛,尿呈洗肉水样。此时最可能是并发了 （　　）

A. 泌尿系感染　　　B. 肾结石

C. 肾衰竭　　　　　D. 电解质紊乱

E. 肾静脉血栓形成

41. 诊断肾病综合征的必备条件是 （　　）

A. 明显水肿及低蛋白血症

B. 明显水肿及大量蛋白尿

C. 明显水肿及高脂血症

D. 大量蛋白尿及高脂血症

E. 大量蛋白尿及低蛋白血症

42. 下列关于急性肾衰竭(ARF)的诊断,错误的是 （　　）

A. 必须有尿量显著减少

B. 有氮质血症

C. 有酸中毒、水电解质紊乱等表现

D. 尿常规检查结果有鉴别意义
E. 有时无尿量明显减少

【B型题】

(43~44 题共用备选答案)
A. 250~400ml/d   B. 400~500ml/d
C. 600~700ml/d   D. 1000~1600ml/d
E. 800~1400ml/d

43. 2 个月~1 岁儿童每日尿量为（   ）
44. >14 岁儿童每日尿量为（   ）

(45~46 题共用备选答案)
A. 头痛、眼花、恶心、呕吐、惊厥
B. 呼吸困难、不能平卧、喘息
C. 恶心、呕吐、四肢无力、腱反射减弱
D. 厌食、恶心、循环衰竭、呼吸深长、口唇樱红
E. 发热

45. 急性肾炎发生严重循环充血时的表现是（   ）
46. 急性肾炎发生高血压脑病时的表现是（   ）

【X型题】

47. 肾小球肾炎包括（   ）
    A. 急性肾小球肾炎
    B. 肾病综合征
    C. 急进性肾小球肾炎
    D. 迁延性肾小球肾炎
    E. 紫癜性肾炎

48. 肾小球疾病的病理分类包括（   ）
    A. 不典型增生
    B. 微小病变和轻微病变
    C. 局灶-节段性病变
    D. 弥漫性肾小球肾炎
    E. 小细胞病变

49. 急性肾小球肾炎的临床表现包括（   ）
    A. 水肿   B. 血尿
    C. 蛋白尿   D. 尿量减少
    E. 高血压

50. 下列关于急性肾小球肾炎的治疗，正确的是（   ）
    A. 急性期需卧床 2~3 日
    B. 红细胞沉降率正常可上学
    C. 3 个月内应避免重体力活动
    D. 尿沉渣细胞绝对计数正常后方可恢复体力活动
    E. 肉眼血尿消失，水肿未退即可下床活动

51. 下列关于急性肾炎的临床表现，正确的是（   ）
    A. 链球菌感染后 1~3 周起病
    B. 凹陷性水肿
    C. 血尿伴少尿
    D. 血压正常
    E. 蛋白尿为主

52. 急性肾小球肾炎的治疗原则包括（   ）
    A. 休息   B. 饮食
    C. 抗感染   D. 升血压
    E. 补充电解质

53. 肾病综合征的临床表现特点包括（   ）
    A. 血尿   B. 大量蛋白尿
    C. 低蛋白血症   D. 高脂血症
    E. 高血压

54. 肾病综合征的发病机制包括（   ）
    A. 肾小球毛细血管壁结构或电化学的改变
    B. 肾内免疫球蛋白和补体成分沉积
    C. 细胞免疫失调
    D. 分子滤过屏障损伤
    E. 感染

55. 下列符合肾炎型肾病实验室检查的是（   ）
    A. 尿蛋白定性(++)
    B. 血清补体下降

C. 可有红细胞管型
D. 红细胞沉降率加快
E. 血压正常

56. 急性肾小球肾炎的严重表现包括（ ）
    A. 严重循环充血
    B. 高血压脑病
    C. 水肿
    D. 急性肾功能不全
    E. 血尿

57. 下列与急性肾小球肾炎有关的感染是
    （ ）
    A. 溶血性链球菌   B. 乙型肝炎病毒
    C. 结核杆菌   D. EB病毒
    E. 腺病毒

58. 下列引起急性肾炎严重循环充血的原因不包括 （ ）
    A. 水、钠潴留引起血容量增加
    B. 心肌收缩无力、心肌泵衰竭
    C. 肺动脉高压
    D. 合并肺部感染
    E. 合并低蛋白血症

59. 急性肾炎诊断依据中,正确的是（ ）
    A. 病前1~3周有前驱感染史
    B. 有水肿、少尿、血尿、高血压
    C. ASO不升高可除外诊断
    D. 尿常规有血尿、蛋白尿、管型尿
    E. 血补体下降

60. 急性肾炎高血压脑病的原因是（ ）
    A. 脑血管痉挛
    B. 缺血、缺氧
    C. 血管渗透性增高
    D. 脑血管扩张
    E. 肾上腺功能异常

61. 肾病综合征低蛋白血症的原因有（ ）
    A. 血浆蛋白由尿中大量丢失
    B. 红细胞由尿中大量丢失
    C. 肝脏合成蛋白的速度改变
    D. 蛋白分解代谢率改变
    E. 饮食蛋白摄入少

62. 肾病综合征与水肿有关的因素有（ ）
    A. 低蛋白血症
    B. 抗利尿激素和肾素-血管紧张素-醛固酮分泌减少
    C. 远端肾小管Na^+吸收减少
    D. 近端肾小管Na^+吸收增加
    E. 肾小管管周体液平衡改变

63. 肾病综合征的并发症有 （ ）
    A. 高血压脑病   B. 感染
    C. 电解质紊乱   D. 血栓形成
    E. 急性肾衰竭

64. 下列关于蛋白尿的描述,错误的是
    （ ）
    A. 在大量蛋白尿期间应给予高蛋白饮食
    B. 蛋白尿的形成与肾小球滤过膜受损有关
    C. 蛋白尿可加重对肾小球细胞的毒害
    D. 蛋白尿对肾小管上皮细胞功能无影响
    E. 尿蛋白主要来自于血浆清蛋白

65. 下列关于肾病综合征的高凝状态,正确的是 （ ）
    A. 大量失液
    B. 血浆纤维蛋白原增加
    C. 血小板增多
    D. 血尿导致红细胞流失
    E. 血小板聚集率增加

66. 下列与低蛋白血症相关的改变有（ ）
    A. 脂代谢紊乱
    B. 甲状腺素水平下降
    C. 营养性大细胞性贫血
    D. 营养性小细胞性贫血
    E. 凝血功能障碍

67. 肾病综合征出现急性肾衰竭的原因有
    （ ）
    A. 并发于肾静脉血栓形成,尤其是双侧者
    B. 某些药物诱发了间质性肾炎

C. 饮食中严格限制水、钠入量
D. 肾小管为蛋白管型阻塞
E. 肾动脉血栓形成

68. 肾病综合征的一般治疗方案里包括
（　　）
A. 休息　　　　B. 饮食
C. 防治感染　　D. 利尿
E. 免疫抑制剂

69. 下列关于小儿泌尿系统感染选用抗生素的原则,正确的是　　　（　　）
A. 对肾盂肾炎应选择血浓度高的药物
B. 对膀胱炎应选择尿浓度高的药物
C. 对全身症状明显者,多选用青霉素类药物治疗
D. 应选择对肾功能损害小的药物
E. 应待药敏结果出来后再根据结果选用敏感抗生素

70. 急性肾衰竭的发病机制有（　　）
A. 肾小管损伤
B. 肾血流动力学改变
C. 缺血－再灌注肾损伤
D. 非少尿型 ATN 的发病机制
E. 感染

71. 肾前性和肾性肾衰竭的鉴别点有（　）
A. 尿色　　　　B. 脱水征
C. 尿沉渣　　　D. 尿比重
E. 尿量

二、名词解释
1. 少尿
2. 无尿
3. 肾小管酸中毒
4. 血尿
5. 急性肾衰竭

三、填空题
1. 肾脏有许多重要功能,包括_____功能,_____功能和_____功能。

2. 新生儿尿量每小时_____ml/kg 为少尿,每小时_____ml/kg 为无尿。

3. 急性肾小球肾炎可分为_____感染后肾小球肾炎和_____感染后肾小球肾炎。

4. 急性肾炎临床表现为_____起病,多有_____感染,以_____为主,伴有不同程度_____,可有_____、_____。

5. 急性肾炎的典型临床表现有_____、_____、_____。

6. 急性肾炎实验室检查可见:尿蛋白在_____~_____之间,尿液镜下有_____管型,红细胞沉降率_____,ASO_____。

7. 小儿泌尿系感染的途径包括:_____、_____、_____和_____。

8. 急性肾炎急性期需卧床_____,直到_____消失,_____减退,_____正常,即可下床进行轻微活动。

9. 急性肾炎的治疗原则包括_____、_____、_____。

10. 肾病综合征是一组由多种原因引起的_____增加,导致血浆内_____从_____的综合征。

11. 肾病综合征临床特点的必备条件是_____、_____。

12. IgA 肾病是指肾小球系膜区_____或以_____的免疫复合物沉积为主要特征的原发性肾小球病。

13. _____由尿中大量丢失和从_____滤出后被肾小管吸收分解是造成肾病综合征低蛋白血症的主要原因。

14. _____促进肝脏合成脂蛋白增加,导致了高脂血症。

15. 肾病综合征使用激素治疗,总疗程

_____个月为中程疗法，_____个月为长程疗法。

16. 肾病综合征水肿的发生与低蛋白血症降低_____、血容量_____促进_____分泌减少、近端肾小管_____吸收增加、近曲小管_____吸收增加有关。

17. 多数儿童肾病综合征_____进行诊断性肾活检。

18. 肾病综合征患儿极易罹患各种感染、其中以_____感染最多见。呼吸道感染中_____常见。细菌感染中以_____为主。

19. 肾病综合征常见的电解质紊乱有_____、_____和_____。_____时易出现低血容量性休克。

20. _____为肾病综合征最主要的病理生理改变。

21. 肾病综合征发生肾静脉血栓时表现为突发_____、出现_____或_____加重、_____，甚至发生_____。

22. 肾病尿蛋白定性多在_____，24 小时尿蛋白定量检查为_____。

23. 急性肾衰竭少尿期一般持续_____周，长者可达_____周，持续时间越长，肾损害越重。

四、简答题

1. 简述儿童每日尿量。
2. 简述原发性肾小球疾病的分类。
3. 简述急性肾小球肾炎的临床表现。
4. 简述急性肾炎治疗中的休息方案。
5. 简述小儿泌尿道感染的途径。
6. 简述小儿急性肾衰竭的诊断标准。
7. 简述肾病综合征的发病机制。
8. 简述低蛋白血症引起水肿的原因。

五、论述题

1. 试述急性肾炎的病理学改变。
2. 急性肾炎出现高血压脑病时，应如何处理？
3. 肾病综合征患儿容易发生感染的原因是什么？
4. 肾病综合征的并发症是什么？
5. 试述肾病综合征的中、长程糖皮质激素治疗。

六、病例分析题

患儿，女，7 岁。面部水肿、少尿 3 天。近 1 天来诉头晕、恶心、呕吐 3 次，来急诊。查体：T 37.3℃，BP 180/110mmHg。尿常规检查：尿蛋白（++），尿红细胞 10～15 个/HP，白细胞 0～2 个/HP。血尿素氮 6.8mmol/L。请做出初步诊断和处理原则。

【参 / 考 / 答 / 案】

一、选择题

[A 型题]

1. B	2. C	3. B	4. A	5. B
6. E	7. A	8. C	9. B	10. C
11. E	12. D	13. B	14. E	15. E
16. E	17. D	18. E	19. D	20. C
21. B	22. D	23. E	24. A	25. E
26. E	27. B	28. A	29. A	30. B
31. B	32. B	33. A	34. C	35. E
36. A	37. C	38. E	39. B	40. E
41. E	42. A			

第12章 泌尿系统疾病

【B型题】

43．B　44．D　45．B　46．A

【X型题】

47．ACD	48．BCD	49．ABCDE
50．BCD	51．AC	52．ABC
53．BCD	54．ABCD	55．ABCD
56．ABD	57．ABD	58．BCDE
59．ABDE	60．ABCD	61．ACD
62．ABDE	63．BCDE	64．AD
65．BCE	66．ABD	67．ABD
68．ABCD	69．ABCD	70．ABCD
71．BCD		

4．A【解析】小儿年龄愈小，肾脏相对越重。

6．E【解析】小儿急性肾炎大多预后较好，能完全恢复。

7．A【解析】急性肾炎患儿出现严重循环充血时，立即限制水、盐摄入，纠正水钠潴留。应用呋塞米，可以减少循环血量，改善症状。使用强心剂无效。

11．E【解析】肾炎型肾病患儿可有血压升高、血浆总蛋白降低、持续性镜下血尿。

13．B【解析】引起小儿感染后免疫性肾炎的常见病原体是A组β溶血性链球菌肾炎株。

18．E【解析】急性肾炎患儿，发病初期有类似心力衰竭的表现，不发热，最可能是出现严重循环充血。

19．D【解析】患儿急性起病，有肾炎的临床表现，有类似心力衰竭的表现，不发热，最可能的诊断是急性肾炎、严重循环充血。

20．C【解析】患儿急性起病，有肾炎的临床表现，有头昏眼花、呕吐、一过性失明，血压明显升高，最可能的诊断是急性肾炎、高血压脑病。

23．E【解析】患儿具有肾病综合征"三高一低"的典型表现，故在临床上可以确立诊断。肾活检不是儿童肾脏疾病的常规检查项目。

25．E【解析】患儿急性起病，有肾炎的临床表现，临床诊断应是急性肾炎。其一般治疗措施包括加强护理，绝对卧床休息，限制钠盐的摄入，限制水的摄入，供给高糖饮食以满足其热量等。

26．E【解析】急性肾炎目前尚无特效的治疗方法，注意休息、避免剧烈运动、预防感染均是有效的治疗方法。

27．B【解析】肾病综合征由于蛋白质营养不良免疫球蛋白丢失、局部血液循环不良和应用皮质激素、免疫抑制剂，易于合并感染。

29．A【解析】肾炎型肾病是符合单纯型肾病的诊断标准，并且具有以下四项之一或多项者：①2周内分别3次以上离心尿检查RBC>10个/HP，并证实为肾小球源性血尿者；②反复或持续高血压，学龄儿童>130/90mmHg，学龄前儿童>120/80mmHg，并除外糖皮质激素等原因所致；③肾功能不全，并排除由于血容量不足等所致；④持续低补体血症。

30．B【解析】由于肾病综合征患儿免疫低下，不宜进行某些预防接种，以免引起复发或感染。

31．B【解析】血浆或无盐清蛋白的利尿效果好，但反复使用可加重肾病综合征患儿肾小管损伤，使肾病缓解延迟。

33．A【解析】患儿有水痘密切接触史和发热、皮疹，应诊断肾病综合征并发水痘。此时给予肾上腺糖皮质激素可能引发重症水痘，故应暂停使用激素，并给予丙种球蛋白注射，以控制水痘。

36．A【解析】大多数小儿急性肾炎为自限性疾病,经过对症治疗可获缓解;但小儿肾炎型肾病治疗较为困难,不会自动缓解。

37. C【解析】患儿具有急性肾炎的典型表现和类似心力衰竭的表现,应诊断为急性肾炎、严重循环充血,故应及时给予呋塞米减轻严重循环充血。

38. A【解析】患儿持续无尿,应考虑存在急性肾衰竭。故不应再给予输注新鲜洗涤压积红细胞。

42. A【解析】根据尿量减少与否,ARF分为少尿型和非少尿型。非少尿型系指血尿素氮、血肌酐迅速升高,肌酐清除率迅速降低而不伴有少尿表现。

51. AC【解析】急性肾炎临床表现为链球菌感染后1~3周起病;非凹陷性水肿;血尿伴少尿;高血压。

53. BCD【解析】肾病综合征临床有四大特点:大量蛋白尿,低蛋白血症,高脂血症和明显水肿。

57. ABD【解析】急性肾炎的发病与多种细菌、病毒感染有关,但不包括结核杆菌、腺病毒。

58. BCDE【解析】引起急性肾炎严重循环充血的根本原因是水、钠排出障碍引起的血容量增加。

59. ABDE【解析】单纯型肾病和肾炎型肾病都具有"三高一低"的特点,但对肾功能情况的分析可以区分二者。具有"三高一低"的特点,合并肾功能不全,并排除由于血容量不足等所致,则可诊断肾炎型肾病。

60. ABCD【解析】急性肾炎患者由于脑血管痉挛,导致缺血、缺氧、血管渗透性增高而发生脑水肿,也有人认为是由于脑血管扩张所致。

65. BCE【解析】多数原发性肾病患儿都存在不同程度高凝状态,原因为血小板增多、血小板聚集率增加、血浆纤维蛋白原增加、FDP增高。

68. ABCD【解析】肾病综合征的一般治疗方案里包括休息、饮食、防治感染、利尿和对家属的教育。免疫抑制剂属特殊治疗。

二、名词解释

1. 少尿:指新生儿尿量<1ml/(kg·h),婴幼儿<200ml/d,学龄前儿童<300ml/d,学龄儿童<400ml/d。

2. 无尿:是指新生儿每小时<0.5ml/kg,婴幼儿至学龄期儿<50ml/d。

3. 肾小管酸中毒:是由于近端肾小管对HCO_3^-重吸收障碍导致和(或)远端肾小管排泌H^+障碍所致的一组临床综合征。

4. 血尿:正常人尿中红细胞仅为0~2个/高倍视野,血尿是指尿液中红细胞数超过正常,分为镜下血尿和肉眼血尿。

5. 急性肾衰竭:是由多种原因引起的肾生理功能在短期内急剧下降或丧失的临床综合征。

三、填空题

1. 排泄　调节机体水、电解质、酸碱平衡　内分泌

2. <1　<0.5

3. 急性链球菌　非链球菌

4. 急性　前驱　血尿　蛋白尿　水肿　高血压

5. 水肿　血尿　蛋白尿　高血压　尿量减少

6. +　+++　透明、颗粒或红细胞　加快　增加

7. 血源性感染　上行性感染　淋巴感染　直接蔓延

· 112 ·

8. 2~3周 肉眼血尿 水肿 血压
9. 休息 饮食 抗感染 对症治疗
10. 肾小球基底膜通透性 大量蛋白质尿中丢失
11. 大量蛋白尿 低蛋白血症
12. IgA 沉积 IgA
13. 血浆蛋白 肾小球
14. 低蛋白血症
15. 6 9
16. 血浆胶体渗透压 减少 抗利尿激素和肾素-血管紧张素-醛固酮 Na$^+$ Na$^+$
17. 不需要
18. 上呼吸道 病毒感染 肺炎链球菌
19. 低钠 低钾 低钙血症 低钠血症
20. 蛋白尿
21. 腰痛 血尿 血尿 少尿 肾衰竭
22. +++ >50mg/(kg·d)
23. 1~2 4~6

四、简答题

1. 简述儿童每日尿量。

答 新生儿出生后48小时正常尿量一般每小时1~3ml/kg,2天内平均尿量为30~60ml/d,3~10天为100~300ml/d,至2个月为250~400ml/d,至1岁为400~500ml/d,至3岁为500~600ml/d,至5岁为600~700ml/d,至8岁为600~1000ml/d,至14岁为800~1400ml/d,14岁以上为1000~1600ml/d。

2. 简述原发性肾小球疾病的分类。

答 ①肾小球肾炎:急性肾小球肾炎,急进性肾小球肾炎,慢性肾小球肾炎;②肾病综合征:单纯型肾病,肾炎型肾病;③孤立性血尿或蛋白尿;④其他类型:如IgA肾病。

3. 简述急性肾小球肾炎的临床表现。

答 ①前驱感染:90%病例有链球菌的前驱感染,以呼吸道及皮肤感染为主;②典型表现:水肿、血尿、蛋白尿、高血压、尿量减少;③严重表现:严重循环充血,高血压脑病,急性肾功能不全;④非典型表现:无症状性急性肾炎,肾外症状性急性肾炎,以肾病综合征为表现的急性肾炎。

4. 简述急性肾炎治疗中的休息方案。

答 急性期需卧床2~3周,直到肉眼血尿消失,水肿减退,血压正常,即可下床进行轻微活动。红细胞沉降率正常可上学,但应避免重体力活动。尿检完全正常后方可恢复体力活动。

5. 简述小儿泌尿道感染的途径。

答 UTI的感染途径有4种。①血源性感染:经血源途径侵袭尿路的致病菌主要是金黄色葡萄球菌。②上行性感染:致病菌从尿道口上行并进入膀胱,引起膀胱炎,膀胱内的致病菌再经输尿管移行至肾脏,引起肾盂肾炎,这是UTI最主要的途径。引起上行性感染的致病菌主要是大肠埃希菌,其次是变形杆菌或其他肠道杆菌。膀胱输尿管反流常是细菌上行性感染的直接通道。③淋巴感染和直接蔓延:结肠内的细菌和盆腔内的细菌可通过淋巴管感染肾脏,肾脏周围邻近器官和组织的感染也可直接蔓延。

6. 简述小儿急性肾衰竭的诊断标准。

答 诊断标准:48小时血肌酐升高绝对值>26.5μmol/L(0.3mg/dl);或血肌酐较原水平升高>50%~99%;或尿量减少[尿量<0.5ml/(kg·h),时间超过8小时]。

7. 简述肾病综合征的发病机制。

答 ①肾小球毛细血管壁结构或电荷的变化可导致蛋白尿；②非微小病变型常见免疫球蛋白和（或）补体成分肾内沉积，局部免疫病理过程可损伤滤过膜正常屏障作用而发生蛋白尿；③微小病变型肾小球未见以上沉积，其滤过膜静电屏障损伤原因可能与细胞免疫失调有关；④T淋巴细胞异常。

8. 简述低蛋白血症引起水肿的原因。

答 低蛋白血症降低血浆胶体渗透压，当血浆白蛋白低于25g/L时，液体在间质区滞留；低于15g/L则可有腹腔积液或胸腔积液形成。

五、论述题

1. 试述急性肾炎的病理学改变。

答 急性链球菌感染后肾小球肾炎的肾脏病变较典型，呈毛细血管内增生性肾小球肾炎改变。光镜下肾小球表现为程度不等的弥漫性增生性炎症及渗出性病变。肾小球增大、肿胀，内皮细胞和系膜细胞增生，炎性细胞浸润。毛细血管管腔狭窄甚或闭锁、塌陷。肾小球囊内可见红细胞、球囊上皮细胞增生。部分患者中可见到新月体。肾小管病变较轻，呈上皮细胞变性、间质水肿及炎症细胞浸润。电镜下可见内皮细胞质肿胀，呈连拱状改变，使内皮孔消失。电子致密物在上皮细胞下沉积，呈散在的圆顶状驼峰样分布。基底膜有局部裂隙或中断。免疫荧光检查在急性期可见弥漫一致性纤细或粗颗粒状的IgG、C3和备解素沉积，主要分布于肾小球毛细血管袢和系膜区，也可见到IgM和IgA沉积。系膜区或肾小球囊腔内可见纤维蛋白原和纤维蛋白沉积。

2. 急性肾炎出现高血压脑病时，应如何处理？

答 急性肾炎出现高血压脑病时，应立即给予止痉、降压和脱水治疗。降血压一般给予硝普钠静脉滴注；脱水一般给予呋塞米或（和）高渗葡萄糖，以降低血容量和减轻脑水肿。同时加强支持治疗，注意保持安静、呼吸道通畅，必要时给氧。

3. 肾病综合征患儿容易发生感染的原因是什么？

答 肾病综合征患儿容易发生感染的原因包括：①血清IgG和补体系统B、D因子从尿中大量丢失，T淋巴细胞抑制B淋巴细胞IgG合成转换，免疫功能降低；②治疗时使用大剂量肾上腺糖皮质激素和免疫抑制剂，出现免疫抑制；③微量元素和蛋白质丢失，出现微量元素和蛋白质营养不良，影响免疫功能；④易因转铁蛋白减少引发小细胞低色素性贫血，影响免疫功能；⑤严重水肿，皮肤黏膜屏障功能下降；⑥反复多部位血栓，影响局部循环。上述因素共同作用，引起患儿特异性和非特异性免疫功能降低，易发生感染。

4. 肾病综合征的并发症是什么？

答 ①感染：肾病患儿极易罹患各种感染。常见为呼吸道、皮肤、泌尿道感染和原发性腹膜炎，尤以上呼吸道感染最多见。呼吸道感染中病毒感染常见。细菌感染中以肺炎链球菌为主，结核分枝杆菌感染亦应引起重视。②电解质紊乱和低血容量：常见的电解质紊乱有低钠、低钾及低钙血症，尤其在各种诱因引起低钠血症时易出现低血容量休克。③血栓形成：肾病综合征高凝状态易致各种动、静脉血栓形成，以肾静脉血栓形成常见。④急性肾衰竭：5%微小病变型肾病可并发急性肾衰竭。⑤肾小管功能障碍：除原有基础病可引起肾小管功能损害外，由于大量尿蛋白的重吸收，可导致肾小管功能损害，出现肾性糖尿或氨基酸尿，严重者呈Fanconi综合征。

5. **试述肾病综合征的中、长程糖皮质激素治疗。**

答 （1）中程疗法：先以泼尼松2mg/(kg·d)，最大量60mg/d，分次服用。若4周内尿蛋白转阴，则自转阴后至少巩固2周方始减量，以后改为隔日2mg/kg早餐后顿服，继续用4周，以后每2~4周总量中减2.5~5mg，直至停药。疗程必须达6个月。

（2）长程疗法：开始治疗后4周尿蛋白未转阴者可继续服至尿蛋白阴转后2周，一般不超过8周。以后再改为2mg/kg早餐后顿服，继续用4周，以后每2~4周减量一次，直至停药，疗程9个月。

六、病例分析题

请做出初步诊断和处理原则。

答 初步诊断：急性肾小球肾炎高血压脑病。

处理原则：首先治疗高血压脑病，首选硝普钠静脉滴注；卧床休息，密切观察病情变化；限制水、钠摄入量，可给予强力利尿剂；必要时给予镇静、抗惊厥药物；给予青霉素短期治疗。

（贾飞勇　杜　琳）

第13章 造血系统疾病

【学/习/要/点】

一、掌握

缺铁性贫血和巨幼细胞性贫血的病因、临床表现、诊断与鉴别诊断。

二、熟悉

1. 小儿造血和血象特点。
2. 贫血的标准和分类。
3. 小儿铁代谢的特点。
4. 免疫性血小板减小症(既往称特发性血小板减少性紫癜)的临床特点。

【应/试/考/题】

一、选择题

【A/型/题】

1. 下列提示体内贮存铁减少的是（ ）
   A. 血清铁减少
   B. 血清铁蛋白减少
   C. 总铁结合力增高
   D. 红细胞原卟啉增高
   E. 血象可见血红蛋白降低

2. 小儿"生理性贫血"发生在（ ）
   A. 出生后15天到1个月
   B. 出生后1~2个月
   C. 出生后2~3个月
   D. 出生后3~4个月
   E. 出生后4~5个月

3. 下列关于营养性缺铁性贫血的实验室检查,正确的是（ ）
   A. 血清铁蛋白降低,总铁结合力增高,铁粒幼红细胞增多
   B. 血清铁蛋白降低,血清铁降低,总铁结合力降低
   C. 血清铁蛋白降低,红细胞游离原卟啉增高,血清铁降低
   D. 总铁结合力降低,血清铁降低,铁粒幼红细胞减少
   E. 红细胞游离原卟啉增高,铁粒幼红细胞增多,血清铁降低

4. 小儿白细胞分类中,粒细胞和淋巴细胞的交叉发生于 （ ）
   A. 4~6 天,4~6 岁　B. 7 天,1 岁
   C. 4~6 周,4~6 岁　D. 4~6 天,4~6 周
   E. 1 岁,6 岁

5. 小儿出生后主要造血的是 （ ）
   A. 肝脏造血　　　B. 骨髓造血
   C. 脾脏造血　　　D. 淋巴造血
   E. 以上都不是

6. β重型地中海贫血的临床特点应除外 （ ）
   A. 3~12 个月始发病
   B. 呈慢性进行性贫血
   C. 有特殊面容
   D. 胎儿呈重度贫血、水肿
   E. 并发含铁血黄素沉着症,并出现相应症状

7. 下列不属于缺铁性贫血原因的是（ ）
   A. 早产
   B. 双胎
   C. 生长发育过快
   D. 母孕期严重缺铁性贫血
   E. 接触阳光少,影响铁的吸收

8. 叶酸缺乏所致的巨幼细胞性贫血与维生素 B_{12} 缺乏所致的贫血区别于（ ）
   A. 贫血症状　　　B. 肝脾大
   C. 神经精神症状　D. 血象改变
   E. 骨髓改变

9. 红细胞脆性降低,HbF、HbA_2 增高见于 （ ）
   A. β 地中海贫血
   B. 营养性缺铁性贫血
   C. 营养性巨幼细胞性贫血
   D. 营养性混合性贫血
   E. 遗传性球形红细胞增多症

10. 营养性缺铁性贫血铁剂治疗后先出现的反应是 （ ）
    A. 红细胞总数升高
    B. 血清铁增加
    C. 血清铁饱和度升高
    D. 网织红细胞增高
    E. 红细胞平均容积恢复正常

11. 确诊轻型 β 地中海贫血的依据是（ ）
    A. 周围血象呈小细胞低色素性贫血
    B. HbA_2 3.5%~6%
    C. 红细胞脆性明显降低
    D. HbF 明显增高
    E. Hb 电泳分离出 HbH 或 Hb Bart

12. 下列符合营养性缺铁性贫血的是（ ）
    A. 红细胞下降显著于血红蛋白下降,总铁结合力降低
    B. 红细胞与血红蛋白平行下降,总铁结合力升高
    C. 血红蛋白下降比红细胞下降显著,总铁结合力升高
    D. 红细胞与血红蛋白平行下降,总铁结合力降低
    E. 血红蛋白下降比红细胞下降显著,总铁结合力降低

13. 下列关于生理性贫血的描述,正确的是 （ ）
    A. 出生后 6 个月发生
    B. 为小细胞低色素性贫血
    C. 营养不良是主要原因
    D. 与红细胞生成素不足有关
    E. 主要是红细胞寿命长

14. 下列关于营养性巨幼细胞性贫血血象变化的描述,正确的是 （ ）
    A. 血红蛋白下降较血红细胞下降明显
    B. 血涂片红细胞大小不均,大细胞为主,中央淡染区不明显

C. MCV >74fl,MCH >22pg,MCHC 正常
D. 白细胞大多减少,中性粒细胞核左移
E. 网织红细胞增高

15. 下列疾病需常规定期多次输血的是 （ ）
   A. 营养性巨幼细胞性贫血
   B. 缺铁性贫血
   C. 重型地中海贫血
   D. 镰状细胞性贫血
   E. 轻型地中海贫血

16. 为促进铁的吸收,服用铁剂最好的方法是 （ ）
   A. 与牛奶同服,餐前服用
   B. 与维生素 C 同服,两餐间服用
   C. 与维生素 C 同服,餐前服用
   D. 与维生素 C 同服,餐后服用
   E. 与葡萄糖同服,餐间服用

17. 营养性巨幼细胞性贫血的骨髓象最有特征性的改变是 （ ）
   A. 幼红细胞胞质发育落后于胞核
   B. 幼红细胞巨幼变
   C. 网状细胞增生
   D. 粒细胞形态不受影响
   E. 细胞质嗜碱性增强

18. 营养性缺铁性贫血铁剂治疗需用至 （ ）
   A. 症状消失
   B. 血红蛋白恢复正常后 2 个月
   C. 血红蛋白量恢复正常后再用半个月
   D. 血红蛋白量及红细胞数均恢复
   E. 血红蛋白量恢复正常

19. 诊断缺铁性贫血的第一阶段,正确的是 （ ）
   A. 血清铁蛋白减低
   B. 血清铁降低
   C. 红细胞游离原卟啉增高
   D. 血清总铁结合力增高
   E. 骨髓铁粒幼红细胞数减少

20. 营养性巨幼细胞性贫血用维生素 B_{12} 治疗,正确的是 （ ）
   A. 由维生素 B_{12} 吸收障碍引起者应长期肌内注射维生素 B_{12}
   B. 有神经系统受累者,维生素 B_{12} 每次 100μg,2～3 次/周
   C. 单纯缺乏叶酸时不应加用维生素 B_{12}
   D. 用至临床症状明显好转,血象恢复正常后 1～2 个月
   E. 以上都不是

21. 下列关于血液方面的数据,错误的是 （ ）
   A. 6 个月～6 岁小儿贫血标准为 <110g/L
   B. 新生儿贫血标准为 <125g/L
   C. 小儿重度贫血时血红蛋白为 30～60g/L
   D. 小儿血容量占体重 8%～10%
   E. 小儿输血量一般按每次 10ml/kg 计算

22. 下列关于营养性缺铁性贫血骨髓象的描述,错误的是 （ ）
   A. 各系均增生活跃
   B. 以中、晚幼红细胞增生明显
   C. 幼红细胞胞体小,胞质少,染色偏蓝
   D. 胞浆成熟落后于胞核
   E. 幼红细胞增生活跃

23. 营养性巨幼细胞性贫血出现明显神经精神症状时应用 （ ）
   A. 维生素 B_{12}
   B. 叶酸
   C. 铁剂
   D. 维生素 B_{12} 加叶酸
   E. 叶酸加维生素 C

24. 脾切除对下列疾病无效的是 （ ）
   A. 脾功能亢进
   B. 中间型地中海贫血

C. 再生障碍性贫血

D. 血红蛋白 H 病

E. 遗传性球形红细胞增多症

25. 患儿血清铁蛋白降低,红细胞游离原卟啉正常,未出现贫血表现为（　　）

A. 铁减少期

B. 红细胞生成缺铁期

C. 缺铁性贫血期

D. 缺铁性贫血恢复期

E. 缺铁性贫血已治愈

26. 下列属于轻型 β 地中海贫血患者 Hb 电泳特点的是（　　）

A. HbA 正常,HbA$_2$ 0.035～0.060,HbF 正常

B. HbA 0.035～0.060,HbA$_2$ 正常,HbF > 0.40

C. HbA 正常,HbA$_2$ 正常,HbF 0.035～0.060

D. HbA 0.035～0.060,HbA$_2$ 正常,HbF 正常

E. HbA 正常,HbA$_2$ > 0.4,HbF 0.035～0.060

27. 患儿,男,1 岁。面色逐渐苍白 2 个月,单纯母乳喂养。肝肋下 2.5cm,脾肋下 0.5cm。Hb 80g/L,RBC 3×10^{12}/L,RBC 中心浅染区扩大,网织红细胞、PLT、WBC 都正常。首先应考虑的诊断是（　　）

A. 营养性缺铁性贫血

B. 营养性巨幼细胞性贫血

C. 营养性混合性贫血

D. 再生障碍性贫血

E. 雅克什贫血

28. 患儿,女,8 月龄。出生后 6 个月内生长发育好,近 2 个月呆滞,面黄。查体:四肢及唇舌抖,舌炎,腱反射亢进,踝阵挛阳性。实验室检查:Hb 65g/L,RBC 1.5×10^{12}/L,WBC 4.5×10^9/L,中性粒细胞 15%,淋巴细胞 80%,单核细胞 5%,中性粒细胞有核右移。该患儿最可能的诊断是（　　）

A. 脑性瘫痪

B. 营养性缺铁性贫血

C. 呆小病

D. 婴儿痉挛症

E. 巨幼细胞性贫血

29. 出生后 1 天的新生儿,白细胞 20×10^9/L,N 65%,L 30%,提示该新生儿为（　　）

A. 正常　　　　B. 体内有感染灶

C. 有白血病　　D. 类白血病

E. 骨髓外造血

30. 患儿,男,8 月龄。蜡黄,虚胖,手足颤抖,肝肋下 2cm。红细胞 2.1×10^{12}/L,血红蛋白 80g/L。下列治疗错误的是（　　）

A. 维生素 B$_{12}$ 肌内注射

B. 镇静剂治疗

C. 及时添加辅食

D. 改为羊奶喂养

E. 加强护理,防治感染

31. 患儿,女,8 月龄。面色苍白,毛发稀疏、发黄,舌震颤。实验室检查:MCV 104fl,MCH 38pg,Hb 90g/L。早期最恰当的治疗是（　　）

A. 铁剂 + 叶酸

B. 铁剂 + 维生素 C

C. 维生素 B$_{12}$ + 高蛋白饮食

D. 维生素 B$_{12}$ + 叶酸

E. 维生素 B$_{12}$ + 铁剂

32. 患儿已确诊为缺铁性贫血,Hb 78g/L。不宜首选（　　）

A. 服用二价铁

B. 同时辅以维生素 C 口服

C. 疗程不少于 2 个月

D. 少量输血

E. 添加肝、鱼等辅食

33. 患儿,男,8月龄。母乳喂养,面色苍白,肝、脾大。实验室检查:血清铁30μg/dl,血清总铁结合力380μg/dl,血清铁饱和度小于15%,骨髓象红细胞系统增生明显,以中、晚幼红细胞为主,HbF 4%,HbA 3%。可能的诊断是（　　）
   A. 再生障碍性贫血
   B. 营养性混合性贫血
   C. 地中海贫血
   D. 营养性巨幼细胞性贫血
   E. 营养性缺铁性贫血

34. 患儿,男,10月龄。系双胎34周早产儿之一,羊乳喂养。近1个月面色苍白,烦躁易怒,少哭不笑,原会坐,现坐不稳,无发热。首先应考虑（　　）
   A. 化脓性脑膜炎后遗症
   B. 早产儿大脑发育不全
   C. 巨幼细胞性贫血
   D. 颅内出血
   E. 先天愚型

35. 患儿,男,5岁。营养性缺铁性贫血。发热、咳嗽2周,诊断为金黄色葡萄球菌肺炎、肺脓肿。血RBC 3×10¹²/L,Hb 65g/L。经头孢唑林静脉滴注,口服硫酸亚铁及维生素C治疗1周,仍有发热,网织红细胞不上升,血象无改变。最佳的治疗选择是（　　）
   A. 肌内注射右旋糖酐铁
   B. 输血
   C. 加大口服硫酸亚铁剂量
   D. 加用维生素B₁₂及叶酸
   E. 更换抗生素并输血

36. 患儿,男,1岁。因长期腹泻引起营养性缺铁性贫血,近半月来患支气管肺炎。实验室检查:Hb 50g/L,RBC 2×10¹²/L。应首选的处理是（　　）
   A. 增加富含铁质的食品
   B. 10%枸橼酸铁胺口服
   C. 硫酸亚铁片剂口服
   D. 肌内注射右旋糖酐铁
   E. 按6ml/kg/次的量输新鲜血

37. 患儿,男,8月龄。因面色苍黄,表情呆滞,少哭、不笑1个月来院就诊。诊断为巨幼细胞性贫血。下列不符合诊断的是（　　）
   A. 红细胞平均血红蛋白含量(MCH) > 32pg
   B. 红细胞体积增大
   C. 红细胞平均容积(MCV) > 84fL
   D. 中性粒细胞呈分叶核过多现象
   E. 骨髓象中红细胞系显示胞核发育落后于胞体

38. 患儿,男,9月龄。面色苍白,食欲差。Hb 68g/L,RBC 2.8×10¹²/L,网织红细胞1%,肝肋下2.5cm,脾肋下0.5cm。应首选的检查是（　　）
   A. 测血小板计数、白细胞计数及分类
   B. 骨髓穿刺
   C. 红细胞脆性试验
   D. 测血清铁、总铁结合力
   E. 测维生素B₁₂、叶酸的浓度

39. 一33周早产儿,为预防维生素D缺乏性佝偻病及缺铁性贫血,出院时医嘱交代其补维生素D及补铁的时间分别为（　　）
   A. 出生时,出生2个月
   B. 出生后2周,出生后1个月
   C. 出生后1周,出生后2个月
   D. 出生后1周,出生后4个月
   E. 出生后1月,出生后4个月

40. 血友病A患者出血程度的轻重与其血浆中哪种物质的活性高低有关（　　）
   A. 因子Ⅷ　　　　B. 因子Ⅸ
   C. 因子Ⅺ　　　　D. 因子Ⅷ:C
   E. 因子Ⅷ:Ag

41. 新生儿贫血是指 （　　）
    A. Hb＜220g/L　　B. Hb＜120g/L
    C. Hb＜110g/L　　D. Hb＜135g/L
    E. Hb＜145g/L

42. 小儿白血病中最常见的类型是（　　）
    A. 原粒细胞白血病未分化型
    B. 原粒细胞白血病部分分化型
    C. 早幼粒细胞白血病
    D. 急性淋巴细胞白血病
    E. 急性单核细胞性白血病

43. 下列关于血友病的描述,错误的是
    （　　）
    A. 血友病A,即因子Ⅶ缺乏症
    B. 血友病A,即因子Ⅷ缺乏症
    C. 血友病B,即因子Ⅸ缺乏症
    D. 血友病C,即因子Ⅺ缺乏症
    E. 因子Ⅷ又称为抗血友病球蛋白

44. 下列不属于遗传性疾病的是 （　　）
    A. G-6-PD缺陷症
    B. 血友病A
    C. 血友病B
    D. 地中海贫血
    E. 特发性血小板减少性紫癜

45. 血清铁与未饱和铁结合力之和称为
    （　　）
    A. 血红蛋白　　B. 铁蛋白
    C. 总铁结合力　D. 转铁蛋白
    E. 血清铁饱和度

46. 下列关于朗格汉斯细胞组织细胞增生症的诊断方法中,最有意义的是
    （　　）
    A. 肝脾大、突眼、尿崩
    B. 皮疹
    C. X线摄片
    D. 病灶活检
    E. 骨髓检查

47. 下列与白血病的病因无关的是（　　）
    A. 病毒因素　　B. 物理因素
    C. 化学因素　　D. 遗传因素
    E. 精神因素

48. 小儿急性白血病治疗的关键是（　　）
    A. 输血和支持疗法
    B. 联合化疗
    C. 诱导分化
    D. 放射治疗
    E. 骨髓移植

49. 患儿,女,1岁。母乳喂养未加辅食。查体:皮肤黏膜苍白,肝肋下2cm,脾肋下1cm。实验室检查:Hb 78g/L,RBC $3.6×10^{12}$/L,血小板 $121×10^9$/L。该患儿最可能的诊断是 （　　）
    A. 营养性缺铁性贫血
    B. 营养性巨幼细胞性贫血
    C. 营养性混合性贫血
    D. 生理性贫血
    E. ABO溶血病

50. 患儿,女,7月龄。混合喂养,因有腹泻,未按时添加辅食。近2个月来面色苍白明显,伴厌食,欠活泼。心肺正常,肝肋下2cm。血红蛋白90g/L,红细胞数 $2.95×10^{12}$/L,白细胞数 $7.5×10^9$,中性粒细胞0.40,淋巴细胞0.58,单核细胞0.02。以下化验结果提示其患缺铁性贫血,除了 （　　）
    A. 血清铁蛋白＜10μg/L
    B. 铁粒幼红细胞＜0.15
    C. 红细胞游离原卟啉＞0.9μmol/L
    D. 血清铁＜8.95μmol/L
    E. 总铁结合力＜62.5μmol/L

51. 关于血友病,错误的是 （　　）
    A. 血友病A为X连锁隐性遗传
    B. 血友病B为X连锁隐性遗传
    C. 血友病A和B由男性传递,女性发病
    D. 血友病A和B由女性传递,男性发病
    E. 血友病C为常染色体隐性遗传

52. 遗传性球形红细胞增多症的三大特征是 （　　）
   A. 贫血、黄疸、肝大
   B. 贫血、黄疸、脾大
   C. 贫血、出血、脾大
   D. 出血、黄疸、脾大
   E. 贫血、黄疸、淋巴结肿大

53. 缺铁性贫血输注红细胞的适应证不包括 （　　）
   A. 贫血严重
   B. 贫血合并感染者
   C. 急需外科手术者
   D. 严重贫血致心力衰竭者
   E. 口服铁剂治疗效果不佳者

54. 患儿，女，5岁。验血时发现全血细胞减少。下列不可能有此表现的疾病是 （　　）
   A. 再生障碍性贫血
   B. 类白血病反应
   C. 播散性红斑狼疮
   D. 脾功能亢进
   E. 朗格汉斯细胞组织细胞增生症

55. 患儿，男，1岁。母乳喂养未添加辅食。查体：虚胖，毛发稀黄，面色苍黄，肝肋下3cm，脾肋下1.5cm，表情呆滞，智力发育落后，肢体震颤，踝阵挛阳性。首先的检查是 （　　）
   A. 心电图　　　B. 脑电图
   C. B型超声检查　D. 尿常规检查
   E. 血常规检查

56. 患儿，男，9月龄。混合喂养，未添加辅食，1个月来皮肤黏膜逐渐苍白，不爱活动。肝肋下3cm，脾肋下1cm。血红蛋白81g/L，红细胞$3.4×10^{12}$/L，血小板$150×10^9$/L。MCV 70fl，MCH 23pg，MCHC 0.28pg/fl，网织红细胞计数0.6%。临床诊断为 （　　）
   A. 溶血性贫血
   B. 营养性巨幼细胞性贫血
   C. 营养性混合性贫血
   D. 营养性缺铁性贫血
   E. 再生障碍性贫血

57. 患儿，女，10月龄。人工喂养，未添加辅食，因面色苍白2个月，精神、食欲减退就诊。查体：面色蜡黄，睑结膜苍白，心前区听诊可闻及Ⅱ级柔和收缩期杂音，肝肋下2.5cm，脾肋下1cm。末梢血：血红蛋白75g/L，红细胞$2.0×10^{12}$/L，网织红细胞0.5%。肝脾大的原因，最可能是 （　　）
   A. 乙型肝炎　　　B. 心力衰竭
   C. CMV感染　　　D. 髓外造血
   E. 先天性代谢疾病

58. 患儿，女，11月龄。广东人，母有流产史。近5个月面色苍白，在"感冒"时加重，伴小便呈茶色，无发热，皮肤黏膜无出血，曾在外院输血2次。查体：明显贫血貌，双巩膜轻度黄染，双肺（-），心尖部闻及2/6收缩期吹风样杂音，肝右肋下3cm、质中，脾左肋下5cm、硬。该患儿应首先考虑的诊断为 （　　）
   A. 地中海贫血
   B. 自身免疫性溶血性贫血
   C. 白血病
   D. G-6-PD缺陷
   E. 肝炎

59. 患儿，男，10月龄。系双胎34周早产儿之一。有四肢抖动，近1个月面色苍白，烦躁易怒，少哭不笑，原会坐，但坐不稳，无发热。该患儿经有效治疗后，最早和最迟恢复正常的是 （　　）
   A. 骨髓中的红细胞形态，神经精神症状
   B. 网织红细胞，血红蛋白
   C. 网织红细胞，神经精神症状

D. 神经精神症状,血红蛋白
E. 以上都不对

60. 患儿,男,3岁。因肌内注射后臀部血肿收治入院。经各项检查证实为"血友病A重型"。下列作为该病的初筛试验最合适的是 （ ）
   A. 血小板计数减少
   B. 凝血酶原时间(PT)延长
   C. 活化部分凝血活酶时间延长
   D. 出血时间延长
   E. 纤维蛋白含量降低

61. 缺乏后对结核杆菌易感性增强的维生素是 （ ）
   A. 维生素 B_1 B. 维生素 B_2
   C. 维生素 B_{12} D. 维生素 B_6
   E. 维生素 C

62. 小儿白血病的确诊主要依靠 （ ）
   A. 以发热、贫血、出血为常见的临床表现
   B. 贫血伴肝、脾大
   C. 淋巴结肿大
   D. 周围血象见异常白细胞伴贫血
   E. 骨髓中白血病细胞(原始+早幼)>0.30

63. 患儿,女,10岁。感冒一周后全身出现散在瘀斑,无发热。查体:心肺正常,肝脾不大。血红蛋白120g/L,白细胞$8.0×10^9$,淋巴细胞0.30,中性粒细胞0.65,血小板$50×10^9$。该病可能的诊断是 （ ）
   A. 过敏性紫癜
   B. 特发性血小板减少性紫癜
   C. 血友病
   D. 再生障碍性贫血
   E. 以上都不是

64. 下列对DIC有确诊意义的检查项目是 （ ）
   A. 血小板计数减少

B. 抗凝血酶Ⅲ(AT-Ⅲ)在DIC早期明显减少
C. 优球蛋白溶解时间缩短
D. D-二聚体异常升高
E. FDP超过20mg/L

65. 血友病实验室检查共同的特点不包括 （ ）
   A. 凝血酶时间正常
   B. 凝血酶原时间正常
   C. 活化部分凝血活酶时间延长
   D. 纤维蛋白原定量正常
   E. 血小板减少

66. 小儿造血分为 （ ）
   A. 中胚叶造血期和骨髓造血期
   B. 肝脾造血期和骨髓造血期
   C. 胚胎期造血和出生后造血
   D. 骨髓造血和骨髓外造血
   E. 胚胎期造血和骨髓造血期

67. 中胚叶造血期始于 （ ）
   A. 胚胎第6周 B. 胚胎第10周
   C. 胚胎第8周 D. 胚胎第5个月
   E. 胚胎第3周

68. 下列关于骨髓外造血的描述,错误的是 （ ）
   A. 多见于年长儿
   B. 骨髓外造血原因之一是缺少黄髓,造血代偿潜力小
   C. 骨髓外造血时,肝、脾、淋巴结肿大
   D. 周围血象可见幼红细胞或(和)幼稚粒细胞
   E. 当病因去除后,可恢复正常骨髓造血

69. 从母体带来的铁够供小儿使用的时间是 （ ）
   A. 3~4天 B. 3~4周
   C. 2~3个月 D. 4~5个月
   E. 6~7个月

70. 易患缺铁性贫血的小儿类型是（ ）
   A. 早产儿 B. 足月小样儿

C. 大于胎龄儿　　D. 正常足月儿
E. 以上都不是

71. 骨髓铁粒幼红细胞数减少提示（　　）
    A. 贮存铁减少
    B. 铁利用障碍
    C. 红细胞破坏增多
    D. 二价铁减少
    E. 三价铁减少

72. 服用铁剂的同时服用维生素 C 的机理是　　　　　　　　　　（　　）
    A. 使三价铁还原成二价铁，易吸收
    B. 使二价铁变成三价铁，易于吸收
    C. 使三价铁变成铁盐，易于吸收
    D. 促进铁的利用
    E. 促进铁离子与去铁蛋白结合

73. 叶酸转变成四氢叶酸的过程中起催化作用的是　　　　　　　（　　）
    A. 维生素 D　　B. 维生素 B_{12}
    C. 维生素 B_2　　D. 维生素 B_6
    E. 维生素 A

74. 缺乏叶酸和维生素 B_{12} 发生贫血的主要机理是　　　　　　（　　）
    A. 影响 DNA 合成，使生成红细胞速度减慢
    B. 影响 RNA 合成，使血红蛋白减少
    C. 影响 DNA 合成，使血红蛋白减少
    D. 影响 RNA 合成，使红细胞生成速度减慢
    E. 影响铁剂吸收，使血红蛋白减少

75. 羊奶喂养而不及时添加辅食，小儿易患　　　　　　　　　　　（　　）
    A. 缺铁性贫血
    B. 维生素 B_6 缺乏性贫血
    C. 维生素 B_{12} 缺乏性巨幼细胞性贫血
    D. 叶酸缺乏性巨幼细胞性贫血
    E. 溶血性贫血

76. 维生素 B_{12} 的吸收部位有　　（　　）
    A. 胃　　　　　　B. 十二指肠
    C. 空肠　　　　　D. 回肠末端
    E. 升结肠

77. 下列不属于叶酸缺乏所致营养性巨幼细胞性贫血表现的是　　　　　　（　　）
    A. 面色蜡黄，颜面浮肿虚胖
    B. 肝、脾轻度大
    C. 表情呆滞，智力减退
    D. 厌食、恶心、呕吐、腹泻
    E. 舌炎，舌面光滑

78. 患儿，男，9 月龄。因间断大便增多 2～3 个月，面色苍白 1 个月来诊。大便 2～3 次/日，呈糊状。母乳喂养，4 个月开始添加辅食。患儿 3 个月时患"坏死性小肠结肠炎"而行小肠大部切除术。术后一般情况逐渐好转。查体：皮肤黏膜苍白，心肺（-），肝肋下 2.5cm，脾肋下 1cm。末梢血：血红蛋白 70g/L（7g/dl），红细胞 2×10^{12}/L，白细胞 5.2×10^9/L，部分中性粒细胞有核右移。首诊医生最合适的诊断为（　　）
    A. 营养性巨幼细胞性贫血
    B. 营养性缺铁性贫血
    C. 营养性混合性贫血
    D. 生理性贫血
    E. 再生障碍性贫血

【B 型题】

(79～81 题共用备选答案)
    A. Hb 140～120g/L
    B. Hb 120～90g/L
    C. Hb 90～60g/L
    D. Hb 60～30g/L
    E. Hb <60g/L

79. 新生儿中度贫血　　　　　　（　　）
80. 小儿重度贫血　　　　　　　（　　）
81. 新生儿极重度贫血　　　　　（　　）

(82~84题共用备选答案)

A. RBC大小不等,小细胞为多,中央苍白区大
B. RBC较小呈球形
C. RBC大小不等,大细胞为多,中央苍白区不明显
D. RBC大小不等,可见异型、靶形和有核红细胞
E. RBC大小不等,大红细胞苍白区明显

82. 营养性缺铁性贫血可见 （   ）
83. 营养性巨幼细胞性贫血可见 （   ）
84. 地中海贫血可见 （   ）

(85~86题共用备选答案)

A. 营养性缺铁性贫血
B. 溶血性贫血
C. 营养性巨幼细胞性贫血
D. 急性失血性贫血
E. 混合性贫血

85. MCV>94fl,MCH>32pg,MCHC正常（34%）,红细胞核发育落后于胞质,中性粒细胞分叶过多,提示 （   ）
86. MCV<80fl,MCHC<32%,红细胞中央苍白区扩大,骨髓中红细胞胞质发育落后于胞核,提示 （   ）

(87~88题共用备选答案)

A. 智力及动作发育落后有倒退现象
B. 兴奋、多动
C. 注意力不集中,记忆力减退
D. 腱反射减弱
E. 感觉异常

87. 缺铁性贫血的神经系统表现为（   ）
88. 营养性巨幼细胞性贫血的神经系统表现为 （   ）

【X型题】

89. 缺铁性贫血患儿缺铁的原因包括（   ）
    A. 先天储铁不足
    B. 铁摄入量不足
    C. 生长发育快
    D. 铁的吸收障碍
    E. 铁的丢失过多

90. 符合贫血诊断的血红蛋白值是（   ）
    A. 新生儿<145g/L
    B. 1~4个月小儿<100g/L
    C. 4~6个月小儿<110g/L
    D. 12~14岁小儿<120g/L
    E. 以上都不对

91. 营养性巨幼细胞性贫血的特点是 （   ）
    A. 多见于婴幼儿
    B. 红细胞数减少比血红蛋白降低为著
    C. 重症可有皮肤出血点
    D. 病史中有神经精神发育的障碍
    E. 用维生素B_{12}和(或)叶酸治疗有效

92. 网织红细胞计数增多提示 （   ）
    A. 溶血性贫血
    B. 再生障碍性贫血
    C. 营养性贫血
    D. 失血性贫血
    E. 生理性贫血

93. 下列关于骨髓外造血,正确的是（   ）
    A. 婴儿期多见
    B. 肝、脾、淋巴结肿大
    C. 末梢血中出现有核红细胞
    D. 出生后主要是骨髓外造血
    E. 多见于急性失血性贫血

94. 注射铁剂的适应证为 （   ）
    A. 诊断肯定,但口服铁剂后无治疗反应者
    B. 口服后胃肠反应严重,虽然改变剂型、种类及给药时间仍无改善者
    C. 胃肠疾病胃肠手术后不能应用口服铁剂
    D. 口服铁剂后偶有腹痛
    E. 以上都是

95. 缺铁性贫血的输血指征是 （   ）
    A. 贫血严重,尤其是发生心力衰竭

B. 合并严重感染
C. 急需外科手术者
D. 血红蛋白在60～90g/L
E. 以上都是

96. 下列关于巨幼细胞性贫血的骨髓特点,正确的是 （　　）
A. 骨髓增生明显活跃,以红系增生为主
B. 粒系、红系均出现巨幼变
C. 中性粒细胞的胞质空泡形成,核分叶过多
D. 巨核细胞的核有过度分叶现象
E. 巨大血小板

97. 重型β地中海贫血的临床特点有 （　　）
A. 出生时无症状,至3～12个月开始发病
B. 常需要每4周输红细胞以纠正严重贫血
C. 1岁以后可能形成地中海贫血特殊面容
D. HbA$_2$及HbF含量正常
E. 易并发含铁血黄素沉着症

98. 下列关于免疫性血小板减少症的治疗,正确的是 （　　）
A. 糖皮质激素
B. 大剂量静脉丙种球蛋白
C. 基因活化治疗
D. 抗D免疫球蛋白
E. 脾切除

二、名词解释
1. Cooley贫血
2. 骨髓外造血
3. 红细胞生成缺铁期
4. MICM综合分型
5. 贫血
6. 营养性缺铁性贫血

三、填空题
1. 正常情况下,血浆中的_____仅有1/3与铁结合,此结合的铁称为血清铁。
2. _____和_____之和称为血清总铁结合力。
3. _____可较敏感地反映体内贮存体的情况,因而是诊断缺铁铁减少期（ID）的敏感指标。
4. 营养性巨幼细胞性贫血是由于_____和（或）_____所致的_____,主要临床特点是_____、_____、_____、_____。
5. 遗传性球形红细胞增多症是红细胞膜先天缺陷的溶血性贫血,以不同程度的_____、_____、_____及_____为特征。
6. 地中海贫血又称为_____、_____,是遗传性溶血性贫血的一组疾病,共同特点为_____,导致_____组成成分发生改变。
7. 血友病A和B为_____遗传,有_____传递,_____发病的特点。
8. 朗格汉斯细胞组织细胞增生症的临床表现分为3期,即_____、_____及_____。
9. 缺铁的病理生理通常包括3个阶段_____、_____、_____。

四、简答题
1. 简述胎儿和儿童期铁代谢的特点。
2. 简述缺铁性贫血的临床表现。
3. 简述缺铁性贫血外周血及骨髓检查的特点。
4. 简述营养性巨幼细胞性贫血的临床表现。
5. 简述遗传性球形红细胞增多症的临床特点。
6. 简述血友病实验室检查的共同特点。

五、病例分析题

1. 患儿,男,2岁。广西人。因反复面色苍白1年多,再发加重1周入院。患儿为足月顺产第一胎,母乳喂养至1岁。出生后半年开始出现面色苍白,并逐渐加重,在当地县医院输血后好转,但不久又出现面色苍白,每隔1~2个月需输血1次。近1周来面色苍白又加重,为进一步诊疗而入院。查体:T 36.8℃,R 28次/分,P 126次/分,体重11kg,神清,发育尚可,皮肤黏膜苍白,无出血点,浅表淋巴结无肿大,心肺无异常,腹部平软,肝右肋下3cm可及、质中,脾肋下3cm可及、质中。血常规:WBC 8.7×10^9/L,RBC 2.61×10^{12}/L,Hb 56g/L。本例患儿首先考虑何种疾病?诊断依据?应重点做何检查?要注意与哪些疾病鉴别?

2. 患儿,男,10月龄。未及时添加辅食。因发现面色苍白2个月入院。查体:面色苍白,心肺听诊无异常,腹软,肝肋下1cm。血常规:WBC 9.8×10^9/L,Hb 78g/L,Ret 5.3%,MCV 68fl,MCH 16.8pg,MCHC 247g/L。请做出初步诊断及诊断依据。进一步可行哪些检查明确诊断?治疗原则、铁剂治疗方法及治疗有效的指标。

【参/考/答/案】

一、选择题

【A型题】

1. B	2. C	3. C	4. A	5. B
6. D	7. E	8. C	9. A	10. D
11. B	12. C	13. D	14. B	15. C
16. B	17. B	18. B	19. B	20. A
21. B	22. A	23. D	24. C	25. A
26. A	27. A	28. E	29. A	30. D
31. D	32. D	33. E	34. C	35. E
36. E	37. C	38. D	39. C	40. D
41. E	42. D	43. A	44. E	45. C
46. D	47. E	48. B	49. A	50. E
51. C	52. B	53. E	54. B	55. C
56. D	57. D	58. A	59. A	60. C
61. C	62. B	63. B	64. D	65. E
66. C	67. E	68. A	69. D	70. A
71. A	72. A	73. B	74. A	75. D
76. D	77. C	78. A		

【B型题】

| 79. B | 80. D | 81. E | 82. A | 83. C |
| 84. D | 85. C | 86. A | 87. C | 88. A |

【X型题】

89. ABCDE	90. AD	91. ABCDE
92. AD	93. ABC	94. ABC
95. ABC	96. ABCDE	97. ABCE
98. ABDE		

1. B【解析】血清铁蛋白可较敏感地反映体内贮存铁的情况。

3. C【解析】缺铁性贫血的实验室检查为血清铁蛋白、血清铁降低,红细胞内游离原卟啉升高,总铁结合力上升。骨髓中红细胞内铁幼粒细胞数下降。

5. B【解析】出生后主要是骨髓造血。

6. D【解析】β重型地中海贫血的临床特点有:出生时无症状,出生后3~12个月发病,呈慢性进行性贫血,特殊面容,常并发支气管炎或肺炎；容易并发含铁血黄素沉着症；过多的铁沉着在心肌和其他脏器；最严重的是心力衰竭，是导致患儿死亡的重要原因之一。

7. E【解析】接触阳光少是维生素 D 缺乏的主要原因，影响钙的吸收，而非铁。

8. C【解析】维生素 B_{12} 能促使脂肪代谢产生的甲基丙二酸转变为琥珀酸而参与三羧酸循环，当其缺乏时可导致中枢和外周神经髓鞘受损，因而出现神经精神症状。

9. A【解析】β 地中海贫血的发病机制为 11p1.2 的基因缺失或点突变导致 β 链生成完全或部分受抑制，以致含有 β 链的 HbA 合成减少或消失，而多余的 α 链和 γ 链结合形成 HbF，使得它的含量明显增加。过量的 α 链沉积在幼红细胞和红细胞内，形成包涵体，导致红细胞的脆性降低。

10. D【解析】补充铁剂后 12～24 小时细胞内含铁酶开始恢复，烦躁等精神症状减轻，食欲增加，2～3 天后网织红细胞开始上升。

11. B【解析】轻型 β 地中海贫血的特点为血红蛋白电泳显示 HbA_2 含量增高（3.5%～6%），HbF 含量正常。

12. C【解析】营养性缺铁性贫血的特点是血红蛋白降低的比红细胞数减少明显，呈小细胞低色素贫血。总铁结合力上升，铁蛋白和转铁蛋白饱和度下降。

13. D【解析】生理性贫血的原因有：红细胞生成素减少；红细胞寿命较短，破坏较多，生长迅速，循环血量迅速增加。发生于生后 2～3 个月，而非 6 个月。

14. B【解析】血红蛋白下降比红细胞数减少明显为缺铁性贫血的特点。巨幼细胞性贫血的红细胞数大小不等，以大

细胞为主，白细胞数常减少，分叶核增多，提示核右移，而非核左移。另外巨幼细胞性贫血为大细胞性贫血，MCV>94fl，MCH>32pg。

15. C【解析】对于重型地中海贫血，应从早期开始给予适量的红细胞输注，使得患儿的生长发育接近正常和防止骨骼病变。其他几种类型只有在必要时才输血。

18. B【解析】缺铁性贫血铁剂治疗时若治疗满意，应在血红蛋白恢复正常后再继续服用铁剂 6～8 周，以增加铁剂贮存。

19. B【解析】缺铁性贫血第一阶段为铁减少期，此阶段体内贮存的铁已经减少，反应贮存铁的敏感指标为铁蛋白。

20. A【解析】营养性巨幼细胞性贫血应用维生素 B_{12} 治疗时，100μg/次，2～3 次/周，连用数周，直到血象恢复正常为止。有神经系统受累时，每日 1mg，连续肌内注射 2 周以上。维生素 B_{12} 吸收障碍引起者，应长期肌内注射维生素 B_{12}。

24. C【解析】再生障碍性贫血，骨髓增生低下，肝、脾、淋巴结不肿大，脾切除无效。

27. A【解析】该患儿已经 1 岁，仍单纯母乳喂养，未添加辅食，母乳含铁量少，1 岁已经将胎儿期母亲给的贮存铁消耗完，未能从食物中及时补充，且外周血象中红细胞中心淡染区扩大，提示低色素性贫血，故判断为缺铁性贫血。

28. E【解析】该患儿临床特点为贫血貌，神经系统症状，血色素低，白细胞减少，中性粒细胞核右移，符合这些特征的为巨幼细胞性贫血。

30. D【解析】根据题目判断该患儿为巨幼细胞性贫血，羊奶中叶酸含量低，故不能食用羊奶。

31. D【解析】根据题目判断该患儿为巨幼

细胞性贫血,治疗应当为维生素 B_{12} 和叶酸同时应用。

32. D【解析】缺铁性贫血的输血指征为重度贫血,即 Hb 低于 60g/L。该患儿为 78g/L,故不应输血。

34. C【解析】早产儿,双胎,提示发育迅速,需求量大;羊乳喂养,提示叶酸摄入不足;有贫血貌,神经系统症状,更加证实巨幼细胞性贫血的诊断。

35. E【解析】该患儿为中度贫血,合并了严重感染,加重了贫血,当务之急应积极控制感染,并给予输血,再口服铁剂。

36. E【解析】该患儿为重度贫血,且伴有感染,达到了输血指征,每次输注 4~6ml/kg。

40. D【解析】因子Ⅷ或因子Ⅸ促凝活性(FⅧ:C 或 FⅨ:C)减少或极少,有助于判断血友病的类型、病情的轻重及指导治疗。血友病 A,为因子Ⅷ缺乏。

43. A【解析】血友病 A 为Ⅷ因子缺乏,而非Ⅶ因子缺乏。

44. E【解析】特发性血小板减少性紫癜为免疫性疾病,非遗传性疾病。

50. E【解析】缺铁性贫血时总铁结合力上升(>62.7μmol/L),而非下降。

51. C【解析】血友病 A 和 B 为 X 连锁隐性遗传,由女性传递,男性发病。血友病 C 为常染色体隐性遗传。

53. E【解析】缺铁性贫血的输血指征有:贫血严重,尤其是发生心力衰竭者;合并感染者;急需外科手术者。

55. E【解析】该患儿母乳喂养,已经 1 岁,未按时添加辅食,可能存在营养元素补给不足的可能。查体发现有贫血貌,神经系统有异常体征,巨幼细胞性贫血的可能性大,故应当先查血常规,再进行其他检查。

56. D【解析】根据该患儿贫血貌,肝脾大,血常规提示小细胞低色素性贫血,故诊断为缺铁性贫血。

57. D【解析】缺铁性贫血引起肝脾大的最主要原因是髓外造血。

58. A【解析】该患儿生后 6 个月开始发病,感染后加重,贫血貌,伴轻微黄疸,肝脾大,有反复输血史,符合地中海贫血特征。且该患儿为南方人,母亲有流产史,故诊断为地中海贫血。

59. A【解析】根据病史、查体,判断该患儿为巨幼细胞性贫血。巨幼细胞性贫血治疗过程中,维生素 B_{12} 治疗后 6~7 小时骨髓内巨幼红细胞可转为正常的幼红细胞;一般精神症状 2~4 天开始好转,网织红细胞在 2~4 天开始上升,2 周后降至正常,神经精神症状恢复较慢。

61. C【解析】维生素 B_{12} 缺乏可导致中性粒细胞和巨噬细胞吞噬细菌后的杀灭细菌作用减弱,使血液和组织中甲基丙二酸堆积,有利于结核分枝杆菌的生长,故维生素 B_{12} 缺乏者易患结核病。

64. D【解析】DIC 患者 D-二聚体异常升高,此试验对 DIC 有特异性。

68. A【解析】髓外造血多见于婴幼儿期,当发生感染性贫血或溶血性贫血等造血需要增加时,肝、脾、淋巴结可随时适应需要,恢复到胎儿时的造血状态,出现肝、脾、淋巴结肿大。

73. B【解析】叶酸在叶酸还原酶和维生素 B_{12} 催化下转变为四氢叶酸,四氢叶酸是 DNA 合成过程中必需的辅酶。

76. D【解析】食物中维生素 B_{12} 必须先与胃底部壁细胞分泌的糖蛋白结合成复合物才能在末端回肠黏膜吸收,进入血液循环后再与转钴胺素蛋白结合,运送到肝脏。

77. C【解析】病情呆滞,智力减退为维生素

B_{12} 缺乏导致的巨幼细胞性贫血，非叶酸缺乏所致。

78. **A**【解析】该患儿腹泻病史，小肠大部分切除，维生素 B_{12}、铁等主要在小肠吸收，另外血红蛋白下降，中性粒细胞有核右移现象，符合巨幼细胞性贫血特点。

91. **ABCDE**【解析】因为巨幼细胞性贫血时白细胞和血小板也会减少，故可能会有皮肤出血点。

93. **ABC**【解析】骨髓外造血的原因有感染和溶血性贫血等，原因无急性失血性贫血。出生后主要是骨髓造血。

94. **ABC**【解析】注射用铁剂容易发生不良反应，甚至发生过敏性反应致死，故应慎用，严格掌握适应证。对于偶有腹痛的患儿不应改用注射剂型，可以换用种类或调整剂量。

97. **ABCE**【解析】重型 β 地中海贫血 HbA_2 及 HbF 含量增高。

98. **ABDE**【解析】血小板减少症的治疗中不包括基因活化治疗。

二、名词解释

1. **Cooley 贫血**：又称重型 β 地中海贫血。是由于遗传性珠蛋白基因的缺陷使血红蛋白中的珠蛋白肽链合成异常，HbF 含量明显增高，大多数 >0.40，临床表现为慢性进行性溶血性贫血。

2. **骨髓外造血**：小儿在出生后，尤其在婴儿期，当发生感染性贫血或溶血性贫血等造血需要增加时，肝、脾、淋巴结可随时恢复到胎儿时的造血状态，出现肝、脾、淋巴结肿大。同时外周血中可出现有核红细胞和（或）幼稚中性粒细胞。这是小儿造血器官的一种特殊反应，称为骨髓外造血。

3. **红细胞生成缺铁期**：是缺铁性贫血中的一个分期，此期贮存铁进一步耗竭，红

细胞生成所需的铁亦不足，但循环中血红蛋白的量尚未减少。

4. **MICM 综合分型**：小儿急性白血病的一种分类方法，目前常采用形态学（M）、免疫学（I）、细胞遗传学（C）和分子生物学（M），即 MICM 综合分型，以指导治疗和提示预后。

5. **贫血**：是指外周血中单位容积内的红细胞数或血红蛋白量低于正常。

6. **营养性缺铁性贫血**：是体内铁缺乏导致血红蛋白合成减少，临床上以小细胞低色素性贫血、血清铁蛋白减少和铁剂治疗有效为特点的贫血症状。

三、填空题

1. 转铁蛋白

2. 血清铁　未饱和铁结合力

3. 血清铁蛋白

4. 维生素 B_{12}　叶酸　大细胞性贫血　贫血　神经精神症状　红细胞的胞体变大　骨髓中出现巨幼红细胞　用维生素 B_{12} 和（或）叶酸治疗有效

5. 贫血　反复出现黄疸　脾大　球形红细胞增多　红细胞渗透脆性增加

6. 海洋性贫血　珠蛋白生成障碍性贫血　珠蛋白基因的缺陷使一种或几种珠蛋白肽链合成减少或不能合成　血红蛋白

7. X 连锁隐性遗传　女性　男性

8. 勒－雪病　韩－薛－柯病　骨嗜酸性粒细胞肉芽肿

9. 铁减少期　红细胞生成缺铁期　缺铁性贫血期

四、简答题

1. **简述胎儿和儿童期铁代谢的特点。**

答（1）胎儿期铁代谢的特点：胎儿通过胎盘从母体获得铁，以孕后期 3 个月

获得铁量最多,平均每日4mg。故足月儿从母体获得的铁足够其出生后4~5个月内的需要;早产儿从母体获得的铁少,容易发生缺铁。

(2)儿童期铁代谢的特点:儿童期一般较少缺铁,缺铁的原因一般为挑食,肠道慢性失血也是造成缺铁的原因。青春期生长发育迅速,对铁的需要量增加,初潮以后少女如月经过多造成铁丢失也是此期缺铁的原因。

2. 简述缺铁性贫血的临床表现。

答 (1)一般表现:皮肤、黏膜逐渐苍白,易疲乏,不爱活动。年长儿可诉头晕、眼前发黑、耳鸣等。

(2)髓外造血表现:肝、脾可轻度肿大,年龄愈小,病程愈久,贫血愈重,肝脾大愈明显。

(3)非造血系统症状。①消化系统症状:食欲减退、异食癖;②神经系统症状:烦躁不安或萎靡不振、精神不集中、记忆力减退,智力多数低于同龄儿等;③心血管系统症状:心率增快,严重者心脏扩大,甚至发生心力衰竭;④其他:细胞免疫功能降低等。

3. 简述缺铁性贫血外周血及骨髓检查的特点。

答 (1)外周血象:血红蛋白降低比红细胞数减少明显,呈小细胞低色素性贫血。外周血涂片可见红细胞大小不等,以小细胞为多,中央淡染区扩大。MCV<80fl,MCH<26pg,MCHC<310g/L。网织红细胞数正常或轻度减少。白细胞、血小板一般无改变。

(2)骨髓象:呈增生活跃,以中、晚幼红细胞增生为主。各期红细胞均较小,胞质少,染色偏蓝,显示胞质成熟程度落后于胞核。粒细胞和巨核细胞系一般无明显异常。

4. 简述营养性巨幼细胞性贫血的临床表现。

答 以6个月至2岁多见,起病缓慢。主要表现为虚胖或颜面轻度水肿,毛发纤细、稀疏、发黄,严重者皮肤可见出血点或瘀斑;皮肤常呈现蜡黄色,厌食、恶心、呕吐、腹泻和舌炎,常伴有肝、脾大,可有烦躁不安、易怒等神经精神症状。维生素B_{12}缺乏者表现为表情呆滞、目光发直、对周围反应迟钝、嗜睡、不认亲人、少哭不笑,智力、动作发育落后甚至退步。重症病例可出现不规则性震颤。叶酸缺乏不发生神经系统症状,但可导致神经精神异常。

5. 简述遗传性球形红细胞增多症的临床特点。

答 临床表现有贫血、黄疸、脾大三大特征。在慢性溶血性贫血的过程中易出现急性溶血发作。发病年龄越小,症状越重。多数患者有脾大。未行脾切除的年长儿,易并发色素性胆石症。贫血多为轻至中度,发生危象时可呈重度。外周血涂片可见胞体小、染色深、中心浅染区消失的球形红细胞增多,是本病的特征。

6. 简述血友病实验室检查的共同特点。

答 血友病实验室检查的共同特点是凝血时间延长(轻型者正常),凝血酶原消耗不良,活化部分凝血活酶时间延长;凝血活酶生成试验异常。凝血酶时间、凝血酶原时间、纤维蛋白原定量和血小板数正常。

五、病例分析题

1. 本例患儿首先考虑何种疾病? 诊断依据? 应重点做何检查? 要注意与哪些疾病鉴别?

答 首先考虑为地中海贫血。

诊断依据:广西人,出生后半岁发病,反

复输血史,贫血貌,肝脾大,血红蛋白低。

重点检查:外周血象、血红蛋白电泳、骨髓象、基因检测。

疾病鉴别:和缺铁性贫血、遗传性球形红细胞增多症及传染性肝炎或肝硬化鉴别。①缺铁性贫血:有缺铁诱因,血清铁蛋白含量降低,红细胞游离原卟啉升高,骨髓外铁粒幼红细胞减少,铁剂治疗有效等。②遗传性球形红细胞增多症:Coombs试验阳性、肾上腺皮质激素治疗有效。③传染性肝炎或肝硬化:通过病史询问、家族调查及红细胞形态观察、血红蛋白电泳检查可鉴别。

2. 请做出初步诊断及诊断依据。进一步可行哪些检查明确诊断?治疗原则、铁剂治疗方法及治疗有效的指标。

答 初步诊断:营养性缺铁性贫血。

诊断依据:患儿已10个月龄,未及时添加辅食,面色苍白,肝轻度大,血红蛋白78g/L,MCV 68fl,MCH 16.8pg。

进一步检查:应做骨髓象、铁蛋白、红细胞游离原卟啉、总铁结合力、血清铁、维生素 B_{12} 和叶酸含量测定等。

治疗原则:去除病因和补充铁剂。

铁剂治疗:①口服给药,二价铁盐容易吸收,如硫酸亚铁、富马酸亚铁等。元素铁每日 4~6mg/kg,分 3 次服用,两餐之间服用为宜。同时口服维生素 C 增加铁的吸收。添加含铁丰富且铁吸收率高的辅助食品,如精肉、血、内脏、鱼等,并注意膳食合理搭配。②注射铁剂。不良反应易发生,慎用。多用于口服铁剂后治疗无效、口服后胃肠反应重、不耐用口服制剂等。

治疗有效的指标:网织红细胞计数和血红蛋白升高。

(李 丹)

第14章 神经肌肉系统疾病

【学/习/要/点】

一、掌握

1. 惊厥、癫痫持续状态的定义。
2. 小儿惊厥的临床特征。
3. 热性惊厥的临床表现及惊厥的急救。
4. 化脓性脑膜炎的常见病原菌、临床表现、诊断、鉴别诊断及抗生素治疗原则。

二、熟悉

1. 小儿神经系统的体格检查。
2. 癫痫及癫痫综合征的分类。
3. 病毒性脑炎的临床表现。
4. 常见颅内感染的脑脊液改变特点。
5. 脑性瘫痪、吉兰-巴雷综合征、重症肌无力、进行性肌营养不良的临床特点及诊治要点。

【应/试/考/题】

一、选择题

【A/型/题】

1. 2月龄婴儿,下列改变异常的是（ ）
   A. 觅食反射阳性
   B. 握持反射阳性
   C. 拥抱反射阳性
   D. 前囟膨隆
   E. 双侧巴氏征阳性

2. 拥抱反射在出生后消失的年龄是（ ）
   A. 2月龄   B. 4月龄
   C. 7月龄   D. 9月龄
   E. 1岁

3. 异常放电可导致惊厥发作的细胞是（ ）
   A. 星形胶质细胞   B. 少突胶质细胞
   C. 神经元   D. 小胶质细胞
   E. 神经胶质细胞

4. 下列发作符合全面性发作的是（　　）
   A. 强直-阵挛发作　B. 杰克逊发作
   C. 自主神经发作　D. 复杂局灶性发作
   E. 屏气发作

5. 下列符合失神发作的是（　　）
   A. 意识丧失伴四肢强直
   B. 意识丧失伴四肢阵挛
   C. 发作性全身发软，不能维持正常姿势
   D. 动作语言停止，不伴倒地
   E. 右侧口角抽动伴双目凝视

6. 下列脑电图符合婴儿痉挛症改变的是（　　）
   A. 全脑3Hz棘-慢复合波节律
   B. 中央区和颞区可见棘波或棘-慢复合波
   C. 高度失律脑电图
   D. 爆发-抑制脑电图
   E. 全脑1.5~2.5Hz慢-棘慢复合波

7. 癫痫持续状态是指（　　）
   A. 一次癫痫发作持续30分钟以上
   B. 一次癫痫发作持续5分钟以内
   C. 一次癫痫发作持续10分钟以内
   D. 一次癫痫发作持续15分钟以内
   E. 一次癫痫发作持续20分钟以内

8. 选用抗癫痫药物应遵循的原则是（　　）
   A. 根据发作类型或癫痫综合征选药
   B. 从联合用药开始
   C. 从大剂量开始
   D. 每周间歇给药
   E. 无发作后应尽快停药

9. 婴儿痉挛症首选的抗癫痫病药物是（　　）
   A. 氯硝西泮　B. 卡马西平
   C. 苯巴比妥钠　D. ACTH或泼尼松
   E. 丙戊酸钠

10. 下列检查有助于癫痫的诊断与分型的是（　　）
    A. 头颅CT　B. 脑电图
    C. 头颅MRI　D. 头颅B超
    E. 头颅MRA

11. 下列发作形式属于惊厥发作的是（　　）
    A. 屏气发作　B. 失神发作
    C. 失张力发作　D. 强直-阵挛发作
    E. 不典型失神发作

12. 下列属于小儿惊厥特点的是（　　）
    A. 小儿惊厥发生率较成人低
    B. 年龄越小，发生率越低
    C. 小婴儿常有不典型惊厥发作
    D. 小儿惊厥少有频繁发作或惊厥持续状态
    E. 小儿惊厥的病因单一

13. 下列属于小婴儿不典型惊厥发作的是（　　）
    A. 强直-阵挛发作
    B. 屏气发作
    C. 习惯性擦腿
    D. 面肌局灶性抽动
    E. 痉挛发作

14. 小儿惊厥最常见的病因是（　　）
    A. 病毒性脑炎　B. 化脓性脑膜炎
    C. 中毒　D. 颅脑外伤
    E. 热性惊厥

15. 惊厥发作时首选的治疗措施是（　　）
    A. 降温
    B. 肌内注射地西泮
    C. 静脉缓慢推注葡萄糖酸钙
    D. 降颅压
    E. 静脉缓慢推注地西泮

16. 下列可用于癫痫持续状态的首选治疗的药物是（　　）
    A. 生酮饮食治疗　B. 丙戊酸钠
    C. 咪达唑仑　D. 利多卡因
    E. 苯巴比妥

17. 下列关于单纯型热性惊厥的描述，正确的是（　　）
    A. 首次发作年龄常<6个月，>6岁
    B. 1次热程发作达3次
    C. 惊厥可呈强直-阵挛性发作
    D. 可有惊厥持续状态发生
    E. 都有热性惊厥的家族史

18. 下列情况可以诊断热性惊厥的是( )
    A. 颅内感染所致惊厥
    B. 癫痫伴发热惊厥
    C. 上呼吸道感染伴发热惊厥
    D. 中毒性菌痢所致惊厥
    E. 瑞氏综合征所致惊厥

19. 热性惊厥发作时最首要的处理是( )
    A. 给予退热药   B. 物理降温
    C. 甘露醇降颅压   D. 抗感染
    E. 静脉推注地西泮

20. 下列药物可作为预防热性惊厥复发短程用药的是 ( )
    A. 丙戊酸钠   B. 卡马西平
    C. 乙琥胺   D. 地西泮
    E. 拉莫三嗪

21. 热性惊厥复发的危险因素是 ( )
    A. 首次发作时单纯性热性惊厥
    B. 首次发作年龄在2岁
    C. 一级亲属有热性惊厥史
    D. 首次发作前神经系统发育正常
    E. 一级亲属有癫痫史

22. 惊厥患儿诊断不明确,下列情况应考虑做腰椎穿刺检查的是 ( )
    A. 无热惊厥发作
    B. 反复惊厥发作,期间精神活动如常
    C. 惊厥呈强直-阵挛发作
    D. 惊厥发作后伴有持续性意识障碍
    E. 一级亲属有热性惊厥或癫痫病史

23. 下列脑脊液改变符合感染中毒性脑病的是 ( )
    A. 脑脊液外观呈米汤样改变
    B. 脑脊液压力升高
    C. 脑脊液中WBC数明显升高
    D. 脑脊液葡萄糖水平降低
    E. 脑脊液蛋白水平明显升高

24. 3个月以上化脓性脑膜炎的最常见致病菌为 ( )
    A. 脑膜炎球菌、肺炎链球菌、流感嗜血杆菌
    B. 脑膜炎球菌、肺炎链球菌、大肠埃希菌
    C. 肺炎链球菌、大肠埃希菌、金黄色葡萄球菌
    D. 肺炎链球菌、流感嗜血杆菌、金黄色葡萄球菌
    E. 铜绿假单胞菌、大肠埃希菌

25. 新生儿化脓性脑膜炎常见的致病菌为 ( )
    A. 脑膜炎球菌、肺炎链球菌
    B. 脑膜炎球菌、大肠埃希菌
    C. 大肠埃希菌、金黄色葡萄球菌
    D. 流感嗜血杆菌、金黄色葡萄球菌
    E. 铜绿假单胞菌、肺炎链球菌

26. 下列检查最有助于中枢神经系统感染的病原学诊断的是 ( )
    A. 脑电图   B. 头颅CT
    C. 头颅MRI   D. 脑脊液
    E. 头颅B超

27. 下列符合化脓性脑膜炎脑脊液改变的是 ( )
    A. 白细胞数正常,蛋白正常,糖降低
    B. 白细胞数正常,蛋白增高,糖正常
    C. 白细胞数增高,蛋白增高,糖降低
    D. 白细胞数增高,蛋白降低,糖升高
    E. 白细胞数增高,蛋白降低,糖正常

28. 病原菌不明的化脓性脑膜炎治疗应首选 ( )
    A. 第三代头孢菌素+万古霉素
    B. 大剂量青霉素
    C. 万古霉素
    D. 红霉素
    E. 氯霉素

29. 1岁以内化脓性脑膜炎最常见的并发症为 ( )
    A. 脑室管膜炎   B. 脑积水
    C. 硬膜下积液   D. 脑室内出血
    E. 硬膜下出血

30. 化脓性脑膜炎经万古霉素+头孢曲松治疗10天后,全身症状明显好转后,又出现前囟隆起,头围增大,颅缝开裂,落日征,体温与脑脊液正常。可能发生的并发症是 （ ）
   A. 硬脑膜下积液
   B. 脑室管膜炎
   C. 脑积水
   D. 抗利尿激素异常分泌综合征
   E. 脑室内出血

31. 下列脑脊液指标改变符合病毒性脑炎的是 （ ）
   A. 外观呈毛玻璃样
   B. WBC 15×10^9/L
   C. 蛋白 3g/L
   D. 葡萄糖 1.1mmol/L
   E. 革兰染色涂片找到革兰阳性球菌

32. 下列药物适用于单纯疱疹病毒性脑炎治疗的是 （ ）
   A. 阿奇霉素　　B. 复方新诺明
   C. 硫唑嘌呤　　D. 环磷酰胺
   E. 阿昔洛韦

33. 下列药物适用于巨细胞病毒性脑炎治疗的是 （ ）
   A. 阿昔洛韦　　B. 更昔洛韦
   C. 利巴韦林　　D. 阿奇霉素
   E. 阿糖胞苷

34. 腮腺炎病毒性脑炎最有诊断意义的临床表现是 （ ）
   A. 发病前有呼吸道症状
   B. 发病前有消化道症状
   C. 检查可发现有脑膜刺激征
   D. 病后不留后遗症
   E. 脑炎前有腮腺肿大

35. 夏季,某7岁学龄儿童,发热3天,伴进行性意识障碍1天入院。患儿家居农村,家居周围有养猪,蚊虫多。该患儿感染的病原最可能为 （ ）
   A. 流行性乙型脑炎病毒
   B. 单纯疱疹病毒
   C. 腺病毒
   D. 麻疹病毒
   E. 柯萨奇病毒

36. 下列符合吉兰-巴雷综合征的肢体瘫痪特征的是 （ ）
   A. 四肢不对称瘫痪
   B. 四肢肌张力增高,双侧膝反射亢进
   C. 四肢肌张力增高,伴双侧巴氏征阳性
   D. 四肢肌张力低下,伴双侧膝反射消失,双侧巴氏征阴性
   E. 四肢肌张力低下,伴双侧膝反射消失,双侧巴氏征阳性

37. 吉兰-巴雷综合征脑脊液改变的特点是 （ ）
   A. WBC升高,伴蛋白升高
   B. WBC升高,伴糖降低
   C. WBC正常,伴蛋白升高
   D. WBC正常,伴糖降低
   E. WBC正常,伴蛋白降低

38. 下列描述符合儿童重症肌无力的是 （ ）
   A. 以全身型最多见
   B. 以脑干型最多见
   C. 以眼肌型最多见
   D. 乙酰胆碱抗体阴性
   E. 胸腺瘤多见

39. 进行性肌营养不良的遗传方式为（ ）
   A. 常染色体隐性遗传
   B. 常染色体显性遗传
   C. Y连锁遗传
   D. X连锁显性遗传
   E. X连锁隐性遗传

40. 患儿,男,5岁。发现行走无力、上楼困难2年,呈进行性加重,鸭步,双侧腓

肠肌肥大,Gower 征阳性。初步诊断可能为 ( )
A. 进行性肌营养不良
B. 进行性脊髓肌萎缩症
C. 先天性肌营养不良
D. 线粒体脑肌
E. 脑性瘫痪

【B/型/题】

(41～43 题共用备选答案)
A. 1 次热程中仅有一次惊厥发作
B. 发作形势呈局限性发作或不对称发作
C. 化脓性脑膜炎所致惊厥
D. 上呼吸道感染伴有热性惊厥
E. 中毒性菌痢所致惊厥

41. 符合单纯型热性惊厥发作特点的是 ( )
42. 符合复杂型热性惊厥发作特点的是 ( )
43. 符合热性惊厥诊断的是 ( )

(44～46 题共用备选答案)
A. 谵妄   B. 嗜睡
C. 昏睡   D. 浅昏迷
E. 深昏迷

44. 患儿病理性睡眠增多,可唤醒,能简单对答,其意识状态为 ( )
45. 患儿不能被唤醒,压眶反射存在,疼痛刺激有肢体反应,生命体征尚稳定,其意识状态为 ( )
46. 患儿病理性睡眠增多,可唤醒,不能简单对答,其意识状态为 ( )

(47～49 题共用备选答案)
A. 血常规   B. 腰椎穿刺
C. 大便常规   D. 尿常规
E. 电解质

47. 某 10 月龄婴儿,夏季发病,全身性惊厥发作,伴持续性意识障碍、四肢厥冷、血压下降。最应考虑的检查是 ( )
48. 某 2 月龄婴儿,春季发病,全身性惊厥发作,伴前囟膨隆、昏睡。最应考虑的检查是 ( )
49. 某 6 月龄婴儿,秋季发病,腹泻伴中度脱水,突发全身性惊厥,持续 1 分钟,抽搐后意识清。最应考虑的检查是 ( )

(50～53 题共用备选答案)
A. 热性惊厥   B. 结核性脑膜脑炎
C. 中毒性菌痢   D. 化脓性脑膜炎
E. 流行性乙型脑炎

50. 患儿,男,2 岁。来自农村,家中养猪,蚊虫多,7 月中旬发病,高热伴反复惊厥及持续的意识障碍入院。最可能的诊断是 ( )
51. 患儿,女,4 岁。7 月下旬发病,高热伴惊厥持续状态,发作后持续意识障碍,四肢皮肤大理石花纹,血压为 50/20mmHg。最可能的诊断是 ( )
52. 患儿,女,2 岁。8 月中旬发病,1 小时前突发发热伴惊厥,发作后意识活动很快恢复,过去有类似发作。最可能的诊断是 ( )
53. 患儿,男,10 月龄。冬季发病,发热 3 天,伴前囟膨隆、频繁惊厥,脑膜刺激征阳性。最可能的诊断是 ( )

(54～57 题共用备选答案)
A. 单纯局灶性运动性发作
B. 强直-阵挛发作
C. 失神发作
D. 肌阵挛发作
E. 失张力发作

54. 发作时动作突然停止,意识丧失但不摔倒,其发作类型为 ( )
55. 突发的全身或部分骨骼肌触电样短暂收缩,其发作类型为 ( )

56. 全身或躯体局部的肌张力突然短暂性丧失而引起的姿势改变,其发作类型为 （ ）
57. 左侧面肌抽搐,不伴意识丧失,其发作类型为 （ ）

【X型题】

58. 患儿,女,5岁。春季起病。发热半天,伴皮肤瘀斑、瘀点1小时,到急诊室后出现惊厥发作1次。查体:T 39.5℃,嗜睡状,颜面、躯干及四肢散在大小不等瘀斑、瘀点,部分融合成片,颈阻阳性,双侧克氏征、布氏征阳性,双侧巴氏征阴性。为进一步明确病原学诊断,需完善的检查是 （ ）
    A. 血培养　　　　B. 电解质
    C. 脑脊液　　　　D. 脑电图
    E. 瘀斑、瘀点涂片
59. 热性惊厥患儿转变为癫痫的危险因素是 （ ）
    A. 复杂性热性惊厥
    B. 有热性惊厥家族史
    C. 一级亲属有癫痫病史
    D. 首次发作前神经系统发育异常
    E. 首次发作年龄在3岁以上
60. 下列符合颅内压增高表现的是（ ）
    A. 头痛　　　　　B. 呕吐
    C. 血压升高　　　D. 心动过缓
    E. 失语
61. 下列符合婴幼儿颅内高压表现的是 （ ）
    A. 前囟膨隆　　　B. 头围增大
    C. 前囟张力增高　D. 颅缝开裂
    E. 脑性尖叫
62. 患儿,女,10岁。发热2天,伴双侧下颌部肿痛,头痛、呕吐、思睡。就诊时自述左上腹腹痛不适伴呕吐。该患儿需进一步完善的检查是 （ ）
    A. 脑干听觉诱发电位
    B. 血、尿淀粉酶
    C. 血清病毒抗体
    D. 腹部B超
    E. 脑脊液
63. 患儿,男,8岁。因阵发性精神行为异常5天来院就诊,有听幻觉,伴睡眠差,记忆力下降。该患儿需进一步完善的检查是 （ ）
    A. 头颅MRI　　　B. 肌电图
    C. 脑电图　　　　D. 脑脊液
    E. 脑干听觉诱发电位
64. 下列药物适用于脑疝抢救治疗的是 （ ）
    A. 甘露醇　　　　B. 甘油果糖
    C. 呋塞米　　　　D. 清蛋白
    E. 乳果糖
65. 下列符合复杂型热性惊厥诊断标准的是 （ ）
    A. 惊厥呈局限性发作
    B. 一次惊厥持续时间≥15分钟
    C. 一次热程中发作＞2次
    D. 热性惊厥复发总次数＜3
    E. 首发年龄必须＜6个月
66. 下列关于小儿神经反射的描述,正确的是 （ ）
    A. 腹壁反射要到1岁后才比较容易引出
    B. 新生儿期可引出肱二头肌反射
    C. 提睾反射要到出生4～6个月后才明显
    D. 新生儿期可引出膝反射
    E. 新生儿期可引出踝反射
67. 小儿出生时具有的暂时性神经反射有 （ ）
    A. 拥抱反射　　　B. 吸吮反射

C. 握持反射　　D. 颈肢反射

E. 觅食反射

68. 小儿腰椎穿刺禁忌证包括　　（　　）

A. 颅内压增高征明显

B. 合并休克

C. 伴严重心肺功能受累

D. 腰椎穿刺部位皮肤感染

E. 后颅窝肿瘤

69. 小儿化脓性脑膜炎的并发症包括（　　）

A. 硬脑膜下积液

B. 脑积水

C. 脑室管膜炎

D. 抗利尿激素异常分泌综合征

E. 脑室内出血

70. 下列符合吉兰－巴雷综合征临床特征的是　　（　　）

A. 四肢对称性弛缓性瘫痪

B. 持续尿潴留

C. 真性延髓性麻痹

D. 双侧巴氏征阳性

E. 脑脊液蛋白－细胞分离

71. 下列符合重症肌无力临床特征的是　　（　　）

A. 骨骼肌易疲劳

B. 肌无力晨轻暮重

C. 新斯的明试验阳性

D. 肌疲劳试验阳性

E. ACh－R 抗体阳性

72. 下列符合脑性瘫痪治疗原则的是（　　）

A. 早期发现和早期治疗

B. 促进正常运动发育、抑制异常运动和姿势

C. 采取综合治疗手段

D. 医师指导和家庭训练相结合

E. 药物治疗可替代功能训练

73. 伴中央颞区棘波的儿童良性癫痫的临床特征为　　（　　）

A. 发作与睡眠关系密切

B. 局灶性发作,可继发全面性强直－阵挛发作

C. 患儿精神运动发育正常

D. 脑电图可见中央、颞区棘波或棘－慢复合波

E. 大多在 12～16 岁前停止发作

二、名词解释

1. 癫痫持续状态
2. 惊厥
3. 癫痫发作
4. 脑性瘫痪
5. Gower 征

三、填空题

1. 惊厥是由大脑_____异常超同步放电所致。

2. 惊厥主要表现为_____短暂的不随意运动,常常伴有_____。

3. 惊厥是_____的常见形式,主要表现为_____或_____等骨骼肌运动性发作。

4. 惊厥持续状态是指_____或_____。

5. 小儿时期惊厥的特征:年龄越小,发生率越_____;易有频繁或严重发作,甚至_____;新生儿和小婴儿常有_____;惊厥的病因_____。

6. _____是小儿时期最常见的急性惊厥。

7. 感染中毒性脑病脑脊液检查除发现_____外,常规、生化、病原学检查均_____。

8. 中毒所致惊厥多有_____惊厥发作,伴意识障碍和_____损伤。

9. 颅内感染所致惊厥发作常常_____,且常伴有不同程度的_____和

_____，_____检查有助于诊断和鉴别诊断。
10. 尽快控制惊厥发作首选_____（请填写药物及给药途径）。
11. 热性惊厥最常见的发热诱因是_____。
12. 热性惊厥的患儿常有热性惊厥家族史，提示本病具有_____。
13. 诊断复杂型热性惊厥时，需符合以下标准之一：惊厥的发作形式为_____，发作持续时间_____，发作频率为_____。
14. 单纯型热性惊厥的发作形式为_____，发作持续时间_____，发作频率为_____。
15. 我国儿童病毒性脑炎以_____最常见。
16. 虫媒传播的病毒性脑炎中，我国以_____多见，其流行季节为_____。
17. 列举2种可经神经感染导致病毒性脑炎的病毒：_____。
18. _____有助于中枢神经系统感染的病原学诊断。
19. 流行性乙型脑炎的病原学诊断有赖于_____。
20. 请列举2~3种降颅压的药物：_____。

四、简答题
1. 简述小儿惊厥的特点。
2. 简述小儿惊厥的病因分类。
3. 急诊室，1岁男孩因发热半天输液治疗。输液过程中出现惊厥发作，表现为双目凝视，面色发绀，四肢强直，呼之不应，测体温40℃。此时应该如何进行急救（请简述急救处理原则）。
4. 简述热性惊厥的定义。
5. 简述病毒性脑炎的脑脊液改变。
6. 简述小婴儿不典型化脓性脑膜炎的临床特征。
7. 简述化脓性脑膜炎的抗生素治疗原则。
8. 简述吉兰-巴雷综合征的临床特点。
9. 简述重症肌无力的治疗原则。

五、论述题
试述热性惊厥诊断的要点。

六、病例分析题
1. 患儿，女，1岁9个月。因发热5小时，伴惊厥1次来院。惊厥表现为全身强直-阵挛发作，伴双目凝视、面色发绀、呼之不应，持续约3分钟缓解，惊厥后测体温39℃。病程中精神食欲尚可，大小便正常。本次系首次惊厥发作。查体：T 39.8℃，R 35次/分，P 148次/分，意识清楚，前囟平软，张力不高，咽充血，双侧扁桃体Ⅰ度，心、肺、腹无异常，四肢活动对称，颈抵抗阴性，双侧克氏征、布氏征阴性。
该患儿最可能的临床诊断和诊断依据。患儿在就诊过程中持续高热，再次惊厥，应做何急救处理？
2. 患儿，男，4岁。夏季起病，因"发热2天，嗜睡1天，伴惊厥3次"入院。家居农村，周围养猪。查体：T 40℃，R 35次/分，P 138次/分，昏睡状，双肺呼吸音清晰，心音有力、律齐，腹软，肝、脾无肿大，四肢活动对称。颈抵抗阳性，双侧克氏征、布氏征阴性，双侧巴氏征阳性。外周血象：WBC 25.0×10^9/L，N 0.78，L 0.12，CRP 28mg/L。
该患儿的临床诊断（包括鉴别诊断）和诊断依据是什么？为明确诊断，需完善的检查是什么？治疗原则是什么？

3. 患儿,女,7月龄。因"发热2天,前囟膨隆1天"入院。病程中时有双目凝视,病后食欲缺乏,少哭少动。查体:T 38℃,神萎,激惹,前囟膨隆,张力高,颈部有抵抗,克氏征(+),布氏征(+),心、肺、腹无异常。脑脊液检查:WBC 20 000×10⁶/L,多核90%,单核10%。脑脊液生化:蛋白3g/L,葡萄糖1.11mmol/L,CRP 80mg/L。血培养危急值:可见革兰阳性球菌生长。
此患儿的初步诊断和诊断依据是什么? 治疗原则是什么?

【参/考/答/案】

一、选择题

【A型题】

1. D	2. B	3. C	4. A	5. D
6. C	7. A	8. A	9. D	10. B
11. D	12. C	13. D	14. E	15. E
16. C	17. C	18. C	19. E	20. D
21. C	22. D	23. B	24. A	25. C
26. D	27. C	28. A	29. C	30. C
31. B	32. E	33. B	34. E	35. A
36. D	37. C	38. C	39. E	40. A

【B型题】

41. A	42. B	43. D	44. B	45. D
46. C	47. C	48. B	49. E	50. E
51. C	52. A	53. D	54. C	55. D
56. E	57. A			

【X型题】

58. ACE	59. ACD	60. ABCD
61. ABCDE	62. BCDE	63. ACD
64. ABCD	65. ABC	66. ABCDE
67. ABCE	68. ABCDE	69. ABCD
70. ACE	71. ABCDE	72. ABCD
73. ABCDE		

1. D【解析】2月婴儿尚存在拥抱反射、吸吮反射、觅食反射、握持反射等暂时性反射,且18个月以内正常儿童可出现对称性巴宾斯基征阳性,但不应有前囟膨隆的改变。

5. D【解析】失神发作时动作突然停止,意识丧失但不摔倒,两眼凝视。

8. A【解析】抗癫痫药物治疗的原则为:选择合适时机使用抗癫痫药物,按发作类型和癫痫综合征选药,尽量采用单药治疗,从小剂量开始,单药控制不佳者,合理联合用药,逐渐加量,坚持长期规则服药并定期复查。

11. D【解析】惊厥是指伴有骨骼肌强烈收缩的痫性发作,常伴有意识障碍,以强直、阵挛或强直-阵挛发作多见。

12. C【解析】小儿惊厥的临床特征:①惊厥是儿科临床常见急症,年龄越小,发生率越高;②易有频繁或严重发作,甚至惊厥持续状态;③新生儿及婴儿常有不典型惊厥发作或微小发作;④引起惊厥的病因复杂多样。

16. C【解析】癫痫持续状态治疗时,首选苯二氮䓬类药物(如地西泮、咪达唑仑等)治疗。

18. C【解析】热性惊厥的定义为:①年龄依赖性。3个月~5岁。②有热惊厥。在发热初或体温快速上升期出现的急性惊厥。③排除颅内感染和其他导致惊厥的器质性和代谢性病因。④既往没有无热惊厥史。故在本题的选项中,符合热性惊厥诊断的为上呼吸道感染伴发热惊厥。

19. E【解析】本题的着重点为惊厥发作时的首要处理,故应考虑止惊治疗。

22. D【解析】惊厥发作后伴有持续意识障碍时,常提示有脑部器质性病变,诊断时应考虑颅内感染可能,或需谨慎除外颅内感染,因此,需考虑脑脊液检查。

28. A【解析】病原菌不明确的化脓性脑膜炎,在选择抗生素时应考虑能覆盖化脓性脑膜炎三大常见致病菌的抗菌谱,故推荐第三代头孢菌素(如头孢曲松或头孢噻肟,疗效不理想时可联合使用万古霉素)。

30. C【解析】本例患儿在化脓性脑膜炎治疗中,出现前囟隆起,头围增大,颅缝开裂等颅内高压表现,落日征为脑积水的表现之一,结合体温与脑脊液正常,故考虑合并了脑积水。

40. A【解析】本例患儿为男性患儿,3岁起病,具有进行性肌无力和运动功能倒退,Gower征阳性,腓肠肌假性肥大,符合进行性肌营养不良的典型临床特征。

47. C【解析】本例患儿夏季起病,除惊厥、意识障碍的脑病表现外,存在休克表现,提示中毒性菌痢的可能,故首先考虑大便常规检查。

48. B【解析】本例患儿系小婴儿,有惊厥发作、意识障碍的脑病表现,有前囟膨隆的颅内压增高体征,需警惕化脓性脑膜炎,需完善脑脊液检查进一步明确诊断。

49. E【解析】患儿系婴儿,腹泻伴中度脱水,需警惕电解质紊乱,故首先考虑进行电解质检查。

58. ACE【解析】本例患儿春季发病,感染中毒症状重,有脑病表现及脑膜刺激征,结合皮肤瘀斑、瘀点,需警惕流行性脑脊髓膜炎,需完善血培养、脑脊液、瘀斑、瘀点涂片等检查。

60. ABCD【解析】颅内压增高的常见表现为头痛、呕吐,由于机体的自身调节,严重颅内高压时可出现血压增高、心动过缓的表现。

62. BCDE【解析】本例患儿有腮腺炎的表现,有脑病症状,左上腹痛伴呕吐需高度警惕合并胰腺炎,故需完善血清腮腺炎病毒抗体、脑脊液、血、尿淀粉酶、腹部B超检查助诊。

63. ACD【解析】本例患儿有精神行为异常、幻觉、睡眠及记忆改变,提示脑病表现,为进一步评估脑功能受损情况,了解颅内病变的情况及性质,建议完善头颅MRI、脑电图、脑脊液检查。

64. ABCD【解析】脑疝系严重颅内高压引起,故抢救时需使用降颅压药物。

70. ACE【解析】吉兰-巴雷综合征的临床特征为:以肢体对称性弛缓性瘫痪为主要表现,常有脑神经麻痹,可有感觉障碍和自主神经功能障碍,瘫痪进展期不超过4周。脑脊液在病程第2周出现蛋白-细胞分离。神经传导功能可呈现运动和感觉神经传导速度减慢、远端潜伏期延长和(或)运动神经反应电位时程增宽。

71. ABCDE【解析】重症肌无力主要是由ACh-R抗体介导的神经免疫性疾病,病变累及神经肌肉接头处,以骨骼肌运动中极易疲劳并导致肌无力,休息或使用胆碱酯酶抑制剂后症状减轻为特征。新斯的明试验及肌疲劳试验阳性。

73. ABCDE【解析】伴中央颞区棘波的儿童良性癫痫是儿童时期最常见的一种

癫痫综合征,呈年龄依赖性,与睡眠关系密切,在入睡后不久以及睡醒前呈局灶性发作,可继发全面性强直-阵挛发作而意识丧失。患儿精神运动发育正常。发作间期脑电图背景正常,在中央区和颞区可见棘波或棘-慢复合波,一侧、两侧或交替出现,睡眠期异常波增多。本病预后良好,药物易于控制,大多在12~16岁前停止发作。

二、名词解释

1. 癫痫持续状态:一次惊厥发作持续30分钟以上,或反复发作而间歇期意识不能恢复超过30分钟。
2. 惊厥:是指由于脑大量神经元一过性同步化放电导致的所涉及随意肌的不可控制的抽搐或肌张力改变,常伴意识障碍。
3. 癫痫发作:是指大脑神经元异常过度、同步化放电引起的突然的、短暂的症状或体征,根据受累的脑功能区不同,临床可有多种发作表现,包括意识、运动、感觉异常,精神及自主功能障碍。
4. 脑性瘫痪:是指一组因发育中胎儿或婴幼儿脑部非进行性损伤,导致患儿持续存在的中枢性运动和姿势发育障碍、活动受限综合征。
5. Gower征:进行性肌营养不良时,由于骨盆带肌肉早期无力,患儿不能从仰卧位直接站起,必须先翻身成俯卧位,然后两脚分开,双手先支撑于地面,继而一只手支撑到同侧小腿,并与另一手交替移位支撑于膝部和大腿上,使躯干从深鞠躬位逐渐竖直,最后呈腰部前凸的站立姿势。

三、填空题

1. 神经元
2. 骨骼肌　意识障碍
3. 痫性发作　强直　阵挛
4. 一次惊厥发作持续30分钟以上　反复发作而间歇期意识不能恢复超过30分钟
5. 高　惊厥持续状态　不典型惊厥发作复杂多样
6. 热性惊厥
7. 压力增高　正常
8. 顽固　肝、肾功能
9. 反复而严重　意识障碍　颅内高压　脑脊液
10. 静脉推注地西泮
11. 上呼吸道感染
12. 遗传易感性
13. 局灶性发作　>15分钟　24小时内发作≥2次
14. 全面性发作　<15分钟　24小时内或同一热性病程中仅发作1次
15. 肠道病毒
16. 流行性乙型脑炎病毒　夏秋季或7、8、9月
17. 单纯疱疹病毒、狂犬病毒
18. 脑脊液检查
19. 血和脑脊液流行性乙型脑炎病毒抗体检测
20. 甘露醇、甘油果糖、呋塞米等

四、简答题

1. 简述小儿惊厥的特点。

答 (1)小儿惊厥是儿科临床常见急症,年龄越小,发生率越高。
(2)小儿惊厥易有频繁或严重发作,甚至出现惊厥持续状态。
(3)新生儿或小婴儿常有不典型惊厥发作。
(4)小儿惊厥的病因复杂多样。

2. 简述小儿惊厥的病因分类。

答 小儿惊厥病因根据有无感染及发生于颅内或颅外可分为四大类病因。

①颅内感染：各种病原微生物（如细菌、病毒、真菌、寄生虫等）所致中枢神经系统感染。②颅外感染：非颅内感染性疾病所致惊厥，如热性惊厥、感染中毒性脑病。③颅内非感染性病因：如颅脑损伤与出血、先天发育畸形、颅内占位性病变。④颅外非感染性病因：如缺氧缺血性脑病、代谢性疾病（水、电解质紊乱；肝、肾衰竭；遗传代谢性疾病等、中毒等）。

3. 急诊室，1岁男孩因发热半天输液治疗。输液过程中出现惊厥发作，表现为双目凝视，面色发绀，四肢强直，呼之不应，测体温40℃。此时应该如何进行急救（请简述急救处理原则）。

答 （1）静脉缓推地西泮（或肌内注射咪达唑仑）。
（2）吸氧。
（3）降温处理（止惊后给予退热药物）。
（4）仔细询问病史并检查呼吸、心率、血压及神经系统体征，以初步判断惊厥病因，安排进一步检查和治疗措施。

4. 简述热性惊厥的定义。

答 发病年龄为3个月~5岁，既往没有无热惊厥史，发热初起或体温快速上升期出现惊厥，排除颅内感染和其他导致惊厥的器质性和代谢性疾病，可诊断热性惊厥。

5. 简述病毒性脑炎的脑脊液改变。

答 病毒性脑炎的脑脊液改变为：外观清亮，压力正常或增高，WBC计数正常或轻度增多，以淋巴细胞为主，蛋白含量大多正常或轻度增高，糖含量正常，涂片和培养无细菌发现。

6. 简述小婴儿不典型化脓性脑膜炎的临床特征。

答 新生儿及3个月以下的小婴儿化脓性脑膜炎临床表现常不典型，表现为：

①体温可高可低或不发热，甚至体温不升；②颅内压增高表现可不明显，幼婴不会诉头痛，可能仅有吐奶、尖叫或颅缝分离；③惊厥症状可不典型或不明显。

7. 简述化脓性脑膜炎的抗生素治疗原则。

答 化脓性脑膜炎诊断一旦明确，应尽早使用；选择对病原菌敏感，且能较高浓度透过血-脑屏障的抗生素，力求用药24小时内杀灭脑脊液中的致病菌；急性期静脉给药，做到早期、足剂量、足疗程给药。

8. 简述吉兰-巴雷综合征的临床特点。

答 本病又称急性感染性多发性神经根神经炎，主要表现为四肢对称性弛缓性瘫痪，急性进展期不超过4周。本病呈自限性，常伴颅神经受累，可有感觉异常和自主神经功能障碍。周围神经传导功能检测可见运动和感觉神经传导速度减慢、远端潜伏期延长和（或）运动神经反应电位时程增宽。起病后第2周可出现脑脊液蛋白-细胞分离现象。

9. 简述重症肌无力的治疗原则。

答 胆碱酯酶抑制剂是多数患者的主要治疗药物。首选药物为溴吡斯的明。各种类型MG均可使用糖皮质激素。MG合并胸腺瘤者，ACh-R抗体阴性可考虑胸腺切除术。大剂量静脉注射丙种球蛋白（IVIG）和血浆交换疗法主要用于难治性重症肌无力或重症肌无力危象的抢救。治疗过程中患儿可发生两种肌无力危象：①重症肌无力危象；②胆碱能危象。禁用药物：氨基糖苷类及大环内酯类抗生素、普鲁卡因胺、普萘洛尔、奎宁、β受体阻滞剂、青霉胺等药物。

五、论述题

试述热性惊厥诊断的要点。

答 （1）年龄依赖性：首发年龄多在出生后6个月~3岁。

(2) 发热：是由颅外感染性疾病或疫苗接种所诱发的发热，体温常 >38℃。

(3) 惊厥：常在体温骤然变化时出现；发作形式可为全身性或局灶性；持续时间长短不一，1 次热程可有 1 次或多次发作；惊厥发作后常常不伴有明显的脑病症状及体征。

(4) 家族史：可有热性惊厥家族史。

(5) 排除诊断：颅内感染及各种颅脑病变以及代谢性疾病所致惊厥。

(6) 分型：单纯型热性惊厥及复杂型热性惊厥。

六、病例分析题

1. 该患儿最可能的临床诊断和诊断依据。患儿在就诊过程中持续高热，再次惊厥，应做何急救处理？

答 最可能的诊断：热性惊厥（单纯型）。

诊断依据：①系好发年龄；②高热时出现惊厥发作；③发作后无持续神经系统异常症状及体征；④发作形式、发作持续时间、发作次数均符合单纯型热性惊厥。

急救处理：①止惊，地西泮静脉缓慢推注；②退热；③吸氧。

2. 该患儿的临床诊断（包括鉴别诊断）和诊断依据是什么？为明确诊断，需完善的检查是什么？治疗原则是什么？

答 可能的诊断：流行性乙型脑炎。

鉴别诊断：①化脓性脑膜炎。学龄前期儿童，有发热等感染中毒症状，有惊厥、嗜睡等急性脑病症状，脑膜刺激征阳性，外周血象高，以中性粒细胞为主，伴 CRP 增高，需鉴别。②热性惊厥。患儿为 5 岁儿童，有发热伴惊厥发作，结合既往有热性惊厥史，需鉴别，但本次病程中意识障碍、脑膜刺激征、病理征用热性惊厥不能解释。

诊断依据：夏季发病，来自农村，以高热、惊厥伴意识障碍为主要表现，脑实质损害重，伴脑膜受累，外周血象可符合。

辅助检查：完善脑脊液检查、血清及脑脊液病毒抗体检测、头颅影像学、脑电图检查。

治疗原则：加强对症支持，尤其是控制体温、控制惊厥、减轻脑水肿，以预防脑疝和呼吸衰竭的发生；并可给予 IVIG 支持治疗，一旦发生呼吸衰竭征象，积极给予人工辅助呼吸治疗。

3. 此患儿的初步诊断和诊断依据是什么？治疗原则是什么？

答 初步诊断：化脓性脑膜炎、败血症。

诊断依据：婴儿期起病，有急性感染中毒症状、脑功能障碍表现，有颅内高压及脑膜刺激征阳性，脑脊液 WBC 计数显著升高，以多核为主，伴蛋白增高，糖降低，符合化脓性脑膜炎改变。结合 CRP 增高，血培养阳性球菌生长，考虑败血症诊断成立。

治疗原则：尽早使用抗生素，选择对病原菌敏感，且能较高浓度透过血-脑屏障的抗生素，力求用药 24 小时内杀灭脑脊液中的致病菌；急性期应静脉、足剂量、足疗程给药。针对该患儿，建议万古霉素 + 头孢曲松或头孢噻肟联合抗感染治疗。

（洪思琦）

第 15 章　内分泌疾病

【学/习/要/点】

一、掌握

1. 儿童糖尿病的临床表现、诊断及鉴别诊断要点。
2. 先天性甲状腺功能减低症、生长激素缺乏症的治疗及预防。

二、熟悉

1. 生长激素缺乏症的临床特点。
2. 先天性甲状腺功能减低症的临床特点。
3. 儿童糖尿病的病因、发病机制、病理生理及治疗原则。

【应/试/考/题】

一、选择题

【A 型题】

1. 头大、四肢短小,智能正常,提示（　　）
   A. 先天性甲状腺功能减低症
   B. 佝偻病
   C. 软骨发育不全
   D. 垂体性侏儒症
   E. 先天性巨结肠
2. 原发性生长激素缺乏症的主要病因是（　　）
   A. 遗传
   B. 生长激素释放激素分泌不足
   C. 特发性垂体功能不足
   D. 生长激素释放抑制因子不足
   E. 以上均不是
3. 下列关于生长激素缺乏症(GHD)的描述,错误的是（　　）
   A. 患儿身高处在同年龄、同性别正常健康儿童生长曲线第 3 百分位数以下
   B. 患儿身高低于同年龄、同性别正常健康儿童生长曲线两个标准差
   C. 患儿身高处在同年龄、同性别正常健康儿童生长曲线第 5 百分位数以下
   D. 生长速率<每年 5cm
   E. 骨龄落后于实际年龄 2 年以上
4. 下列不符合原发性生长激素缺乏症特征的是（　　）
   A. 身材矮小
   B. 骨化中心发育正常

C. 智力正常

D. 身体各部分比例匀称

E. 青春发育期延迟

5. 有黏液性水肿的是 （ ）

A. 先天愚型　　B. 软骨发育不全

C. 黏多糖病　　D. 垂体性侏儒症

E. 先天性甲状腺功能减退症

6. 下列不属于生长激素缺乏症主要诊断依据的是 （ ）

A. 身材矮小,身高落后于同年龄、同性别正常儿童第 3 百分位数以下

B. 生长缓慢,生长速率＜每年 5cm

C. 骨龄落后于实际年龄 2 年以上

D. 两种药物激发试验结果均示 GH 峰值低下

E. 智力低下

7. 下列关于性早熟的描述,正确的是( )

A. 发育启动年龄较正常儿童平均年龄提前 3 个标准差以上

B. 发育启动年龄较正常儿童平均年龄提前 1 个标准差以上

C. 一般认为女孩在 9 岁以前出现性发育征象临床可判断为性早熟

D. 一般认为男孩在 9 岁以前出现性发育征象临床可判断为性早熟

E. 性早熟以男孩多见

8. 治疗先天性甲状腺功能减退症的主要药物是 （ ）

A. 甲状腺素制剂　　B. 碘化钾

C. 碘油肌内注射　　D. 人类生长激素

E. 苯丙酸诺龙

9. 生长激素自然分泌最旺盛的时间是

（ ）

A. 清晨　　　　B. 进餐后

C. 体力活动前　D. 晚间入睡后

E. 以上均不是

10. 生长激素缺乏症确诊的实验室检查包括 （ ）

A. 胰岛素低血糖刺激试验

B. 精氨酸刺激试验

C. 可乐定刺激试验

D. 运动试验

E. 左旋多巴试验

11. 下列不符合先天性甲状腺功能减退症表现的是 （ ）

A. 智力明显低下

B. 腹大,有脐疝

C. 呼吸及脉率缓慢

D. 皮肤粗糙,眼距宽,眼睑水肿

E. 身材矮小,但全身比例匀称

12. 匀称性矮小的是 （ ）

A. 先天愚型　　B. 软骨发育不全

C. 先天性巨结肠　D. 垂体性侏儒症

E. 先天性甲状腺功能减退症

13. 在儿童糖尿病的治疗中,最主要的是

（ ）

A. 饮食管理　　B. 胰岛素治疗

C. 格列本脲　　D. 甲苯磺丁脲

E. 预防感染

14. 下列不是儿童糖尿病临床特点的是

（ ）

A. 起病较急骤

B. 多饮、多尿、多食和体重下降

C. 消瘦、精神不振、倦怠乏力

D. 容易出现糖尿病性周围神经炎

E. 急性感染时易发生酮症酸中毒

15. 最多见的儿童糖尿病类型是 （ ）

A. 非糖尿病性葡萄糖尿症

B. 继发性糖尿病

C. 胰岛素依赖性糖尿病

D. 非胰岛素依赖性糖尿病

E. 婴儿暂时性糖尿病

16. 生长激素缺乏症 rhGH 替代疗法的疗程是 （ ）

A. 6 个月

B. 1 年

C. 5 年

D. 用至骨骺愈合为止

E. 终身用药

17. 地方性甲状腺功能减退症的原因是 (　　)
   A. 孕妇饮食中缺乏碘
   B. 孕妇患甲状腺炎
   C. 孕妇血液中有抗体
   D. 孕妇服用甲状腺素
   E. 孕早期病毒感染

18. 下列关于新生儿甲状腺功能减退症的描述,错误的是 (　　)
   A. 精神及动作反应迟钝
   B. 食量少,吞咽缓慢,常腹泻
   C. 很少哭吵、声音嘶哑
   D. 生理性黄疸时间延长
   E. 不爱活动,多睡

19. 下列关于先天性甲状腺功能减退症新生儿筛查的描述,错误的是 (　　)
   A. 出生后 2~3 天的新生儿
   B. 应用干血滴纸片
   C. 测 T_3、T_4 的浓度
   D. TSH 大于 20mU/L 时即可确诊
   E. 骨龄测定

20. 下列关于中枢性性早熟临床特征的描述,错误的是 (　　)
   A. 提前出现的性征发育与正常青春期发育程序相似
   B. 提前出现的性征发育与正常青春期发育程序明显不同
   C. 有些可在性发育一定程度后停顿一时期再发育
   D. 在青春期成熟后,患儿除身高低于一般群体外,其余均正常
   E. 青春期前的各个年龄组都可以发病

21. 下列关于地方性先天性甲状腺功能减退症"神经性综合征"临床表现的描述,错误的是 (　　)
   A. 痉挛性瘫痪
   B. 共济失调
   C. 甲状腺功能正常或轻度减低
   D. 身高明显低于同龄儿
   E. 智能低下,聋哑

22. 先天性甲状腺功能减退症的治疗原则是 (　　)
   A. 需甲状腺素终身替代治疗
   B. 治疗时间愈早愈好
   C. 根据血清 T_4、TSH 变化随时调整用药剂量
   D. 根据身高增长和骨龄发育情况随时调整用药剂量
   E. 以上全对

23. 治疗生长激素缺乏症最佳的方法是 (　　)
   A. rhGH 替代疗法
   B. 促合成代谢激素
   C. 绒毛膜促性腺激素
   D. 甲状腺素片
   E. 糖皮质激素

24. 中枢性尿崩症的主要临床特点包括 (　　)
   A. 烦渴、多饮、多尿
   B. 夜尿增多,可出现遗尿
   C. 可发生于任何年龄
   D. 尿比重和尿渗透压降低,血钠、钾、氯、钙、镁、磷等一般正常
   E. 以上均是

25. 下列关于先天性肾上腺皮质增生症临床表现的描述,错误的是 (　　)
   A. 可发生假两性畸形
   B. 可发生假性性早熟
   C. 可发生真性性早熟
   D. 水、电解质代谢紊乱
   E. 可发生体格发育异常

26. 先天性肾上腺皮质增生症最常见的类型是 (　　)
   A. 21-羟化酶缺乏症
   B. 3β-羟类固醇脱氢酶缺乏症
   C. 11β-羟化酶缺乏症

D. 17α-羟化酶缺乏症
E. 以上都不是

27. 先天性肾上腺皮质增生症最主要的治疗措施是 （　）
   A. 及时纠正水、电解质紊乱
   B. 长期激素替代治疗
   C. 手术治疗性畸形
   D. 抑制男性化
   E. 给予肾上腺素

28. 儿童糖尿病特殊的自然病程不包括 （　）
   A. 急性代谢紊乱期
   B. 恢复期
   C. 暂时缓解期
   D. 强化期
   E. 永久糖尿病期

29. 下列关于儿童糖尿病试验诊断的描述，错误的是 （　）
   A. 有典型糖尿病症状并且餐后任意时刻血糖水平≥11.1mmol/L
   B. 当患儿有"三多一少"症状、尿糖阳性时，其任意血样（非空腹）的血糖≥6.7mmol/L
   C. 空腹血糖（FPG）≥7.0mmol/L
   D. 2小时口服葡萄糖耐量试验（OGTT）血糖水平≥11.1mmol/L
   E. 葡萄糖耐量试验可用于确诊空腹血糖正常或正常高限，而餐后血糖高于正常而尿糖偶尔阳性的患儿

30. 下列关于儿童糖尿病试验诊断的描述，错误的是 （　）
   A. 血浆糖化血红蛋白（HbA1c）含量与血糖浓度呈正相关
   B. 血浆糖化血红蛋白可作为患儿近期病情是否得到满意控制的指标
   C. 治疗良好的糖尿病患儿血浆糖化血红蛋白＜7.5%
   D. 治疗良好的糖尿病患儿血浆糖化血红蛋白＞12%
   E. 血糖控制不理想时血浆糖化血红蛋白＞9%

【B型题】

(31~33题共用备选答案)
   A. 头大、四肢短小，智能正常
   B. 黏液性水肿
   C. 尿糖阳性
   D. 血糖明显升高
   E. 匀称性矮小

31. 软骨发育不全表现为 （　）
32. 甲状腺功能减退表现为 （　）
33. 垂体性侏儒症表现为 （　）

(34~36题共用备选答案)
   A. 烦渴、多饮、多尿、尿比重升高
   B. 烦渴、多饮、多尿、尿比重降低
   C. 体温降低
   D. 生长激素缺乏
   E. 性征发育和水、电解质代谢异常

34. 糖尿病表现为 （　）
35. 中枢性尿崩症表现为 （　）
36. 先天性肾上腺皮质增生症表现为（　）

【X型题】

37. 原发性生长激素缺乏症的病因包括 （　）
   A. 遗传因素
   B. 垂体发育异常
   C. 特发性
   D. 家族环境不良刺激
   E. 营养不良

38. 下列关于原发性生长激素缺乏症临床表现的描述，错误的是 （　）
   A. 身材矮小
   B. 智能发育正常
   C. 骨龄和年龄相符
   D. 面容和外观与实际年龄相符
   E. 男孩比女孩多见

39. 下列属于小儿生长激素缺乏症诊断依据的是 （　　）
    A. 生长缓慢,生长速率<每年5cm
    B. 骨龄落后于实际年龄2年以下
    C. 两种药物激发试验结果均示GH峰值低下
    D. 智能异常,与年龄不相称
    E. 父母身高偏低

40. 原发性生长激素缺乏症的表现有（　　）
    A. 骨龄落后于实际年龄2年以上
    B. 身材矮小,但全身各部分比例匀称
    C. 面容幼稚,外观明显小于实际年龄
    D. 男孩多于女孩
    E. 有种族差别

41. 儿童糖尿病的发病年龄高峰是（　　）
    A. 婴儿期　　　　B. 幼儿期
    C. 学龄前期　　　D. 青春期
    E. 新生儿期

42. 糖尿病常见的并发症有 （　　）
    A. 肾小动脉硬化、肾功能不全
    B. 视网膜病变
    C. 白内障
    D. 支气管肺炎
    E. 肥胖

43. 儿童糖尿病的综合治疗包括 （　　）
    A. 合理应用胰岛素
    B. 饮食管理
    C. 自我血糖监测
    D. 糖尿病知识教育和心理支持
    E. 运动锻炼

44. 婴儿暂时性糖尿病的临床特点是（　　）
    A. 多数在生后6周内发病
    B. 发热、呕吐、脱水
    C. 血糖增高,尿糖和酮体阳性
    D. 给予少量胰岛素即可恢复
    E. 外观肥胖

45. 甲状腺激素的主要生理作用是（　　）
    A. 促进新陈代谢
    B. 促进生长
    C. 增加酶活力
    D. 促进中枢神经系统发育
    E. 抑制脂肪分解和利用

46. 糖尿病经治疗后,理想的控制标准是 （　　）
    A. 体重明显增加
    B. 血胆固醇及三酰甘油正常
    C. 糖化血红蛋白<9%
    D. 尿糖在(++)以下
    E. 餐后2小时血糖<11.1mmol/L

47. 下列关于先天性甲状腺功能减退症用甲状腺素钠片治疗的描述,正确的是 （　　）
    A. 治疗开始时间愈早愈好
    B. 终身治疗
    C. 初始剂量为8~9μg/(kg·d)
    D. 根据TSH水平调整用药量
    E. 维持量个体差异较大

48. 糖尿病酮症酸中毒的临床表现有（　　）
    A. 恶心、呕吐、腹痛
    B. 皮肤黏膜干燥
    C. 呼吸深长、脉搏细速
    D. 嗜睡甚至昏迷
    E. 发热

49. 糖尿病酮症酸中毒的治疗原则是（　　）
    A. 纠正高血糖
    B. 纠正脱水、酸中毒
    C. 纠正电解质紊乱
    D. 立即给予大剂量胰岛素
    E. 立即给予脱水治疗

50. 患儿,男,4岁。诊断为先天性甲状腺功能减退症,给予甲状腺素片治疗。医生嘱咐,出现下列哪种情况考虑为甲状腺素片过量 （　　）
    A. 食欲亢进　　　B. 心悸
    C. 发热　　　　　D. 多汗
    E. 腹泻

51. 下列因素与1型糖尿病发病有关的是 （　　）
    A. 遗传易感性　　B. 病毒感染
    C. 自身免疫反应　D. 饮用牛奶
    E. 喜吃甜食

· 150 ·

52. 下列关于中枢性尿崩症的描述,正确的是（　　）
   A. 可发生于任何年龄
   B. 以烦渴、多饮、多尿为主要症状
   C. 绒毛膜促性腺激素治疗
   D. 如充分饮水,一般情况正常,无明显体征
   E. 尿比重和尿渗透压可不降低
53. 先天性甲状腺功能减退症的典型临床表现是（　　）
   A. 特殊面容和体态
   B. 表情呆板、淡漠,神经反射迟钝
   C. 肌张力增强、痉挛性瘫痪
   D. 体温低而怕冷,脉搏、呼吸缓慢,心音低钝
   E. 有烂苹果气味
54. 新生儿先天性甲状腺功能减退症的临床表现有（　　）
   A. 新生儿黄疸持久不退
   B. 腹胀、便秘
   C. 反应迟钝、喂养困难
   D. 肝脾大和体温降低
   E. 有烂苹果气味

二、名词解释
1. 生长激素激发试验
2. 性早熟
3. "神经性"综合征
4. 特发性生长激素缺乏症
5. 1 型糖尿病
6. Mauriac 综合征

三、填空题
1. 生长激素缺乏症（GHD）时,患儿身高处在同年龄、同性别正常健康儿童生长曲线_____以下或_____,符合矮身材标准。
2. GHD 一般分为_____、_____和_____三类。
3. _____、_____或_____是造成先天性甲状腺功能减退症最主要的原因。
4. 1 型糖尿病病理学检查可见_____大都被破坏,_____则相对增生,引起代谢紊乱。

四、简答题
1. 什么是生长激素缺乏症?
2. 简述"黏液水肿性"综合征的特点。
3. 简述中枢性尿崩症的临床特点。
4. 简述儿童 1 型糖尿病的治疗原则。
5. 简述儿童散发性先天性甲状腺功能减退症的常见病因。
6. 什么是先天性肾上腺皮质增生症?
7. 简述儿童糖尿病出现酮症酸中毒的常见原因及临床表现。

五、论述题
1. 试述 1 型糖尿病的临床特点。
2. 试述生长激素缺乏症的临床特点。

六、病例分析题
患儿,女,30 天。过期产,出生体重 4.5kg,母亲无糖尿病史。出生后人工喂养,常鼻塞,时有呼吸困难,吃奶差,哭声弱,反应差,便秘。查体:T 35℃,P 90 次/分,皮肤轻度黄染。血常规:Hb 90g/L,RBC 3.6×10^{12}/L,WBC 11×10^9/L。
初步诊断是什么?需进行何种必要的化验检查?治疗原则是什么?

【参/考/答/案】

一、选择题

【A型题】

1. C	2. B	3. C	4. B	5. E
6. E	7. D	8. A	9. D	10. D
11. E	12. D	13. B	14. D	15. C
16. D	17. A	18. B	19. C	20. B
21. D	22. E	23. A	24. E	25. C
26. A	27. C	28. B	29. B	30. D

【B型题】

31. A	32. B	33. E	34. A	35. B
36. E				

【X型题】

37. ABC	38. CD	39. AC
40. ABCD	41. CD	42. ABC
43. ABCDE	44. ABCD	45. ABCD
46. BCDE	47. ABCDE	48. ABCD
49. ABC	50. BCDE	51. ABC
52. ABD	53. ABD	54. ABC

3. C【解析】生长激素缺乏症（GHD）患儿身高处在同年龄、同性别正常健康儿童生长曲线第3百分位数以下，而非5个百分位。

4. B【解析】原发性生长激素缺乏症骨化中心发育延迟。

11. E【解析】先天性甲状腺功能减退症是非匀称矮小，躯干长而四肢短小，上部量/下部量＞1.5。

15. C【解析】最多见的儿童糖尿病类型是1型糖尿病，即胰岛素依赖性糖尿病。

19. C【解析】先天性甲状腺功能减低症的新生儿筛查测TSH，并不是T_3、T_4。

21. D【解析】地方性先天性甲状腺功能减退症"神经性综合征"临床表现为痉挛性瘫痪、聋哑、智能低下、共济失调，但身材正常且甲状腺功能正常或仅轻度减低。

25. C【解析】先天性肾上腺皮质增生症可发生假性性早熟而非真性。

38. CD【解析】原发性生长激素缺乏症的骨龄发育落后于实际年龄2岁以上，面容小于实际年龄。

46. BCDE【解析】糖尿病经治疗后体重明显增加并非理想控制标准。

二、名词解释

1. <u>生长激素激发试验</u>：正常人GH呈脉冲式分泌，任意血GH水平明显高于正常（＞10g/L），可排除GHD。生理性刺激试验和药物试验为确诊试验。一般认为在试验过程中，GH的峰值＜10μg/L即为分泌功能不正常。GH峰值＜5μg/L，为GH完全缺乏；GH峰值5～10μg/L，为GH部分缺乏。由于各种GH刺激试验均存在一定局限性，必须两种以上药物刺激试验结果都不正常时，才可确诊为GHD。一般多选择胰岛素加可乐定或左旋多巴试验。

2. <u>性早熟</u>：性发育启动年龄显著提前者（较正常儿童平均年龄提前2个标准差以上），即为性早熟。一般认为女孩在8岁、男孩在9岁以前出现性发育征象临床可判断为性早熟。

3. <u>"神经性"综合征</u>：是地方性先天性甲状腺功能减退症的一种临床表现，主要表现为共济失调、痉挛性瘫痪、聋哑、智能低下，但身材正常，甲状腺功能正常或轻度减低。

4. **特发性生长激素缺乏症**:男孩多见,1岁后出现生长速度减慢。患儿头颅圆形,面容幼稚,脸圆胖,皮肤细腻,头发纤细,下颌和颏部发育不良,牙齿萌出延迟且排列不整齐。患儿虽生长落后,但身体各部比例匀称。骨骼发育落后,骨龄落后于实际年龄2岁以上,骨龄与其身高年龄相仿,骨骺融合较晚。多数青春期发育延迟,但智能发育正常。

5. **1型糖尿病**:因胰岛β细胞破坏,胰岛素分泌绝对缺乏所造成,必须使用胰岛素治疗,故也称胰岛素依赖性糖尿病。

6. **Mauriac综合征**:儿童糖尿病患儿,病程较久,并且对糖尿病控制不良时可发生生长落后、智力发育迟缓、肝大,称为Mauriac综合征。

三、填空题

1. 第3百分位数　低于平均数减两个标准差
2. 原发性　继发性　暂时性
3. 甲状腺不发育　发育不全　异位
4. 胰岛β细胞　分泌胰高糖素细胞和其他细胞

四、简答题

1. **什么是生长激素缺乏症?**

    答 是由于腺垂体合成和分泌生长激素(GH)部分或完全缺乏,或由于GH分子结构异常等所致的生长发育障碍性疾病。

2. **简述"黏液水肿性"综合征的特点。**

    答 属于地方性先天性甲状腺功能减退症的一种临床表现。临床上有显著的生长发育和性发育落后、智力低下、黏液性水肿等。血清T_4降低、TSH增高,部分患儿有甲状腺肿大。

3. **简述中枢性尿崩症的临床特点。**

    答 本病可发生于任何年龄,以烦渴、多饮、多尿为主要症状;夜尿增多,可出现遗尿。如充分饮水,一般情况正常,无明显体征。尿液检查:尿量可达4~10L/d,尿比重小于1.005,尿渗透压可低于200mmol/L,尿蛋白、尿糖及有形成分均为阴性。血生化检查:血钠、钾、氯、钙、镁、磷等一般正常,肌酐、尿素氮正常,血渗透压正常或偏高。禁水试验:尿崩症患者每小时尿量减少不明显,尿比重不超过1.010,尿渗透压变化不大,血清钠和血渗透压分别上升超过145mmol/L和295mmol/L,体重下降3%~5%。

4. **简述儿童1型糖尿病的治疗原则。**

    答 1型糖尿病是终身的内分泌代谢性疾病。其治疗是综合性的,包括胰岛素治疗、饮食管理、运动锻炼、自我血糖监测、糖尿病知识教育和心理支持。治疗目的是消除高血糖引起的临床症状;积极预防并及时纠正酮症酸中毒;纠正代谢紊乱,力求病情稳定;使患儿获得正常生长发育,保证其正常的生活活动;预防并早期诊断并发症。

5. **简述儿童散发性先天性甲状腺功能减退症的常见病因。**

    答 ①甲状腺不发育、发育不全或异位是造成先天性甲状腺功能减退症最主要的原因;②甲状腺激素合成障碍是导致甲状腺功能减退的第2位常见原因;③促甲状腺激素(TSH)和促甲状腺激素释放激素(TRH)缺乏是因垂体分泌TSH障碍而引起的;④甲状腺或靶器官反应低下;⑤母亲因素:母亲服用抗甲状腺药物或母亲患自身免疫性疾病,存在抗TSH抗体,均可通过胎盘影响胎儿,造成甲状腺功能减退症,亦称暂时性甲状腺功能减退症,通常3个月后好转。

6. 什么是先天性肾上腺皮质增生症?

答 是一组由于肾上腺皮质激素合成过程中酶的缺陷所引起的疾病,以性征发育和水、电解质代谢异常为主要临床表现的一组疾病,属常染色体隐性遗传病。

7. 简述儿童糖尿病出现酮症酸中毒的常见原因及临床表现。

答 儿童糖尿病出现酮症酸中毒的常见原因为:诊断延误,急性感染,突然中断胰岛素治疗,过食等。一般表现为:急性起病,进食减少,恶心、呕吐,腹痛,关节或肌肉疼痛,皮肤黏膜干燥,呼吸深长,呼气中带有酮味,脉搏细速,血压下降,体温不升,甚至嗜睡、淡漠、昏迷。常被误诊为肺炎、败血症、急腹症或脑膜炎等。少数患儿起病缓慢,以精神呆滞、软弱、体重下降等为主。

五、论述题

1. 试述 1 型糖尿病的临床特点。

答 本病起病较急骤,多有感染或饮食不当等诱因。典型症状为多饮、多尿、多食和体重下降(即"三多一少")。在小儿多不典型,约40%糖尿病患儿在就诊时即处于酮症酸中毒状态。体格检查时除见体重减轻、消瘦外,一般无阳性体征。酮症酸中毒时可出现呼吸深长,带有酮味,有脱水征和意识改变等,并有进食减少、恶心、呕吐、腹痛,关节或肌肉疼痛,皮肤黏膜干燥,脉搏细速,血压下降,体温不升,甚至嗜睡、淡漠、昏迷。常被误诊为肺炎、败血症、急腹症或脑膜炎等。儿童糖尿病有特殊的自然病程:①急性代谢紊乱期;②暂时缓解期;③强化期;④永久糖尿病期。

2. 试述生长激素缺乏症的临床特点。

答 ①身材矮小,身高落后于同年龄、同性别正常儿童第3百分位数以下;患儿头颅呈圆形,面容幼稚,脸圆胖,皮肤细腻,头发纤细,下颌和颏部发育不良,牙齿萌出延迟且排列不整齐。患儿身体各部分比例匀称,与其实际年龄相符。②生长缓慢,生长速率<每年5cm。③骨龄落后于实际年龄2年以上。X线检查:常用左手腕、掌、指骨片评定骨龄。④两种药物激发试验结果均示 GH 峰值低下。⑤智力发育正常,与年龄相称。

六、病例分析题

初步诊断是什么?需进行何种必要的化验检查?治疗原则是什么?

答 初步诊断:先天性甲状腺功能减退症。化验检查:甲功,血清 T_4、T_3、TSH 测定,任何新生儿筛查结果可疑或临床有可疑症状的小儿都应检测血清 T_4 和 TSH 浓度,如 T_4 降低、TSH 明显增高时即可确诊,血清 T_3 在甲状腺功能减退时可能降低或正常。

治疗原则:时间越早越好。在出生后3个月内开始治疗者,较少遗留神经系统损害。不论何种原因造成的甲状腺功能减退症,都需要甲状腺素终身治疗,以维持正常生理功能;应从小剂量开始;常用药物有 L-甲状腺素钠和甲状腺片。

(杨 琳 王雪莹)

第16章 遗传性疾病

【学/习/要/点】

一、掌握
1. 21三体综合征的染色体核型分析、临床特征及诊断。
2. 苯丙酮尿症、肝豆状核变性的临床特征、诊断及治疗。

二、熟悉
1. 染色体病、遗传代谢病的发病机制、临床特征及诊断方法。
2. 21三体综合征的鉴别诊断及遗传咨询。
3. 苯丙酮尿症、肝豆状核变性的病因及实验室检查方法。

【应/试/考/题】

一、选择题

【A型题】

1. 常染色体显性遗传中,父母一方患病,子女患病的风险为 ( )
   A. 25%　　　　　　B. 50%
   C. 75%　　　　　　D. 100%
   E. 0%

2. 常染色体隐性遗传中,父母健康,患儿为纯合子,其同胞患病的风险为 ( )
   A. 0%　　　　　　B. 25%
   C. 50%　　　　　　D. 75%
   E. 100%

3. 下列疾病属于多基因遗传病的是 ( )
   A. 苯丙酮尿症　　B. 软骨发育不全
   C. 成骨不全　　　D. 白化病
   E. 高血压

4. 染色体核型分析可检出 ( )
   A. 微缺失　　　　B. 微重复
   C. 单基因突变　　D. 染色体数目异常
   E. 基因拷贝数变异

5. 染色体数目异常的最常见类型为 ( )
   A. 69,XXX　　　　B. 69,XXY
   C. 45,X　　　　　D. 47,XX,+21
   E. 92,XXYY

6. 同一个体的细胞存在两种不同的染色体核型,称为 ( )
   A. 嵌合体　　　　B. 超二倍体
   C. 单体　　　　　D. 亚二倍体
   E. 三倍体

7. 唐氏综合征最常见的核型为 （　　）
   A. 标准型 21 三体综合征
   B. D/G 易位型 21 三体综合征
   C. G/G 易位型 21 三体综合征
   D. 嵌合体型 21 三体综合征
   E. 18 三体型综合征

8. 唐氏综合征的特殊面容为 （　　）
   A. 表情呆滞、眼裂小、眼距窄、鼻梁高
   B. 表情呆滞、眼裂大、眼距窄、鼻梁高
   C. 表情呆滞、眼裂小、眼距窄、鼻梁低平
   D. 表情呆滞、眼裂小、眼距宽、鼻梁低平
   E. 表情呆滞、眼裂大、眼距窄、鼻梁低平

9. 下列关于唐氏综合征的临床特征的描述，错误的是 （　　）
   A. 表情呆滞，眼裂小，眼距宽，鼻梁低平
   B. 智能发育障碍
   C. 身材矮小，手指粗短
   D. 可伴多发畸形
   E. 皮肤多痣

10. 下列检查可确诊唐氏综合征的是（　　）
    A. 血清 TSH、T_3、T_4 测定
    B. 血串联质谱检测
    C. 尿有机酸检查
    D. 染色体核型分析
    E. 基因芯片技术检测

11. 患儿，女，3 岁。因智能发育迟缓及体格发育迟缓就诊，母孕龄 42 岁。查体：表情呆滞、眼裂小、眼距宽、双眼外眦上斜、鼻梁低平、外耳小、张口伸舌、流涎、小指内弯、通贯掌。可能的诊断是 （　　）
    A. 先天性甲状腺功能减退症
    B. 苯丙酮尿症
    C. 唐氏综合征
    D. 糖原贮积症
    E. 黏多糖贮积病

12. Turner 综合征最常见的核型为（　　）
    A. 45,X/46,XX
    B. 45,X/47,XXX
    C. 46,X,del(X)(p12)
    D. 45,X
    E. 45,X/46,X,del(X)(p12)

13. 为改善 Turner 综合征患儿的矮身材，应选择的药物治疗是 （　　）
    A. 左甲状腺素钠
    B. 雌激素
    C. 重组人生长激素
    D. 甲泼尼龙
    E. 孕激素

14. 患儿，女，14 岁。身材矮小，无第二性征发育。查体：颈短，有颈蹼，后发际低，乳房不发育，双乳头相距较远，无腋毛、阴毛，临床初步诊断为 Turner 综合征。下列检查有助于确诊的是（　　）
    A. 血清生长激素测定
    B. 血清 TSH、T_3、T_4 测定
    C. 血清 LH、FSH、E_2 测定
    D. 染色体核型分析
    E. 子宫附件 B 超检查

15. 下列可能为先天性睾丸发育不全综合征的核型是 （　　）
    A. 46,XY   B. 49,XXXYY
    C. 47,XY,+21   D. 45,X
    E. 46,XY/47,XY,+21

16. 先天性睾丸发育不全综合征患者，可自 11～12 岁开始用于治疗的药物是 （　　）
    A. 左甲状腺素钠   B. 雌激素
    C. 雄激素   D. 甲泼尼龙
    E. 生长激素

17. 苯丙酮尿症的遗传方式为 （　　）
    A. 常染色体显性遗传
    B. 常染色体隐性遗传
    C. X 连锁显性遗传
    D. X 连锁隐性遗传
    E. Y 连锁遗传

18. 典型苯丙酮尿症是由于患儿肝细胞缺乏 （　　）
    A. 鸟苷三磷酸环化水合酶

B. 苯丙氨酸羟化酶

C. 丙酮酸四氢蝶呤合成酶

D. 二氢生物蝶啶还原酶

E. 氨基转移酶

19. 下列关于苯丙酮尿症临床表现的描述,错误的是　　　　　( )

　　A. 婴儿期起病　　B. 智力发育落后

　　C. 皮肤白,毛发黄　D. 皮肤黑,头发黄

　　E. 鼠尿臭味

20. 苯丙酮尿症最重要的治疗方法是( )

　　A. 低脂饮食

　　B. 限制蛋白质饮食

　　C. 低苯丙氨酸饮食

　　D. 低糖饮食

　　E. 低铜饮食

21. 患儿,女,1.5岁。因反应迟钝伴惊厥就诊。查体:表情呆滞,不能逗笑,皮肤白,头发黄,有鼠尿臭味。尿三氯化铁试验阳性。初步诊断是　( )

　　A. 唐氏综合征

　　B. 苯丙酮尿症

　　C. 先天性甲状腺功能低下

　　D. 糖原贮积症

　　E. 甲基丙二酸血症

22. 若在体内贮积,会导致肝豆状核变性的元素是　　　　　　　　( )

　　A. 铁　　　　　B. 锰

　　C. 铜　　　　　D. 锌

　　E. 钙

23. 肝豆状核变性最常受累的器官是( )

　　A. 大脑　　　　B. 肾

　　C. 眼　　　　　D. 肝

　　E. 肺

24. 下列变化符合肝豆状核变性检查结果的是　　　　　　　　　　( )

　　A. 血清铜蓝蛋白降低,24小时尿铜排出增高

　　B. 血清铜蓝蛋白降低,24小时尿铜排出降低

　　C. 血清铜蓝蛋白增高,24小时尿铜排出增高

　　D. 血清铜蓝蛋白增高,24小时尿铜排出降低

　　E. 血清铜蓝蛋白正常,24小时尿铜排出增高

25. 患儿,男,11岁。近2个月出现乏力、食欲缺乏、言语不清。查体:反应迟钝,皮肤、巩膜黄染,角膜见K-F环,肝脾大,双上肢肌张力增高,肢体震颤。血清铜蓝蛋白120mg/L(正常200~400mg/L)。该患儿可能的诊断为　　　( )

　　A. 风湿舞蹈病　　B. 少年帕金森

　　C. 肝豆状核变性　D. 半乳糖血症

　　E. 糖原贮积症

26. 患儿,男,8月龄。生长发育迟缓,身材矮小,出生后至今有数次惊厥发作。查体:意识清,反应可,肝大。血糖低于正常水平,血气分析提示乳酸酸中毒。该患儿的可能诊断为　( )

　　A. 糖原贮积症Ⅰa型

　　B. 先天性甲状腺功能减退

　　C. 肝豆状核变性

　　D. 苯丙酮尿症

　　E. 唐氏综合征

【B型题】

(27~30题共用备选答案)

　　A. 染色体病　　B. 单基因遗传病

　　C. 多基因遗传病　D. 线粒体病

　　E. 基因组印记

27. 苯丙酮尿症属于　　　　　　　　( )

28. 2型糖尿病属于　　　　　　　　( )

29. 先天愚型属于　　　　　　　　　( )

30. Prader-Willi 综合征和 Angelman 综合征属于 ( )

（31～35 题共用备选答案）
　A. 超二倍体　　　B. 亚二倍体
　C. 三倍体　　　　D. 四倍体
　E. 嵌合体
31. 染色体核型为 69,XXX,属于 ( )
32. 染色体核型为 92,XXYY,属于 ( )
33. 染色体核型为 45,X,属于 ( )
34. 染色体核型为 47,XX,+21 属于 ( )
35. 染色体核型为 46,XX/47,XX,+21 属于 ( )

（36～38 题共用备选答案）
　A. 核型为 47,XY,+18
　B. 核型为 49,XXXXY
　C. 核型为 45,X
　D. 核型为 47,XY,+21
　E. 核型为 47,XY,+13
36. 21 三体综合征　　　　　　　　( )
37. 先天性卵巢发育不全综合征　　( )
38. 先天性睾丸发育不全综合征　　( )

（39～40 题共用备选答案）
　A. 低糖饮食
　B. 低脂饮食
　C. 低铜饮食
　D. 低苯丙氨酸饮食
　E. 低碳水化合物饮食
39. 苯丙酮尿症的饮食治疗为　　　( )
40. 肝豆状核变性的饮食治疗为　　( )

【X 型题】

41. 遗传性疾病的分类包括　　　　( )
　A. 单基因遗传病　B. 多基因遗传病
　C. 基因组印记　　D. 线粒体病
　E. 染色体病
42. 染色体病中,染色体结构异常包括 ( )
　A. 易位　　　　　B. 缺失

　C. 环形染色体　　D. 倒位
　E. 等臂染色体大片结构改变
43. 染色体核型分析的指征包括　　( )
　A. 疑有染色体病者
　B. 发现有多种先天性畸形
　C. 明显生长发育障碍或智能发育障碍
　D. 性发育异常或不全
　E. 患反复呼吸道感染者
44. 可引起染色体畸变的原因为　　( )
　A. X 射线和电离辐射
　B. 化学药物、农药、毒物
　C. 病毒感染
　D. 高龄孕妇
　E. 遗传因素
45. 常染色体病的共同特征为　　　( )
　A. 生长发育迟缓
　B. 多发性先天性畸形
　C. 伴有性征发育障碍或异常
　D. 智能发育迟缓
　E. 有特效的治疗方法
46. 唐氏综合征的染色体畸变主要源于
　　　　　　　　　　　　　　　　( )
　A. 染色体断裂
　B. 染色体缺失
　C. 环状染色体
　D. 亲代之一的生殖细胞在减数分裂时 21 号染色体不分离
　E. 受精卵在有丝分裂时 21 号染色体不分离
47. 唐氏综合征的主要临床特征包括
　　　　　　　　　　　　　　　　( )
　A. 特殊面容　　B. 智能发育迟缓
　C. 生长发育迟缓　D. 伴多发畸形
　E. 青春期无性征发育
48. 唐氏综合征的产前诊断包括　　( )
　A. 胎儿 B 超
　B. 孕妇血清 T_3、T_4、TSH 测定
　C. 唐氏筛查

D. 羊水穿刺细胞学核型分析

E. 孕妇血清 GH、FSH、IGF-1 测定

49. Turner 综合征的临床特征包括（　　）

A. 身材矮小

B. 青春期无性征发育

C. 原发性闭经

D. 颈短、后发际低,可有颈蹼

E. 智力正常或稍低

50. 先天性睾丸发育不全综合征临床特点包括（　　）

A. 青春期发育延缓

B. 男性表型

C. 男性第二性征不明显

D. 身材瘦高,指间距大于身高

E. 智商正常

51. 下列酶（或辅酶）活性降低或缺乏,可导致高苯丙氨酸血症的是（　　）

A. 苯丙氨酸羟化酶

B. 四氢生物蝶呤

C. 三磷酸鸟苷环化水解酶

D. 二氢生物蝶啶还原酶

E. 6-丙酮酰四氢蝶呤合成酶

52. 下列检查有助于苯丙酮尿症诊断的是（　　）

A. 新生儿疾病筛查

B. 血清苯丙氨酸测定

C. 尿蝶呤图谱分析

D. DHPR 活性测定

E. 基因突变检测

53. 肝豆状核变性的临床特征包括（　　）

A. 不同程度的肝损害

B. 心肌损害

C. 湿疹

D. 角膜 K-F 环

E. 锥体外系症状

54. 下列检查有助于肝豆状核变性诊断的是（　　）

A. 血清铜蓝蛋白测定

B. 24 小时尿铜检测

C. 尿 VMA 检测

D. 肝铜含量测定

E. K-F 环检查

55. 下列药物或方案可用于肝豆状核变性治疗的是（　　）

A. 硫酸锌　　　　B. 维生素 B_6

C. 生酮饮食　　　D. 青霉胺

E. 低铜饮食

56. 黏多糖贮积病的主要临床特征包括（　　）

A. 低血糖发作　　B. 智能发育迟缓

C. 身材瘦高　　　D. 骨骼畸形

E. 肝脾大

57. 新生儿筛查的遗传代谢疾病包括（　　）

A. 糖原贮积症

B. 先天性甲状腺功能减退症

C. 甲基丙二酸血症

D. 苯丙酮尿症

E. 黏多糖贮积病

58. 甲基丙二酸血症的急性期治疗有（　　）

A. 口服叶酸　　　B. 补液

C. 纠正酸中毒　　D. 补充左旋肉碱

E. 维生素 B_{12} 肌内注射

二、名词解释

1. 染色体病

2. 单基因病

3. 基因组印记

4. Turner 综合征

5. Klinefelter 综合征

6. 遗传代谢病

7. PKU

8. Wilson 病

9. MPS

三、填空题

1. 遗传病可根据遗传物质的＿＿＿＿和＿＿＿＿的改变进行分类。

2. 遗传病具有＿＿＿＿、＿＿＿＿和＿＿＿＿的特征。
3. 染色体病根据累及的染色体,可分为＿＿＿＿异常和＿＿＿＿异常。
4. 染色体病根据染色体异常的性质,可分为＿＿＿＿异常和＿＿＿＿异常。
5. 线粒体病可由＿＿＿＿基因或＿＿＿＿基因突变所致。
6. 染色体单体生存的唯一例证是＿＿＿＿,其核型为＿＿＿＿。
7. 染色体结构异常可分为＿＿＿＿和＿＿＿＿两类。
8. 唐氏综合征的主要临床特征为＿＿＿＿、＿＿＿＿和＿＿＿＿,可伴有＿＿＿＿。
9. Turner 综合征中,最多见的染色体核型为＿＿＿＿。
10. Klinefelter 综合征中,染色体标准型为＿＿＿＿。
11. 遗传代谢病因机体的生化反应和代谢出现异常,使＿＿＿＿或者＿＿＿＿在体内大量蓄积,引起的一类临床疾病。
12. 苯丙酮尿症是由＿＿＿＿(酶)缺乏,导致＿＿＿＿及其代谢产物在体内蓄积致病。
13. 肝豆状核变性为＿＿＿＿遗传,因＿＿＿＿基因异常,导致＿＿＿＿在体内蓄积。
14. 肝豆状核变性晚期可见特征性的眼部改变为＿＿＿＿。
15. 糖原贮积症是一组由＿＿＿＿缺陷所导致的＿＿＿＿疾病。
16. 糖原贮积症治疗的总目标是维持＿＿＿＿,抑制＿＿＿＿所继发的代谢紊乱。
17. 黏多糖贮积病是由于＿＿＿＿缺乏,导致＿＿＿＿蓄积在体内所引起的一组疾病。
18. 黏多糖贮积病的定性试验是＿＿＿＿。
19. 甲基丙二酸血症可分为＿＿＿＿和＿＿＿＿两型。

四、简答题
1. 简述染色体病的临床特征。
2. 简述染色体核型分析的指征。
3. 简述唐氏综合征的产前诊断方法。
4. 简述苯丙酮尿症的发病机制。
5. 简述甲基丙二酸血症的临床分型及相关表现。

五、论述题
1. 试述21三体综合征的临床特征、诊断要点与鉴别诊断。
2. 试述苯丙酮尿症的临床特征及诊断要点。
3. 试述肝豆状核变性的临床特征及诊断要点。

六、病例分析题
1. 患儿,女,3 岁。因智力语言发育落后就诊。母孕龄 39 岁。查体:反应迟钝,不能进行语言交流,颜面无浮肿,眼距宽,眼裂小,双侧外眦上斜,鼻梁低平,伸舌流涎,双手通贯掌,小指内弯,唇周微绀,心前区可闻及Ⅳ/Ⅶ级收缩期杂音,无异常气味。
该患儿最可能的诊断是什么?为明确诊断,应进行的辅助检查是什么?治疗原则是什么?
2. 患儿,男,1 岁。出生后至今易怒、少笑、反应迟钝,本次因惊厥就诊。查体:表情呆滞,不能逗笑,皮肤白,头发黄,心肺(-),肝脾未触及,有鼠尿味。
该患儿最可能的诊断是什么?为明确诊断,应进行的辅助检查是什么?治疗原则是什么?

3. 患儿,女,10岁。因近1个月乏力、食欲缺乏、肢体震颤就诊。查体:反应稍迟钝,皮肤、巩膜黄染,角膜见K-F环,肝脾大,双上肢肌张力增高,肢体震颤。该患儿最可能的诊断为什么?为明确诊断,应进行的辅助检查是什么?治疗原则是什么?

【参/考/答/案】

一、选择题

【A型题】

1. B	2. B	3. E	4. D	5. D
6. A	7. A	8. D	9. E	10. D
11. C	12. D	13. C	14. D	15. B
16. C	17. B	18. D	19. D	20. C
21. B	22. C	23. D	24. A	25. C
26. A				

【B型题】

27. B	28. C	29. A	30. E	31. C
32. D	33. B	34. A	35. E	36. D
37. C	38. B	39. D	40. C	

【X型题】

41. ABCDE	42. ABCDE	43. ABCD
44. ABCDE	45. ABD	46. DE
47. ABCD	48. CD	49. ABCDE
50. ABCDE	51. ABCDE	52. ABCDE
53. ADE	54. ABDE	55. ABDE
56. BDE	57. BD	58. BCDE

3. E【解析】多基因遗传病由多种基因异常与环境共同作用所致,如2型糖尿病、高血压等。

4. D【解析】染色体核型分析仅能检出染色体数目异常和大片段结构异常。

8. D【解析】唐氏综合征有明显特殊面容,表情呆滞,睑裂小、眼距宽、双眼外眦上斜,鼻梁低平、外耳小、硬腭窄小等。

11. C【解析】本例患儿有特殊面容、智能发育迟缓、体格发育迟缓,结合母亲系高龄孕妇,故首先考虑唐氏综合征。

20. C【解析】苯丙酮尿症由苯丙氨酸羟化酶缺乏,导致苯丙氨酸代谢障碍所致,因此,治疗需采用低苯丙氨酸饮食。

21. B【解析】患儿有典型的神经精神损害、皮肤毛发改变、异常尿味和尿三氯化铁试验阳性等苯丙酮尿症的临床特点,故诊断为苯丙酮尿症。

25. C【解析】患儿具有典型肝功损害、神经精神症状、K-F环、低铜蓝蛋白血症等肝豆状核变性的临床特征,故诊断为肝豆状核变性。

26. A【解析】患儿系婴儿期起病,具有生长发育迟缓、身材矮小、惊厥发作、肝大、低血糖、乳酸酸中毒等糖原贮积症Ⅰa型的临床特征,故诊断为糖原贮积症Ⅰa型。

48. CD【解析】唐氏筛查是唐氏综合征产前诊断的初筛,确诊需进行羊水穿刺细胞学或绒毛膜细胞染色体核型分析。

51. ABCDE【解析】苯丙酮尿症有两种类型,经典型由苯丙氨酸羟化酶缺乏所致;BH4缺乏型,由鸟苷三磷酸环化水解酶、6-丙酮酸四氢蝶呤合成酶或二氢生物蝶啶还原酶等缺乏,导致四氢生物蝶呤缺乏,使苯丙氨酸不能氧化成酪氨酸。故上述因素均可导致高苯丙氨酸血症。

二、名词解释

1. **染色体病**:由染色体数目异常或结构异常所导致的疾病。

2. **单基因病**:由单个基因突变所致的遗传性疾病。

3. **基因组印记**:指临床上存在同一基因改变,但来源不同亲代,在子女产生不同表型的现象。

4. **Turner综合征**:又称先天性卵巢发育不良综合征,由X染色体缺失或结构发生改变所致,临床表现为身材矮小、青春期无性征发育、原发性闭经、颈短、部分伴有颈蹼、后发际低、双侧乳头距离增宽等。

5. **Klinefelter综合征**:又称先天性睾丸发育不全综合征,由性染色体异常导致睾丸发育不全和不育,伴青春期发育迟缓。

6. **遗传代谢病**:由基因突变引起蛋白质分子的结构和功能改变,导致酶、受体、载体等的缺陷,使机体的生化反应和代谢出现异常,反应底物或者中间代谢产物在体内大量蓄积,引起一系列临床表现的一大类疾病。

7. **PKU**:又称苯丙酮尿症,因苯丙氨酸羟化酶基因缺陷,使苯丙氨酸不能转变为酪氨酸,导致苯丙氨酸及其代谢产物在体内蓄积所致。以智能发育落后、皮肤、毛发色泽变浅、鼠尿臭味和血苯丙氨酸升高为特征表现。

8. **Wilson病**:又称肝豆状核变性,因P型ATP7B基因异常,导致铜在体内贮积。以肝硬化、眼角膜K-F环和锥体外系三大表现为临床特征。

9. **MPS**:又称黏多糖贮积病,因黏多糖降解酶缺乏,导致黏多糖积聚在机体不同组织所引起的一组疾病。以骨骼畸形、智能障碍、肝脾增大为主要临床特征。

三、填空题

1. 结构　功能
2. 先天性　终身性　家族性
3. 常染色体　性染色体
4. 染色体数目　染色体结构
5. 线粒体　核
6. Turner综合征　45,X
7. 平衡性　非平衡性
8. 特殊面容　智能发育落后　生长发育迟缓　多发畸形
9. 45,X
10. 47,XXY
11. 反应底物　中间代谢产物
12. 苯丙氨酸羟化酶　苯丙氨酸
13. 常染色体隐性　P型 *ATP7B*　铜
14. 角膜K-F环
15. 先天性酶　糖原代谢障碍
16. 血糖正常　低血糖
17. 黏多糖降解酶　黏多糖
18. 尿甲苯胺蓝法
19. 早发型　迟发型

四、简答题

1. **简述染色体病的临床特征。**

答　染色体病分为常染色体疾病和性染色体疾病。

(1)常染色体病由常染色体数目异常或结构异常所致的综合征,其共性为:①生长发育迟缓;②智能发育落后;③多发性先天性畸形;④常伴有特殊肤纹。

(2)性染色体病由性染色体X或Y数目异常或结构异常所致。常伴有性征发育障碍或异常。

2. 简述染色体核型分析的指征。

答 ①怀疑患有染色体病者;②有多种先天性畸形;③明显生长发育障碍或智能发育障碍;④性发育异常或不全;⑤孕母年龄过大、不孕或多次自然流产史;⑥有染色体畸变家族史。

3. 简述唐氏综合征的产前诊断方法。

答 ①唐氏筛查,系产前筛查,测定孕妇血清中β-绒毛膜促性腺激素、甲胎蛋白、游离雌三醇浓度,根据检查结果和孕妇年龄计算本病危险度;②对高危孕妇进行羊水细胞或绒毛膜细胞染色体检查以确诊。

4. 简述苯丙酮尿症的发病机制。

答 ①典型PKU,由于苯丙氨酸羟化酶(PAH)缺乏,使苯丙氨酸不能转变为酪氨酸,导致苯丙氨酸及其代谢产物在体内蓄积所致;②BH4缺乏型,由三磷酸鸟苷环化水解酶(GTP-CH)、6-丙酮酸四氢蝶呤合成酶(PTPS)或二氢生物蝶啶还原酶(DHPR)等任何一种酶缺乏,导致四氢生物蝶呤缺乏,使苯丙氨酸不能氧化成酪氨酸,亦可导致疾病的发生。

5. 简述甲基丙二酸血症的临床分型及相关表现。

答 ①早发型:多于1岁内起病,以神经系统症状最严重,表现为惊厥、运动功能障碍、舞蹈徐动症,常伴血液系统损伤、肝肾功能损伤;新生儿期发病者,出生时可正常,但迅速出现脑病、呕吐伴脱水、代谢性酸中毒、呼吸困难、肌张力低下等表现。②迟发型:多在4~14岁发病,儿童或青少年时期可出现急性神经功能障碍,常伴脊髓、外周神经、肝、肾、眼、血管及皮肤等多系统损害。

五、论述题

1. 试述21三体综合征的临床特征、诊断要点与鉴别诊断。

答 21三体综合征的临床特征为:智能发育落后、特殊面容(表情呆滞、眼裂小、眼距宽、双眼外眦上斜,可有内眦赘皮,鼻梁低平、外耳小、硬腭窄小,常张口伸舌,流涎多,头小而圆,前囟大且关闭延迟,颈短而宽,常呈嗜睡和喂养困难)和生长发育迟缓,并可伴有多种畸形、皮纹改变(如通贯掌)。

诊断要点:根据临床特征及染色体核型分析进行诊断,其中47,XY(或XX),+21最为多见。

鉴别诊断:应注意与先天性甲状腺功能减退症鉴别,后者有黏液性水肿、头发干燥、皮肤粗糙、喂养困难、便秘、腹胀等表现,可进行甲状腺功能检测和染色体核型分析以鉴别。

2. 试述苯丙酮尿症的临床特征及诊断要点。

答 苯丙酮尿症的临床特征为出生时患儿正常,常在3~6个月时开始出现症状,1岁时症状明显。①神经系统异常:智能发育落后,行为异常,惊厥发作,肌张力增高,腱反射亢进;②外貌:因黑色素合成不足,在出生后数月毛发、皮肤和虹膜色泽变浅,皮肤湿疹常见;③体味:由于尿和汗液中排出苯乙酸,呈特殊的鼠尿臭味。

诊断要点:根据智能发育落后、头发由黑变黄、特殊体味和血苯丙氨酸升高,排除四氢生物蝶呤缺乏症可以确诊。

3. 试述肝豆状核变性的临床特征及诊断要点。

答 肝豆状核变性的临床特征为多在学

龄期发病,以 5~12 岁发病最多见。①肝脏损害:最为常见,表现为急性或慢性肝炎、爆发性肝炎、肝硬化,可伴脾功能亢进、肝功能不全的表现等;②神经精神损害:多在 10 岁后出现症状,动作笨拙或震颤、不自主运动、表情呆板、肌张力改变、构音障碍、书写困难等,晚期常有行为异常和智能障碍;③角膜 K-F 环:是本病特有的体征,早期需用裂隙灯检查,后期肉眼可见;④其他:血尿、蛋白尿、溶血性贫血等。

诊断要点:具有典型症状和 K-F 环、血清铜蓝蛋白降低、尿铜排出量增加的患儿即可做出诊断。

六、病例分析题

1. 该患儿最可能的诊断是什么?为明确诊断,应进行的辅助检查是什么?治疗原则是什么?

答 最可能的诊断:①唐氏综合征(或 21 三体综合征);②先天性心脏病。

辅助检查:①染色体核型分析;②血清 T_3、T_4、TSH 检测;③心脏多普勒彩色超声。

治疗原则:无特效治疗。采取综合措施,加强功能训练,防治感染,如合并先天性心脏病或其他畸形,则可考虑手术治疗。

2. 该患儿最可能的诊断是什么?为明确诊断,应进行的辅助检查是什么?治疗原则是什么?

答 最可能的诊断:苯丙酮尿症。

辅助检查:测定血清苯丙氨酸浓度,有条件者给予尿蝶呤图谱分析,DHPR 活性测定及苯丙氨酸羟化酶(PAH)、三磷酸鸟苷环化水解酶(GTP-CH)、6-丙酮酸四氢蝶呤合成酶(PTPS)和二氢生物蝶啶还原酶(DHPR)等相关基因检测。

治疗原则:一旦确诊,应立即治疗。采用低苯丙氨酸饮食,饮食控制至少需持续到青春期以后,终身治疗对患者更有益。BH4 缺乏型还需给予 5-羟色胺、L-DOPA 和 BH4。

3. 该患儿最可能的诊断为什么?为明确诊断,应进行的辅助检查是什么?治疗原则是什么?

答 最可能的诊断:肝豆状核变性。

辅助检查:血清铜蓝蛋白测定、24 小时尿铜排出量测定、角膜 K-F 环检查,有条件者可进行 P 型 *ATP7B* 基因检测。

治疗原则:尽早治疗,减少铜的摄入和增加铜的排出,避免铜在体内的沉积,需终身治疗。临床常用低铜饮食,促进铜排泄(青霉胺)、减少铜吸收(锌制剂)等治疗。

(洪思琦)

第17章 儿童急救

【学/习/要/点】

一、掌握

1. 加重或触发心搏呼吸骤停的危险因素。
2. 儿童心肺复苏的步骤。
3. 中毒的诊断和处理步骤。

二、熟悉

1. 儿童心肺复苏技术的3个方面及儿童急性呼吸衰竭的临床表现、诊治和处理原则。
2. 儿童中毒的病因和途径。

【应/试/考/题】

一、选择题

【A型题】

1. 下列关于新生儿心脏按压指征的描述，正确的是 （　　）
   A. 心率<30次/分　B. 心率<40次/分
   C. 心率<60次/分　D. 心率<80次/分
   E. 心率<100次/分

2. 下列关于婴儿或儿童心脏按压指征的描述，正确的是 （　　）
   A. 心率<30次/分　B. 心率<40次/分
   C. 心率<60次/分　D. 心率<80次/分
   E. 心率<100次/分

3. 新生儿进行复苏治疗的指征不包括 （　　）
   A. 无自主呼吸
   B. 心率<100次/分
   C. 呼吸呈无效喘息
   D. 出生后5分钟Apgar评分8分
   E. 用80%浓度的氧仍有中心性发绀

4. 新生儿胸外心脏按压与呼吸的合适配合比例为 （　　）
   A. 5:1　　　　　B. 4:1
   C. 3:1　　　　　D. 2:1
   E. 1:1

5. 基本生命支持最重要的内容是 （　　）
   A. 建立和维持气道的开放和保持足够的通气

B. 立即机械通气
C. 维持有效循环
D. 使用各种抢救药物
E. 立即将患儿送到能给予进一步生命支持的医疗机构

6. 小儿胸外心脏按压深度至少为胸部前后径的 （　）
   A. 1/5　　　　B. 1/4
   C. 1/3　　　　D. 1/2
   E. 2/3

7. 5岁患儿,心肺复苏胸外心脏按压的合适频率是 （　）
   A. 60~80次/分　　B. 80~100次/分
   C. 100~120次/分　D. 120~140次/分
   E. 140~180次/分

8. 小儿最常见的中毒途径是 （　）
   A. 消化道吸收　　B. 皮肤接触
   C. 呼吸道吸入　　D. 注射吸收
   E. 经创伤口、创伤面吸收

9. 下列关于中毒急救原则的描述,错误的是 （　）
   A. 脱离毒物和中毒环境
   B. 排出体内剩余毒物,阻止其吸收
   C. 促进已吸收的毒物从体内排出
   D. 应用特异性解毒剂
   E. 食毒8小时内给予洗胃

10. 在心肺复苏中最合理的给药途径为 （　）
    A. 静脉用药　　B. 心内注射
    C. 经气道滴入　D. 肌内注射
    E. 皮下注射

11. 下列不是儿童呼吸衰竭常见病因的是 （　）
    A. 支气管肺炎　B. 哮喘持续状态
    C. 白血病　　　D. 中毒
    E. 脑炎

【B型题】

(12~14题共用备选答案)
A. 了解病史非常重要,体格检查要注意有重要诊断意义的中毒特征
B. 是诊断中毒的最可靠方法
C. 毒物皮肤接触中毒
D. 应立即治疗,否则会失去抢救机会
E. 毒物经消化道吸收中毒

12. 有条件时应采集患者呕吐物、血、尿、便或可疑的含毒物品进行毒物鉴定 （　）

13. 急性中毒处理原则是 （　）

14. 在小儿,最常见的中毒形式是 （　）

【X型题】

15. 心肺复苏技术的3个方面包括 （　）
    A. 基本生命支持
    B. 及时送到能给予进一步生命支持的医疗机构
    C. 高级生命支持
    D. 综合的心搏骤停后治疗
    E. 防止心搏呼吸骤停

16. 触发心搏呼吸骤停的最危险因素包括 （　）
    A. 大量失血　　B. 严重哮喘
    C. 严重心律失常　D. 严重哭泣
    E. 气道吸引

17. 临床能加重或触发心搏呼吸骤停的操作包括 （　）
    A. 气道吸引
    B. 不适当的胸部物理治疗
    C. 镇静剂的应用
    D. 腰椎穿刺
    E. 高危婴儿喂养时

· 166 ·

18. 儿童常见的中毒途径包括（　　）
 A. 经消化道吸收
 B. 皮肤接触
 C. 呼吸道吸入
 D. 体内注射
 E. 经创伤口、创伤面吸收

19. 儿童毒物中毒的处理包括（　　）
 A. 及时清除毒物
 B. 促进已吸收毒物的排出
 C. 应用特异性解毒剂
 D. 对症治疗,维持生命体征
 E. 及时询问毒物来源

20. 儿童呼吸衰竭必要的治疗措施是（　　）
 A. 一般治疗
 B. 原发病治疗
 C. 氧疗
 D. 呼吸支持
 E. 一些特殊的呼吸支持,如 ECMO、肺泡表面活性物质治疗等

二、名词解释

1. 生存链
2. 心搏骤停
3. 急性呼吸衰竭
4. 中毒

三、填空题

1. 高危婴儿喂养时由于_____的不协调也可引起心搏呼吸骤停。
2. 经_____为小儿最常见的中毒途径。
3. 诊断毒物中毒的最可靠方法是_____。
4. 婴儿或儿童心率 <_____次/分,新生儿心率 <_____次/分为胸外心脏按压的指征。
5. 临床上将 PaO_2/FiO_2 <_____诊断为急性肺损伤,PaO_2/FiO_2 <_____诊断为 ARDS。

四、简答题

1. 简述基本生命支持和高级生命支持的内容。
2. 简述可触发儿童心搏呼吸骤停的原因。
3. 简述儿童中毒的途径。
4. 简述心肺复苏后的综合治疗内容。

五、论述题

1. 试述儿童心肺复苏的步骤和方法。
2. 试述儿童急性呼吸衰竭的救治原则。

【参 / 考 / 答 / 案】

一、选择题

【A 型题】

1. C　2. C　3. D　4. C　5. A
6. C　7. C　8. A　9. E　10. A
11. C

【B 型题】

12. B　13. D　14. E

【X 型题】

15. ACD　16. ABCE　17. ABCDE
18. ABCDE　19. ABCD　20. ABCD

1. C【解析】新生儿心率 <60 次/分,婴儿或儿童心率 <60 次/分伴有灌注不良的体征为胸外心脏按压的指征。

3. D【解析】新生儿无自主呼吸或为无效喘息,有自主呼吸但心率 <100 次/分及用 80% 浓度的氧仍有中心性发绀时即可

进行正压通气复苏。出生后5分钟Apgar评分8分不是进行复苏治疗的指征。

5. A【解析】小儿低氧血症和呼吸停止可能引起或造成急剧恶化和心搏呼吸停止。因此,建立和维持气道的开放和保持足够的通气是基本生命支持最重要的内容。

6. C【解析】心肺复苏胸外心脏按压的按压深度至少为胸部前后径的1/3,按压频率在100~120次/分。胸外心脏按压与呼吸的配合在新生儿为3:1,单人复苏婴儿和儿童为30:2,双人复苏婴儿和儿童为15:2。

9. E【解析】一般来说,液体性药(毒)物在误服后30分钟内被基本吸收,而固体药(毒)物在误服后1~2小时内被基本吸收。对于摄入毒物时间在1小时以上者,有些毒物已进入肠内,则洗胃作用不大。

10. A【解析】心搏骤停时,最好静脉内给药,但由于很难建立静脉通路,有些可在气管内给药;药物从骨髓腔注入能很好地被吸收,骨髓腔内注射与静脉内注射效果相同。

12. B【解析】有条件时应采集患儿呕吐物、血、尿、便或可疑的含毒物品进行毒物鉴定,这是诊断中毒的最可靠方法。

13. D【解析】发生急性中毒时,应立即治疗,否则会失去抢救机会。在毒物性质未明时,按一般的中毒治疗原则抢救患儿。以排除体内毒物为首要措施,尽快减少毒物对机体的损害;维持呼吸、循环等生命器官的功能;采取各种措施减少毒物的吸收,促进毒物的排泄。

16. ABCE【解析】大量失血、严重的哮喘、严重心律失常和气道吸引时均可随时触发心搏呼吸骤停;严重哭泣可以引起患儿呼吸性碱中毒或屏气发作,但一般不会危及生命。

17. ABCDE【解析】气道吸引能引起低氧、肺泡萎陷及反射性心动过缓;不适当的胸部物理治疗(如拍背、翻身、吸痰等),可使更多的分泌物溢出,阻塞气道,也可使患儿产生心搏呼吸骤停;镇静剂的应用,如麻醉剂、镇静药和止咳药的应用所致的呼吸抑制;腰椎穿刺等介入治疗操作可使心搏骤停;高危婴儿喂养时因吞咽-呼吸的不协调也可引起心搏呼吸骤停。

二、名词解释

1. 生存链:为获得心搏呼吸骤停后最佳的生存率和生命质量,生存链分成院外和院内两条急救体系。院外心搏骤停(OHCA)生存链包括识别和启动应急反应系统、即时高质量心肺复苏、快速除颤、基础及高级急救医疗服务、高级生命支持和骤停后护理;院内心搏骤停(IHCA)生存链包括检测和预防、识别和启动应急反应系统、即时高质量心肺复苏、快速除颤、高级生命维持和骤停后护理。包括基本生命支持、高级生命支持和心肺复苏的综合治疗。

2. 心搏骤停:突然昏迷,部分有一过性抽搐、呼吸停止、面色灰暗或发绀、瞳孔散大和对光反射消失、大动脉搏动消失、听诊心音消失,如做心电图检查可见等电位线、电机械分离或心室颤动等。

3. 急性呼吸衰竭:指各种急性原因导致的中枢或(和)外周性的呼吸生理功能障碍,使动脉血氧分压降低,和(或)二氧化碳分压增加,患儿有呼吸困难(窘迫)的表现,如呼吸音降低或消失、严重的三凹征或吸气时有辅助呼吸肌参与及意识状态的改变。

4. 中毒：某些物质接触人体或进入体内后，与体液和组织相互作用，破坏机体正常的生理功能，引起暂时或永久性的病理状态或死亡，这一过程称为中毒。

三、填空题
1. 吞咽－呼吸
2. 消化道吸收中毒
3. 对患儿呕吐物、血、尿、便或可疑的含毒物品进行毒物鉴定
4. 60　60
5. 300　200

四、简答题
1. 简述基本生命支持和高级生命支持的内容。

答　基本生命支持（BLS）：即心搏呼吸骤停后的现场急救，包括快速判断和尽早实施心肺复苏，如开放气道、人工呼吸和胸外按压，以及迅速启动应急反应系统。受过训练的医务人员或非医务人员都可以实施 BLS，其是自主循环恢复、挽救心搏呼吸骤停患者生命的基础。高级生命支持（ALS）：为心肺复苏的第二阶段，是在 BLS 的基础上，在不导致胸外按压明显中断和电除颤延迟的情况下，建立血管通路、使用药物、电除颤、气管插管、使用人工呼吸器、进行心电监测等，以维持更有效的通气和循环，最大限度地改善预后。儿童心搏呼吸骤停后对人工通气或供氧有反应，或需要 ALS 时间 < 5 分钟，复苏后神经系统正常的可能性较大。

2. 简述可触发儿童心搏呼吸骤停的原因。

答　（1）疾病所致：①呼吸系统疾病急速进展，如严重的哮喘、喉炎、重症肺炎、肺透明膜病等；②心血管系统的状态不稳定，如大量失血、难治性心力衰竭、严重心律失常等；③神经系统疾病急剧恶化、昏迷等；④某些临床诊疗操作，对于有高危因素的患儿能加重或触发心搏呼吸骤停。

（2）意外伤害：烧伤、触电、婴儿猝死综合征、外伤、败血症、溺死、中毒等。

3. 简述儿童中毒的途径。

答　①经消化道吸收中毒，为最常见的中毒形式；②皮肤接触中毒；③呼吸道吸入中毒；④注射吸收中毒；⑤经创伤口、创伤面吸收中毒。

4. 简述心肺复苏后的综合治疗内容。

答　主要针对 ROSC 后的治疗和护理，包括监测与保护心、肺、肝、肾、脑等重要脏器的功能，判断与治疗诱发心搏呼吸骤停的原发疾病和并发症，提供必要的复苏后康复训练等。

五、论述题
1. 试述儿童心肺复苏的步骤和方法。

答　为获得心搏呼吸骤停后最佳的生存率和生命质量，儿童生存链分为 3 个步骤：基本生命支持、高级生命支持、综合的心搏骤停后治疗。强调黄金 4 分钟，即在 4 分钟内进行 BLS，并在 8 分钟内进行 ALS。

（1）迅速评估和启动应急反应系统：迅速评估环境对抢救者和患儿是否安全、评估患儿的反应性和呼吸、检查大血管搏动，迅速决定是否需要 CPR。

（2）迅速实施 CPR：婴儿和儿童 CPR 程序一般为 C－A－B；新生儿 CPR 程序一般为 A－B－C。

A（开放气道）：建立和维持气道的开放，保持足够的通气是基本生命支持最重要的内容；首先应去除气道内的分泌

物、异物或呕吐物。

B(建立呼吸):方法包括口对口人工呼吸、球囊-面罩通气。

C(胸外按压):单人复苏婴儿和儿童时,胸外按压和人工呼吸比为30:2,双人复苏婴儿和儿童时,胸外按压和人工呼吸比为15:2。若高级气道建立后,胸外按压与人工呼吸不再进行协调,胸外按压以100~120次/分的频率不间断进行;呼吸频率为8~10次/分,注意避免过度通气,新生儿心率<60次/分,婴儿或儿童心率<60次/分伴有灌注不良的体征为胸外心脏按压的指征。新生儿无自主呼吸或为无效喘息,有自主呼吸但心率<100次/分及用80%浓度的氧仍有中心性发绀时即可进行正压通气复苏。

D(除颤):每次除颤或电复律后应立即进行胸外按压。

(3)迅速启动应急反应系统:如果2人参与急救,则一人实施CPR,同时另一人迅速启动应急反应系统(EMS);如果一人急救,则在实施5个循环的CRP后,联络EMS和获取AED(自动体外除颤器)或手动除颤仪,并尽快恢复CPR,直至急救医务人员抵达或患儿开始自主呼吸(ROSC)。

(4)高级生命支持:包括高级气道通气、供氧、建立和维持输液通路、药物治疗。

2. 试述儿童急性呼吸衰竭的救治原则。

答 呼吸衰竭的治疗目标是恢复正常的气体交换,同时将并发症减少到最小程度。

(1)一般治疗:置于舒适体位,使气道保持通畅,适当营养有助于疾病恢复。

(2)原发疾病的治疗:积极治疗原发疾病,如哮喘发作给予抗炎、解痉等治疗,肺炎给予合理抗感染治疗,先天性心脏病心力衰竭肺水肿者给予强心药和利尿剂。

(3)呼吸支持治疗:出现急性呼吸衰竭,需给予呼吸机辅助通气治疗(包括无创辅助通气和气管插管呼吸机辅助通气等),还可以给予体外膜氧合、液体通气、吸入NO、经气管插管给予肺表面活性物质等。

(杨君莉)

全真模拟试题（一）

一、选择题

【A型题】

1. 母乳中的钙磷比例为 （   ）
   A. 1:2　　　　　　B. 1.2:1
   C. 2:1　　　　　　D. 3:1
   E. 以上都不对

2. 下列物质的血清浓度与新生儿胆红素脑病的发生有关的是 （   ）
   A. 总胆红素　　　B. 结合胆红素
   C. 未结合胆红素　D. 血浆球蛋白
   E. 游离胆红素

3. 患儿，男，11月龄。健康。为保证其健康生长发育，饮食中蛋白质、脂肪、糖类所供应的热量占总热量的百分比为 （   ）
   A. 15% 50% 35%　B. 35% 15% 50%
   C. 15% 35% 50%　D. 50% 15% 30%
   E. 50% 35% 15%

4. 新生儿红细胞寿命一般为 （   ）
   A. 60~80天　　　B. 80~100天
   C. 100~120天　　D. 120天以上
   E. 以上都不对

5. 新生儿黄疸在出生后24小时内进行性加重者应首先考虑 （   ）
   A. 新生儿败血症
   B. 新生儿肝炎综合征
   C. 先天性胆道闭锁
   D. 新生儿溶血病
   E. 以上都不对

6. 关于急性肾小球肾炎，下列描述错误的是 （   ）
   A. 常见为A组β溶血性链球菌感染后所致的肾小球免疫炎症性损伤
   B. 临床上常见大量蛋白尿
   C. 其病理改变为弥漫性、渗出性和增生性炎症
   D. 严重病例，出现呼吸困难、咳粉红色泡沫痰，并可出现头痛、呕吐和抽搐
   E. 以上都不对

7. 新生儿缺血缺氧性脑病最常见的病因是 （   ）
   A. 新生儿肺炎　　B. 围生期窒息
   C. 新生儿呼吸暂停　D. 低血糖症
   E. 以上都不对

8. 小儿高热惊厥的好发年龄是 （   ）
   A. 6月龄以内　　B. 3岁以上
   C. 6月龄至3岁　D. 任何年龄段小儿
   E. 以上都不对

9. 4份生理盐水:3份10%葡萄糖液:2份1.4%碳酸氢钠液其张力为 （   ）
   A. 1/2张　　　　B. 2/3张
   C. 1/3张　　　　D. 等张
   E. 1/4张

10. 下列关于轮状病毒肠炎的描述，错误的是 （   ）
    A. 以6~24月龄的婴幼儿多见，潜伏期1~3天
    B. 临床上常先出现腹泻蛋花汤样便，后出现呕吐
    C. 常伴有发热、流涕等上感症状
    D. 呈自限性，病程3~8天
    E. 严重病例可导致心肌炎和（或）脑炎

11. 某中重度腹泻脱水伴酸中毒的患儿，在经补液纠酸治疗后，脱水情况得到纠正，但突然出现惊厥。最可能的原因是 （ ）
    A. 低血钠   B. 低血钙
    C. 低血糖   D. 低血镁
    E. 高血糖

12. 下列关于腹泻治疗原则的描述，错误的是 （ ）
    A. 调整和限制进食
    B. 合理用药以控制肠道内外感染
    C. 纠正水、电解质和酸碱平衡紊乱
    D. 加强护理，防止并发症
    E. 迁延性腹泻应禁止母乳喂养，改为人工喂养

13. 肺炎心力衰竭在用毛花苷 C 期间，不应该补充 （ ）
    A. 镁剂   B. 钠剂
    C. 钾剂   D. 钙剂
    E. 以上都不对

14. 母乳是婴儿（尤其是 6 个月以内婴儿）最适当的食品，应大力提倡母乳喂养，宣传母乳喂养的优点。下列不是母乳特点的是 （ ）
    A. 母乳中蛋白总量较少，但以乳清蛋白多，且以 $α_2$-乳清蛋白为主
    B. 母乳中含有抗感染的 SIgA、乳铁蛋白及溶菌酶
    C. 母乳中乳糖含量多于牛乳，且以乙型乳糖为主
    D. 母乳中脂肪以饱和脂肪酸和必需脂肪酸为多，有利于吸收
    E. 母乳可促进新生儿免疫功能的成熟

15. 新生儿 ABO 溶血病最早出现也最常见的临床表现和体征是 （ ）
    A. 黄疸   B. 肝、脾大
    C. 水肿   D. 贫血
    E. 胆红素脑病

16. 我国重点防治的小儿四病不包括（ ）
    A. 缺铁性贫血   B. 佝偻病
    C. 风湿病   D. 婴儿腹泻
    E. 肺炎

17. 患儿，男，6月龄。发热2天伴咳嗽。今见小儿呼吸困难，两肺少量哮鸣音。胸片提示肺气肿。诊断为毛细支气管炎。病原体主要是 （ ）
    A. 流感病毒   B. 流感嗜血杆菌
    C. 腺病毒   D. 肺炎支原体
    E. 呼吸道合胞病毒

18. 患儿，女，10月龄。发热3天，烦躁、流涎1天。查体：一般可，前囟半软，咽部充血，咽峡及软腭部可见直径2~4mm大小的疱疹及溃疡，颈软，心肺（-）。诊为上呼吸道感染。其最可能的病原体为 （ ）
    A. 副流感病毒
    B. 流感病毒
    C. 腺病毒
    D. 柯萨奇病毒 A 组
    E. 溶血性链球菌

19. 患儿，男，1.5岁。咳嗽4天，发热2天，气急1天。门诊诊断为支气管肺炎。确诊的主要体征是 （ ）
    A. 呼吸急促
    B. 口唇甲床发绀
    C. 肺部细小湿啰音
    D. 鼻翼扇动、张口呼吸
    E. 两肺叩诊浊音，呼吸音减低

20. 患儿，女，8岁。低热1周，咳嗽剧。查体：两肺底闻及水泡音。初步诊断为肺炎支原体肺炎。最合适的抗生素是 （ ）
    A. 阿莫西林   B. 头孢氨苄

C. 阿奇霉素　　D. 四环素
E. 氯唑西林

21. 低渗性脱水的体液容量改变为（　　）
    A. 细胞内、外溶胶按比例减少
    B. 细胞内溶胶显著减少,细胞外溶胶正常
    C. 细胞外溶胶显著减少(表现为休克),细胞内溶胶轻度增多
    D. 细胞内溶胶显著减少,细胞外溶胶轻度减少
    E. 细胞内溶胶显著减少,细胞外溶胶也显著减少

22. 患儿,男,6月龄。发热、腹泻2天,大便每天10~15次,黄色稀水样便,量中等,有时呕吐,尿量减少。查体:T 39℃,烦躁,哭无泪,皮肤弹性差。下列检查最为急需的是（　　）
    A. 大便常规+血常规+血电解质测定
    B. 大便常规+血气分析+血电解质测定
    C. 大便常规+血常规+大便病毒分离
    D. 大便常规+血电解质测定+血培养
    E. 大便常规+血常规+大便培养

23. 患儿,男,11月龄。呕吐、腹泻4天,已12小时无尿。查体:意识模糊,呼吸深快,面色苍白,前囟、眼窝深凹,哭无泪,皮肤弹性差,有花纹,脉细弱,四肢厥冷。首先应该给予的治疗是（　　）
    A. 4:3:2液 150ml/kg 静脉滴注
    B. 1.4%碳酸氢钠 40ml/kg 静脉推注
    C. 2:1等张含钠液 20ml/kg 静脉滴注
    D. 3:2:1液 180ml/kg 静脉滴注
    E. 4:3:2液 180ml/kg 静脉滴注

24. 化脓性脑膜炎的主要并发症除外（　　）
    A. 硬脑膜下积液
    B. 脑性低钠血症
    C. 脑室管膜炎
    D. 急性上呼吸道感染
    E. 脑积水

25. 缺铁性贫血的治疗关键是（　　）
    A. 去除病因和铁剂治疗
    B. 输血
    C. 注意休息,适量活动
    D. 牙齿和舌头变黑停止铁剂治疗
    E. 骨髓移植

26. 小儿体格发育的两个高峰期是（　　）
    A. 青春期、学龄期
    B. 学龄期、学龄前期
    C. 青春期、幼儿期
    D. 青春期、婴儿期
    E. 学龄期、新生儿期

27. 判断小儿体格发育最常用的指标是（　　）
    A. 动作发育能力　　B. 语言发育程度
    C. 智能发育水平　　D. 神经反射发育
    E. 体重、身高、头围

28. 正常小儿前囟闭合最晚的年龄是（　　）
    A. 10月龄　　　　　B. 1岁半
    C. 2岁　　　　　　D. 2岁半
    E. 3岁

29. 5岁小儿按公式计算身高、体重及头围约是（　　）
    A. 90cm,12kg,44cm
    B. 95cm,14kg,46cm
    C. 100cm,16kg,48cm
    D. 110cm,18kg,50cm
    E. 110cm,20kg,52cm

30. 一小儿体重10kg,身高75cm,头围46cm。此小儿的年龄是（　　）
    A. 9月龄　　　　　B. 1岁
    C. 2岁　　　　　　D. 2岁半
    E. 3岁

31. 出生时新生儿的头围为 （　　）
    A. 35～36cm　　　B. 33～34cm
    C. 32～33cm　　　D. 32.5～33.5cm
    E. 31～32cm

32. 小儿每日需热量与营养素较成人相对高,主要是由于小儿 （　　）
    A. 基础代谢所需较高
    B. 生长发育所需较高
    C. 活动量大所需较高
    D. 食物特殊动力作用所需较高
    E. 消化吸收功能差,丢失较多

33. 下列关于母乳营养素特点的描述,错误的是 （　　）
    A. 蛋白质生物价值高,且酪蛋白含量较少
    B. 不饱和脂肪酸较多
    C. 乳糖含量高,且以乙型乳糖为主
    D. 维生素K含量较低
    E. 含矿物质锌、铜、碘较低

34. 维生素D缺乏性佝偻病最可靠的早期诊断指标是 （　　）
    A. 日光照射不足及维生素D摄入不足的病史
    B. 烦躁不安、夜惊、多汗等神经精神症状
    C. 血钙、磷、碱性磷酸酶水平异常
    D. 长骨X线检查异常及骨骼畸形
    E. 血25-(OH)D₃与1,25-(OH)₂D₃水平下降

35. 患儿,女,4月龄。冬季出生,足月顺产,单纯牛奶喂养,未添加辅食。近半个月来较烦躁,夜哭闹不安,多汗。查体:体重6kg,有颅骨软化。最可能的诊断是 （　　）
    A. 营养不良
    B. 亚临床维生素A缺乏症
    C. 维生素D缺乏性佝偻病
    D. 婴儿肠痉挛
    E. 以上都不是

36. 患儿,女,10月龄。体重10kg,头围45cm,方颅,前囟1.5cm,平坦。今晨突然抽搐一次,持续1～2分钟缓解。当时测体温38.5℃,抽搐后即入睡。醒后活动如常。查血钙1.75mmol/L(7mg/dl),血磷45mmol/L(4.5mg/dl)。最可能的惊厥原因是 （　　）
    A. 脑积水,脑发育不良
    B. 低血糖症发作
    C. 癫痫
    D. 低钙惊厥
    E. 高热惊厥

37. 维生素D缺乏性佝偻病时由骨样组织增生所致的骨骼改变为 （　　）
    A. 方颅
    B. 肋膈沟(赫氏沟)
    C. 鸡胸或漏斗胸
    D. "O"形腿或"X"形腿
    E. 脊椎后突或侧弯

38. 不能为机体提供能量的营养素是（　　）
    A. 糖类　　　　　B. 淀粉类
    C. 蛋白质类　　　D. 维生素类
    E. 脂肪类

39. 正常婴幼儿少尿标准为 （　　）
    A. 每日<50ml　　B. 每日<100ml
    C. 每日<200ml　　D. 每日<300ml
    E. 每日<400ml

40. 肾病综合征患儿激素疗效判断,使用泼尼松的剂量(每日最大剂量≤60mg)及疗程标准为 （　　）
    A. 1.0mg/(kg·d),治疗4周
    B. 1.0mg/(kg·d),治疗8周
    C. 2.0mg/(kg·d),治疗4周
    D. 1.0～1.5mg/(kg·d),治疗4周
    E. 1.5～2mg/(kg·d),治疗8周

41. 急性不典型肾炎诊断中最有价值的生化指标为 （ ）
   A. ASO 升高
   B. 红细胞沉降率增快
   C. 血清补体 C3 下降
   D. 血浆蛋白明显下降
   E. 大量蛋白尿

42. 诊断结核性脑膜炎最可靠的依据是 （ ）
   A. 结核中毒症状
   B. 结核菌素试验强阳性
   C. 脑脊液细胞计数和生化检查
   D. 脑脊液中找到结核杆菌
   E. 胸片 X 线检查

43. 患儿，男，7 月龄。发热、咳嗽 5 天，近 2 天呕吐，今突然抽搐，曾应用青霉素肌内注射 3 天，出生后已接种 BCG。查体：嗜睡，前囟饱满，颈无抵抗感，双肺少许细湿啰音，巴氏征（+），克氏征（−）。血常规：WBC 17×10^9/L，N 0.66，L 0.34。脑脊液外观微混浊，WBC 800×10^6/L，N 0.7，L 0.3，蛋白质 2000mg/L，糖 2.3mmol/L，氯化物 105mmol/L。最可能的诊断是 （ ）
   A. 化脓性脑膜炎   B. 病毒性脑膜炎
   C. 结核性脑膜炎   D. 中毒性脑病
   E. 以上均不是

44. 诊断化脓性脑膜炎最可靠的依据是 （ ）
   A. 高热惊厥症状
   B. 头颅 MRI 显示脑实质病变
   C. 脑脊液细胞计数和生化检查
   D. 皮肤瘀斑涂片找到致病菌
   E. 胸片 X 线检查

45. 化脓性脑膜炎最常见的感染途径是 （ ）
   A. 血行感染   B. 淋巴感染
   C. 直接感染   D. 周围感染
   E. 呼吸感染

【X 型题】

46. 小儿各系统器官发育一般规律是（ ）
   A. 神经系统发育较早
   B. 生殖系统发育较晚
   C. 淋巴系统发育先快而后回缩
   D. 肌肉组织须到学龄期才加速发育
   E. 免疫系统生后即发育完善

47. 口服补液盐不适用于 （ ）
   A. 腹泻伴心、肾功能不全者
   B. 新生儿
   C. 腹泻伴呕吐、腹胀者
   D. 轻、中度脱水无周围循环障碍者
   E. 重度脱水伴周围循环障碍者

48. 患儿，男，12 月龄。发热伴咳嗽 4 天。诊断为支气管肺炎。查体体征中可作为诊断依据的是 （ ）
   A. 呼吸急促
   B. 右肺细小水泡音
   C. 鼻翼扇动
   D. 口周发绀，指（趾）末端发绀
   E. 三凹征阳性

49. 下列属于高危儿的是 （ ）
   A. 母亲患有妊娠期高血压病
   B. 母亲有糖尿病史
   C. 母患甲亢的足月剖宫产儿
   D. 早产儿
   E. 出生后 1 分钟 Apgar 评分 7 分

50. 骨髓外造血的特点是 （ ）
   A. 正常情况下，骨髓外造血极少
   B. 常见于造血需要增加时
   C. 病因去除后造血可恢复正常
   D. 肝、脾、淋巴结肿大
   E. 末梢血中可出现幼稚粒细胞

二、填空题

1. 小儿年龄分期分为 7 期依次是 _____、_____、_____、_____、_____、_____、_____，死亡率最高的是 _____ 期，性格形成的关键时期是 _____ 期。
2. 1 岁正常发育的健康小儿应是体重 _____ kg，身长 _____ cm，头围 _____ cm，牙齿 _____ 枚。
3. 新生儿期是指 _____。刚出生的新生儿白细胞分类以中性粒细胞为主，同时在 _____ 和 _____ 时出现两次交叉。
4. 急性肾炎典型的临床表现有 _____、_____、_____、_____，严重病例常出现 _____、_____、_____。
5. 肾病综合征临床上具有以下 4 大特征：_____、_____、_____、_____。肾炎性肾病除有单纯性肾病的一般表现外，还常伴有 _____、_____、_____、_____ 四项中一项或多项。
6. 铁离子吸收部位是在 _____ 和 _____，并以 _____ 价铁离子的形式吸收，以 _____ 形式贮存在肠黏膜上皮细胞中，_____ 和 _____ 能促进铁的吸收；缺铁性贫血临床上 3 个特点是 _____、_____、_____。

三、名词解释

1. 维生素 D 缺乏性佝偻病
2. 纯母乳喂养
3. 中性温度
4. 骨髓外造血

四、简答题

1. 简述肾病综合征的并发症。
2. 简述新生儿缺氧缺血性脑病的治疗原则。
3. 简述单纯型热性惊厥和复杂型热性惊厥的临床区别。
4. 简述足月儿和早产儿的外观特点。

五、病例分析题

患儿，女，5 月龄。发热、呕吐 2 天，抽搐 2 次入院。查体：体温 39℃，嗜睡，前囟饱满，颈项强直。腰穿脑脊液微混，白细胞数 2000×10^6/L，多核为主，蛋白（＋＋＋），糖 1.67mmol/L。大剂量的青霉素治疗 5 天，热退，脑脊液好转，继续治疗 5 天后又复高热，抽搐，意识欠清，前囟隆起。

该患儿最可能的诊断及诊断依据是什么？需进一步做何检查？确诊后如何治疗？

【参考答案】

一、选择题

[A 型题]

1. C	2. C	3. C	4. B	5. D
6. B	7. B	8. C	9. B	10. B
11. B	12. E	13. D	14. D	15. A
16. C	17. E	18. D	19. C	20. C
21. C	22. A	23. C	24. C	25. A
26. D	27. E	28. C	29. D	30. B
31. B	32. B	33. E	34. B	35. C

36．D 37．A 38．D 39．C 40．C
41．C 42．D 43．A 44．D 45．A

【X型题】

46．ABCD 47．ABCE 48．ABCD
49．ABCD 50．ABCDE

二、填空题

1．胎儿期　新生儿期　婴儿期　幼儿期　学龄前期　学龄期　青春期　新生儿　学龄前
2．10　75　46　6~8
3．胎儿娩出脐带结扎时开始到满28天　4~6天　4~6岁
4．水肿　少尿　血尿　高血压　严重循环充血　高血压脑病　急性肾衰竭
5．大量蛋白尿　低蛋白血症　高脂血症　水肿　血尿　高血压　氮质血症　C3补体下降
6．十二指肠　空肠上段　二　铁蛋白　维生素C　稀盐酸　小细胞低色素性贫血　血清铁蛋白下降　铁剂治疗有效

三、名词解释题

1．维生素D缺乏性佝偻病：是由于体内维生素D缺乏导致钙、磷代谢失常，从而使正在生长的骨骺端软骨不能正常钙化，造成以骨骺病变为特征的一种全身慢性营养性疾病。
2．纯母乳喂养：6个月内婴儿全部用母乳喂养，不添加任何其他辅食。
3．中性温度：指机体维持体温正常所需的代谢率和耗氧量最低时的环境温度。
4．骨髓外造血：婴幼儿时期，由于缺少黄骨髓，骨髓造血储备力小，当遇到各种感染、溶血、贫血、骨髓受异常细胞浸润或骨髓纤维化等情况时，小儿肝、脾、淋巴结可随时适应需要，恢复到胎儿时期的造血状态，此时肝、脾、淋巴结肿大，外周血中会出现有核红细胞和幼稚中性粒细胞，即骨髓外造血，是小儿造血器官的一种特殊反应。

四、简答题

1．简述肾病综合征的并发症。
答　肾病综合征的并发症包括：①感染；②血栓形成；③急性肾衰竭；④肾小管功能障碍；⑤电解质紊乱和低血容量。

2．简述新生儿缺氧缺血性脑病的治疗原则。
答　①支持疗法：维持良好的通气功能，维持脑和全身的血流灌注，维持血糖在正常范围；②控制惊厥：首选苯巴比妥；③治疗脑水肿：首选呋塞米，严重者用20%甘露醇；④亚低温治疗；⑤新生儿后期治疗：病情稳定后尽早进行智能和体能的康复训练。

3．简述单纯型热性惊厥和复杂型热性惊厥的临床区别。
答　单纯型热性惊厥：持续数十秒到数分钟，很少超过10分钟，一般1次热程只发作1次，多为全身性、对称性发作，神经系统检查无异常，热退1周后脑电图正常，不推荐预防性服药。
复杂型热性惊厥：可在任何年龄段发生，并可发生在发热的任何时间内，可开始表现为单纯型热性惊厥，多次后低热甚至无热也发生抽搐，持续时间多超过15分钟，1次热程可数次发作，呈局限性或两侧不对称性发作，神经系统体征呈阳性，热退1周后脑电图仍可见异常，发热时需预防性服药。

4. 简述足月儿和早产儿的外观特点。

答 足月儿：皮肤红润，胎脂少，皮下脂肪丰满。头发分条清楚。耳郭软骨发育好，耳舟成形、直挺。指（趾）甲达到或超过指（趾）端。乳晕明显，乳腺结节>4mm。跖纹遍及整个足底。男婴睾丸下降，阴囊皱襞形成；女婴大阴唇遮盖小阴唇。

早产儿：皮肤绛红，胎脂多，水肿、发亮，皮肤薄，毳毛多。头发细、乱，软如绒线头。耳郭软，缺乏软骨，耳舟不成形。指（趾）甲未达指（趾）端。乳腺无结节或结节<4mm。跖纹仅足跟处有1~2条足纹理。男婴睾丸未降，阴囊皱襞少；女婴大阴唇不能遮盖小阴唇。

五、病例分析题

该患儿最可能的诊断及诊断依据是什么？需进一步做何检查？确诊后如何治疗？

答 诊断：化脓性脑膜炎合并硬脑膜下积液。

诊断依据：①婴儿，发热，在治疗中热退数日后又复升；②病程中出现进行性前囟饱满，颅缝分离，头围增大；③症状好转后又复出现惊厥、呕吐、意识障碍；④腰穿脑脊液微混，白细胞数 $2000 \times 10^6/L$，多核为主，蛋白（+++），糖 1.67mmol/L。

进一步检查：颅骨透光试验，必要时头部CT扫描。

确诊后可经前囟作硬膜下穿刺放液，放液量每次、每侧不超过15ml，积液应作常规检查及涂片检菌。继续抗感染治疗。

全真模拟试题（二）

一、选择题

【A型题】

1. 正常小儿头围48cm时是在 （ ）
   A. 6月龄　　　　B. 10月龄
   C. 12月龄　　　 D. 24月龄
   E. 60月龄

2. 新生儿胆红素脑病早期的主要临床特征是 （ ）
   A. 体温升高、体重减轻
   B. 呼吸困难、发绀明显
   C. 肢体痉挛、角弓反张
   D. 前囟隆起、骨缝分离
   E. 拒乳、嗜睡、肌张力低

3. 新生儿化脓性脑膜炎常见的病原菌是 （ ）
   A. 大肠埃希菌　　B. 流感嗜血杆菌
   C. 脑膜炎双球菌　D. 肺炎链球菌
   E. 白念珠菌

4. 患儿,男,胎龄40周。体重4kg。因胎儿宫内窘迫剖宫产。出生时Apgar评分1分钟1分。马上需采取的治疗措施是 （ ）
   A. 胸外心脏按压　B. 清理呼吸道
   C. 人工通气　　　D. 应用肾上腺素
   E. 应用除颤仪

5. 下列关于金黄色葡萄球菌性肺炎胸片特点的描述,错误的是 （ ）
   A. 多发性小脓肿　B. 脓胸
   C. 可有小片状影　D. 肺大疱
   E. 白肺

6. 患儿,男,3月龄。诊断为佝偻病初期。可出现的体征是 （ ）
   A. 枕秃　　　　　B. 方颅
   C. 颅骨软化　　　D. 漏斗胸
   E. 手镯、脚镯

7. 患儿,女,11月龄。因发热、易激惹2天就诊。发病以来呕吐2次,大便稀,2～3次/天,不咳。查体:嗜睡,前囟饱满,颈无抵抗,克氏征、布氏征、巴氏征均阳性。下列检查最为必要的是 （ ）
   A. 血培养　　　　B. 大便培养
   C. 脑脊液检查　　D. 头颅CT
   E. 头颅MRI

8. 腰椎穿刺的禁忌证不包括 （ ）
   A. 喷射性呕吐
   B. 颅内压明显增高
   C. 休克
   D. 穿刺部位皮肤感染
   E. 呼吸衰竭

9. 下列不是呼吸道合胞病毒性肺炎典型表现的是 （ ）
   A. 气喘
   B. 胸片见大片融合性病灶
   C. 可出现三凹征
   D. 多见于婴幼儿
   E. 肺部闻及湿啰音

10. 中度脱水患儿的24小时补液总量为（ml/kg） （ ）
    A. 80～100　　　B. 200～250
    C. 100～120　　 D. 150～180
    E. 120～150

· 179 ·

11. 轮状病毒肠炎多见于　　　　（　　）
    A. 6～24 个月小儿
    B. 3 个月内小儿
    C. 新生儿
    D. 3～6 个月小儿
    E. >24 个月小儿

12. 小儿中性粒细胞与淋巴细胞所占比例相等是在　　　　　　　　　（　　）
    A. 4～6 天,4～6 周
    B. 4～6 周,4～6 月
    C. 4～6 周,4～6 岁
    D. 4～6 天,4～6 岁
    E. 4～6 周,4～6 岁

13. 患儿,男,10 月龄。因"精神萎靡、食欲减退 1 个月"就诊。患儿出生后母乳喂养,4 个月后改为人工喂养,以米糊为主。查体：面色苍黄,表情呆滞,头发稀黄,舌有细微震颤,心肺(-),肝肋下 2cm,脾肋下 1cm。外周血象：Hb 90g/L,RBC 2.6×10^{12}/L。本患儿最可能的诊断为　　　　　（　　）
    A. 营养性缺铁性贫血
    B. 营养性巨幼细胞性贫血
    C. 感染性贫血
    D. 生理性贫血
    E. 地中海贫血

14. 一位正常儿童的收缩血压为 94mmHg,根据计算公式推算其年龄可能为（　　）
    A. 6 岁　　　　　B. 7 岁
    C. 8 岁　　　　　D. 5 岁
    E. 4 岁

15. 患儿,女,3 岁 9 个月。体检时发现左侧心前区有Ⅳ级收缩期杂音,初步诊断为室间隔缺损。如要进一步明确诊断,最为重要而又无创的诊断方法是
    　　　　　　　　　　　　　（　　）
    A. X 线心脏摄片
    B. 心电图
    C. 多普勒彩色超声心动图
    D. 心导管检查
    E. 心血管造影

16. 患儿,男,1 岁。因发热、咳嗽 5 天,腹泻 3 天,无尿 1 天入院。查体：呼吸深快,唇红,前囟、眼窝明显凹陷,皮肤弹性极差,四肢凉,脉细弱,双肺有中小水泡音。BE-12.0mmol/L,血清钠 125mmol/L。下列处理不正确的是　　　　（　　）
    A. 应予纠正酸中毒
    B. 第 1 天补液总量 150～180ml/kg
    C. 第 1 天补 2/3 张含钠液
    D. 累积损失量于 12 小时内补完
    E. 忌扩容,防止脑水肿

17. 小儿每日补充生理需要量,所需液体量为　　　　　　　　　　　（　　）
    A. 25～50ml/kg　　B. 40～60ml/kg
    C. 60～80ml/kg　　D. 80～110ml/kg
    E. 100～120ml/kg

18. 新生儿易患大肠埃希菌脑膜炎的主要原因是　　　　　　　　　（　　）
    A. 生产时通过母亲产道
    B. 体内缺乏 IgM
    C. 体内缺乏 IgG
    D. 细胞免疫功能发育不完全
    E. 血-脑屏障发育未完善

19. 下列不是新生儿甲状腺功能减退症特点的是　　　　　　　　　（　　）
    A. 神经及动作反应迟钝
    B. 常为早产儿
    C. 少哭闹,声音嘶哑
    D. 生理性黄疸时间延长
    E. 体温低,哭声小

20. 母体的免疫球蛋白能通过胎盘转移给胎儿的是　　　　　　　（　　）
    A. IgA　　　　　B. IgG
    C. IgM　　　　　D. IgE
    E. SIgA

21. 麻疹前驱期最有诊断价值的临床表现是 （   ）
    A. 低至中度热
    B. 鼻咽卡他症状
    C. 麻疹黏膜斑（Koplik 斑）
    D. 皮肤隐约斑疹
    E. 下眼睑缘充血横线

22. 患儿，男，32 周早产儿。因母亲前置胎盘行剖宫产，出生时轻度窒息，出生后 2 小时出现气促，呼吸困难，进行性加重。查体：全身发绀，呼气呻吟，两肺呼吸音低下，吸气末闻及少量湿啰音。最可能的诊断是 （   ）
    A. 新生儿肺炎
    B. 羊水吸入
    C. 新生儿肺透明膜病
    D. 新生儿湿肺
    E. 新生儿胎粪吸入综合征

23. 婴幼儿肺炎一般首先出现的病理生理改变是 （   ）
    A. 低氧血症   B. 高碳酸血症
    C. 代谢性酸中毒 D. 呼吸性酸中毒
    E. 混合性酸中毒

24. 小儿急性上呼吸道感染最主要的病原体是 （   ）
    A. 肺炎链球菌 B. 厌氧菌
    C. 真菌   D. 病毒
    E. 支原体

25. 患儿，女，10 日龄。因吃奶差 1 天，皮肤黄染伴发热 6 小时入院。查体：脐周红，有脓性分泌物，反应差。实验室检查：WBC 44.7×10⁹/L，中性 65%，Hb 132.9g/L，总胆红素 443.94μmol/L，直接胆红素 30.9μmol/L。最可能的诊断是 （   ）
    A. 新生儿脐炎、病理性黄疸
    B. 新生儿肝炎、脐炎、病理性黄疸
    C. 新生儿肺炎、溶血病、脐炎
    D. 新生儿脐炎、败血症、高胆红素血症
    E. 新生儿颅内出血、败血症、脐炎

26. 患儿，男，3 月龄。面色偏苍白，睑结膜苍白，心肺正常，肝肋下 1cm，脾未及。实验室检查：Hb 98g/L，RBC 2.9×10¹²/L，网织红细胞 0.5%，白细胞及血小板正常。此患儿最可能的诊断是 （   ）
    A. 遗传性球形红细胞增多症
    B. 生理性贫血
    C. 营养性缺铁性贫血
    D. 营养性巨幼细胞性贫血
    E. 地中海贫血

27. 患儿，女，5 月龄。因呕吐 3 月余入院。查体：精神萎靡，消瘦貌，体重 3.5kg，心肺听诊无殊，腹软，腹壁皮下脂肪消失。实验室检查：pH 7.48，PaCO₂ 38mmHg，BE 8mmol/L，Na⁺ 130mmol/L，K⁺ 2.7mmol/L。入院第二天清晨，患儿突发猝死。其原因最可能的是 （   ）
    A. 低钾血症   B. 代谢性碱中毒
    C. 低钠血症   D. 感染
    E. 自发性低血糖

28. 我国采用的围生期概念是 （   ）
    A. 胎龄满 28 周至出生后 28 天
    B. 胎龄满 20 周至出生后 7 足天
    C. 胎龄满 28 周至出生后 7 足天
    D. 胎龄满 16 周至出生后 28 天
    E. 胎龄满 20 周至出生后 7 足天

29. 患儿，女，5 岁。因尿少、水肿 3 天，气促 1 天入院。尿呈茶色，尿量进行性减少，今出现咳嗽、气急、胸闷，有时出现粉红色泡沫样痰，3 周前曾患咽喉炎。查体：BP 135/85mmHg，全身水肿，气急不能平卧，两肺湿啰音，心尖区可闻及 2/6 级收缩期杂音，肝右肋下 1.5cm。尿常规：RBC 满视野，蛋白（+）。首选的治疗是 （   ）
    A. 机械呼吸   B. 地塞米松
    C. 硝普钠   D. 毛花苷 C
    E. 抗生素

30. 下列关于早产儿特点的描述,错误的是
（　　）
   A. 出生体重 <2500g
   B. 皮肤绛红,胎毛多,足纹少
   C. 呼吸不规则,常出现呼吸暂停
   D. 生理性黄疸持续时间较足月儿长
   E. 肌张力较高

31. 母亲 Rh 阴性、A 型血,子 Rh 阳性、O 型血,发现 Rh 溶血病,换血时应选择
（　　）
   A. Rh 阴性,A 型血
   B. Rh 阴性,O 型血
   C. Rh 阳性,A 型血
   D. Rh 阴性,AB 型血
   E. Rh 阳性,AB 型血

32. 化脓性脑膜炎与结核性脑膜炎,脑脊液检查最具有鉴别意义的是（　　）
   A. 白细胞数增高的程度
   B. 蛋白增高的程度
   C. 糖减低的程度
   D. 乳酸脱氢酶(LDH)的测定
   E. 病原学检查

33. 下列关于化脓性脑膜炎抗生素治疗的描述,错误的是
（　　）
   A. 使用有效抗生素至体温正常停药
   B. 致病菌未明确前,宜选用两种抗生素
   C. 选用易透过血-脑屏障的抗生素
   D. 急性期宜静脉途径给抗生素
   E. 选用对病原菌敏感的杀菌性抗生素

34. 典型化脓性脑膜炎的脑脊液改变为
（　　）
   A. 白细胞数增高,蛋白增高,糖正常
   B. 白细胞数增高,蛋白增高,糖减少
   C. 白细胞数增高,蛋白正常,糖减少
   D. 白细胞数正常,蛋白正常,糖正常
   E. 白细胞数增高,蛋白正常,糖正常

35. 铁剂治疗缺铁性贫血,铁剂应服用至
（　　）
   A. 血红蛋白正常
   B. 血红蛋白正常及症状消失
   C. 骨髓象正常
   D. 血红蛋白正常后约 2 个月
   E. 血红蛋白正常后约 2 周

36. 下列关于新生儿肺透明膜病的 X 线胸片特点的描述,错误的是（　　）
   A. 两肺透亮度降低
   B. 网状及颗粒状阴影
   C. 支气管充气征
   D. 横膈位置下降
   E. 严重者可见"白肺"

37. 患儿,男,10 月龄。PPD 试验(＋＋＋),多表示
（　　）
   A. 体内有活动性结核灶
   B. 曾患过结核病
   C. 2 周内种过卡介苗
   D. 出生时种过卡介苗
   E. 母亲有结核病

38. 动脉导管未闭患儿脉压增宽主要是由于
（　　）
   A. 收缩压升高　　B. 收缩压降低
   C. 舒张压升高　　D. 舒张压降低
   E. 收缩压升高伴舒张压升高

39. 下列关于维生素 D 缺乏性手足搐搦症的描述,正确的是
（　　）
   A. 多发生在冬季
   B. 血中钙离子可正常
   C. 甲状旁腺反应迅速
   D. 多见于 6 个月以上的婴儿
   E. 可出现全身惊厥、手足抽搐及喉痉挛

40. 患儿,男,4 月龄。低热、咳嗽 3 天,气促,呼气延长,双肺可闻及大量哮鸣音及中小水泡音。应诊断为（　　）
   A. 支气管肺炎　　B. 急性支气管肺炎

C. 腺病毒肺炎　　D. 毛细支气管炎

E. 金黄色葡萄球菌肺炎

41. 患儿,女,12岁。水肿20余天伴发热、腹痛2天入院。水肿以下肢明显,伴尿少,尿色加深,泡沫增多。昨起腹痛伴发热。查体:T 39℃,BP 99/60mmHg,双下肢呈凹陷性水肿,心肺(-),肝脾肋下未及,腹部压痛,移动性浊音(±)。尿蛋白(+++),RBC 3个/HP。目前最适宜的治疗是　　　　　(　　)

A. 激素　　　　B. 利尿剂

C. 休息　　　　D. 抗生素

E. 双嘧达莫

42. ORS液的张力是　　　　　　(　　)

A. 1/3张　　　B. 2/3张

C. 1/2张　　　D. 等张

E. 高张

43. 早期佝偻病的实验室检查指标下降是

(　　)

A. 血钙

B. 血磷

C. 血清25-(OH)D$_3$

D. 碱性磷酸酶

E. 甲状旁腺素

44. 重度低渗性脱水患儿有明显周围循环衰竭者补液首选　　　　　(　　)

A. 2∶3∶1(1/2张)液

B. 4∶3∶2(2/3张)液

C. 2∶1等张含钠液

D. 1∶4(1/5张)液

E. 高张液

45. 急性肾小球肾炎的主要临床表现是

(　　)

A. 高血压、血尿、低蛋白血症、少尿

B. 高蛋白血症、高血压、少尿

C. 水肿、高血压、血尿、少尿

D. 少尿、水肿、高血压

E. 低蛋白血症、水肿、血尿

【X型题】

46. 维生素D缺乏性佝偻病时骨样组织堆积所造成的体征包括　　　　(　　)

A. 方颅　　　　B. 肋膈沟

C. 肋骨串珠　　D. 手足镯

E. "X"腿(膝外翻)

47. 下列可作为判断脱水程度指标的是

(　　)

A. 前囟　　　　B. 眼窝

C. 皮肤弹性　　D. 尿量

E. 大便次数

48. 金黄色葡萄球菌肺炎的特点是(　　)

A. 多发生于新生儿及婴幼儿

B. 起病急,弛张高热

C. 可出现猩红热样和荨麻疹样皮疹

D. 白细胞多正常

E. 易合并脓胸、脓气胸、肺大疱

49. 下列属于早产儿生理特点的是(　　)

A. 呼吸常不规则,甚至有呼吸暂停

B. 易发生低血糖、低血钙、低蛋白血症

C. 易发生晚期代谢性酸中毒

D. 水的需要量相对较少

E. 肝功能不成熟,生理性黄疸较重且持续时间长

50. 铁剂使用中应当注意　　　　(　　)

A. 铁剂可与维生素C、果汁同服

B. 常用口服铁剂

C. 铁剂宜餐前服用

D. 服用铁剂可导致牙齿发黑

E. 血象恢复后仍应持续服用铁剂2~3个月

二、填空题

1. 出生体重为3kg的1岁宝宝,正常发育情况下其体重应为　　　　,身长应

为_____,其乳牙数目大约为_____~_____颗。

2. 新生儿窒息复苏术的步骤有_____、_____、_____、_____、_____。

3. 新生儿 Apgar 评分内容包括皮肤颜色、_____、呼吸、弹足底或插鼻管反应、_____。

4. 小儿的最基本的特征是_____,在此过程中不断地需要_____、_____、_____、_____、_____和_____七大营养素。小儿生后生长发育最快的是_____、_____两期。

5. 急性肾炎小儿前_____周应卧床休息,上学的时机是_____,恢复正常活动的时机是_____。

6. 营养不良患儿皮下脂肪消耗的顺序为_____、_____、_____、_____。

7. 麻疹无并发症患者隔离至出疹后_____天,水痘患儿隔离至_____。

8. 5 岁儿童的正常体重是_____kg,身高_____cm。

9. 维生素 D 缺乏性佝偻病最主要的原因是_____。

10. 小儿肺炎的 4 种典型临床表现是_____、_____、_____、_____。

三、名词解释

1. 唐氏综合征

2. 婴儿肝炎综合征
3. 生长、发育
4. 支气管哮喘

四、简答题

1. 简述维生素 D 的生理功能。
2. 简述肺炎合并心力衰竭的临床表现。
3. 简述新生儿胆红素代谢的特点。
4. 简述化脓性脑膜炎、病毒性脑炎和结核性脑膜炎的脑脊液鉴别要点。

五、病例分析题

患儿,男,9 月龄。体重 8kg,因剧烈腹泻 3 天,于 10 月 5 日入院。3 天前受凉后轻咳,发热,轻度呕吐,当夜咳嗽加重,高热,剧烈呕吐,随后腹泻,大便水样,呕吐缓解,无黏液及脓血,每日 15~16 次,每次量多,精神转差,嗜睡,有时烦躁,已 16 小时无尿。查体:精神萎靡,昏睡状,呼吸深长,口唇干,呈樱桃红色,明显前囟凹陷,眼不能闭,眼眶深陷,皮肤弹性差,无出血点及皮疹,浅淋巴结不大,颈软,双肺呼吸音清晰,心音低钝,心率 132 次/分,腹胀,肠鸣弱,四肢发凉,可见花斑纹,肌张力低。血常规基本正常。大便:黄色稀水样。镜检:脂肪球(++),余(-)。血生化:Na^+ 139mmol/L,Cl^- 108mmol/L,K^+ 3.6mmol/L,HCO_3^- 10mmol/L。请对该患儿做出正确的诊断,并注明诊断依据和提出下步诊疗计划。请给该患儿制定出入院后 24 小时内的液体疗法的医嘱。若该患儿在补充累计损失量的过程中突然出现抽搐,应做什么检查和治疗?

【参/考/答/案】

一、选择题

【A型题】

1. D 2. E 3. A 4. B 5. E
6. A 7. C 8. A 9. B 10. E
11. A 12. D 13. B 14. B 15. C
16. E 17. C 18. E 19. B 20. B
21. C 22. C 23. A 24. D 25. D
26. C 27. A 28. C 29. C 30. B
31. B 32. E 33. A 34. B 35. D
36. D 37. A 38. D 39. E 40. D
41. A 42. B 43. C 44. C 45. C

【X型题】

46. ACD 47. ABCD 48. ABCE
49. ABCE 50. ABDE

二、填空题

1. 10kg 75cm 6 8
2. 清理呼吸道 建立呼吸 维持正常循环 药物治疗 评估
3. 心率 肌张力
4. 生长发育 糖 蛋白质 脂肪 水 无机盐 维生素 膳食纤维 婴儿期 青春期
5. 2～3 红细胞沉降率正常 Addis计数正常
6. 腹部 躯干 臀部 四肢 面颊
7. 5 疱疹全部结痂
8. 18 110
9. 日光照射不足
10. 发热 咳嗽 气促 肺部中细湿啰音

三、名词解释

1. 唐氏综合征：又称21三体综合征、先天愚型或Down综合征，是小儿最为常见的由常染色体畸变所导致的出生缺陷类疾病。主要临床特征为智能障碍、体格发育落后和特殊面容，并可伴有多发畸形。

2. 婴儿肝炎综合征：即婴儿胆汁淤积症，1岁以内婴儿（包括新生儿）由各种原因引起的肝细胞和（或）毛细胆管分泌功能障碍，或胆管病变导致胆汁排泄减少或缺乏的一组疾病。

3. 生长、发育：生长指小儿机体、各器官、系统的长大，可通过测量知其变化，如体重、身高、头围、胸围等。发育是指细胞、器官、组织功能的分化与功能成熟，是质的变化，如运动、语言等。生长和发育两者紧密相关，不能截然分开。

4. 支气管哮喘：简称哮喘，是儿童期最常见的慢性呼吸道疾病。它是由多种细胞，特别是肥大细胞、嗜酸性粒细胞、T淋巴细胞等，和细胞组分共同参与的气道慢性炎症性疾病，引起气道高反应，可导致可逆性阻塞性疾病，临床表现为反复发作性喘息、呼吸困难、胸闷或咳嗽等症状。

四、简答题

1. 简述维生素D的生理功能。

答 维生素D的生理功能有：①促进小肠黏膜对钙、磷的吸收；②促进肾小管对钙、磷的重吸收，减少尿磷的排泄；③促进破骨细胞成熟，使旧骨脱钙，骨盐溶解，同时促进成骨细胞功能，血液中钙、磷向骨质生成部沉着，利于新骨形成。

2. 简述肺炎合并心力衰竭的临床表现。

答 肺炎合并心力衰竭的临床表现：①安静状态下呼吸突然加快 >60 次/分；②安静状态下心率突然增快，超过 180 次/分；③突然极度烦躁不安，明显发绀，面色苍白或发灰，指（趾）甲微血管再充盈时间延长，以上 3 项不能用发热、肺炎本身和其他合并症解释；④心音低钝，奔马律，颈静脉怒张，肝进行性增大；⑤少尿或无尿，颜面或下肢水肿。

3. 简述新生儿胆红素代谢的特点。

答 （1）胆红素生成较多：新生儿红细胞数量相对较多，红细胞寿命短，且其他来源的胆红素生成也较多，新生儿每日生成胆红素约 8.8mg/kg，而成人每日仅为 3.8mg/kg。

（2）胆红素与清蛋白结合转运能力差：新生儿出生时呈短暂的酸中毒，常影响血中清蛋白与胆红素的结合，且早产儿清蛋白含量低，都使胆红素的转运发生障碍。

（3）肝细胞功能不成熟，处理胆红素能力差：①新生儿肝细胞内摄取胆红素必需的 Y、Z 蛋白含量低；②肝脏酶系统发育不成熟，主要是葡萄糖醛酸转移酶量及活性不足，使得非结合胆红素不能有效地转化成结合胆红素而从胆道排泄；③排泄胆红素的功能差，易致胆汁淤积。

（4）肠肝循环的特点：新生儿肠道正常菌群尚未建立，不能将进入肠道的胆红素还原成胆素原，如尿胆原、粪胆原等；而且新生儿肠道内 β-葡萄糖醛酸酐酶活性较高，能将结合胆红素分解成葡萄糖醛酸和未结合胆红素，后者又被肠道吸收经门静脉而达肝脏，加重肝脏负担。

4. 简述化脓性脑膜炎、病毒性脑炎和结核性脑膜炎的脑脊液鉴别要点。

答 化脓性脑膜炎：脑脊液压力增高，外观混浊，白细胞总数增加，$\geq 1000 \times 10^6/L$，以中性粒细胞为主。糖含量显著降低，蛋白增加，脑脊液涂片可找到细菌，做脑脊液培养更明确。

病毒性脑炎：脑脊液外观清亮，压力正常或增高，细胞数正常或轻度增多，早期以中性粒细胞为主，后期为淋巴细胞。蛋白正常或轻度增加，糖和氯化物含量正常。涂片和培养无细菌发现。

结核性脑膜炎：脑脊液外观为毛玻璃样，白细胞数为 $(50 \sim 500) \times 10^6/L$，以淋巴细胞为主。蛋白量增加，糖和氯化物含量均降低为结核性脑膜炎的典型改变。

五、病例分析题

请对该患儿做出正确的诊断，并注明诊断依据和提出下步诊疗计划。请给该患儿制定出入院后 24 小时内的液体疗法的医嘱。若该患儿在补充累计损失量的过程中突然出现抽搐，应做什么检查和治疗？

答 临床诊断和依据：①轮状病毒肠炎。年龄符合，秋冬季节发病，先有上呼吸道感染症状（轻咳、发热，轻度呕吐，当夜咳嗽加重，高热），先呕吐后腹泻大便水样，无黏液及脓血，每日 15～16 次，每次量多，需查大便轮状病毒以明确诊断。②重度等渗性脱水。从患儿的病史（包括小儿标准体重和实际体重）、体格检查和辅助检查中可获取诊断依据。③中度代谢性酸中毒。从患儿的病史、体格检查和辅助检查中可获取诊断依据。

入院后 24 小时内的液体疗法医嘱：定总

量,9个月健康小儿的标准体重为9kg,实际丢失的体重占体重的(9~8)/9=11%,符合重度脱水的表现。重度脱水补液标准为150~180ml/(kg·d),选150ml/(kg·d),则24小时内总液量为1200ml。

分两阶段补液。

(1)补充累计损失量:由于患儿存在循环衰竭的表现,故先应给予扩容治疗。①定量,20ml/kg,即为160ml;②定性,由于患儿存在中度酸中毒,故选用2:1等张碱液;③定速,30~60分钟内快速静脉滴注或缓慢静脉推注。具体处方如下:

10% GS 150ml + 10% NaCl 9ml + 5% SB 14ml。

(2)补充累计损失量:①定量,80ml/kg,即640ml;②定性,低渗性脱水,已经扩容,液体张力选2/3张,故选用4:3:2液,根据血气分析 HCO_3^- 10mmol/L,需要5% SB 64ml,一般先用给予计算量的一半,扩容已经用了14ml,故还可用18ml;③定速,6~8小时内静滴完。具体处方如下:

10% GS 250ml + 10% NaCl 10ml + 5% SB 18ml。10% GS 350ml + 10% NaCl 15ml + 10% KCl 7ml(见尿补钾)。

(3)补充继续损失量:①定量,10~30ml/(kg·d),按照10ml/kg,即80ml;②定性,液体张力选1/3张;③定速,16~18小时内静滴完。具体具体处方如下:

10% GS 80ml + 10% NaCl 2ml + 10% KCl 2ml,见尿补钾。

(4)如患儿不能进食,可补充生理需要量。①定量:60ml/(kg·d),即480ml;②定性:液体张力为1/5~1/4张;③定速:剩余16~18小时内静滴完。具体处方如下:

10% GS 460ml + 10% NaCl 10ml + 10% KCl 10ml,见尿补钾。

若在补充累计损失量过程中患儿突然出现抽搐,应考虑低钙血症或低镁血症的发生。故应检查血清 Ca^{2+}、Mg^{2+} 的水平。

补钙、补镁治疗:补液过程中如出现惊厥、手足抽搐,可用10%葡萄糖酸钙每次1~2ml/kg,最大10ml,用等量5%~10%葡萄糖液稀释后缓慢静脉推注。在补钙后手足抽搐不见好转反而加重时需测定血镁浓度。可用25%硫酸镁深部肌内注射。

往年部分高校硕士研究生入学考试试题选登

硕士研究生入学考试儿科学试题(一)

一、简答题
1. 简述头围的测量方法。
2. 简述结核菌素试验方法。
3. 简述传染性单核细胞增多症的临床特点。
4. 简述肺炎的并发症。
5. 简述呼吸道合胞病毒肺炎的临床特点。
6. 简述 NALL 的 FAB 分型。
7. 抗生素不合理应用有哪几种?
8. 简述小儿添加辅食的一般原则。

二、论述题
1. 试述颅内出血的病因及预防措施。
2. 试述肺炎合并心力衰竭的诊断标准。
3. 试述小儿腹泻的诊断。
4. 试述肾病综合征的并发症及发病机制。
5. 试述化脓性脑膜炎的并发症及特点。
6. 试述先天性心脏病(CHD)的特点。

硕士研究生入学考试儿科学试题(二)

一、名词解释
1. 超抗原
2. 肾小管酸中毒
3. 芬兰型肾病
4. Still 病
5. 血尿
6. TORCH 感染
7. Emery – Dreifuss 肌营养不良
8. 湿肺
9. Down 综合征
10. 儿童性早熟

二、问答题
1. 试述发现儿童血尿时的临床诊断思路。
2. 试述小儿急性链球菌感染后肾小球肾炎的发病机制。
3. 试述小儿免疫系统的发育特点。

硕士研究生入学考试儿科学试题(三)

一、名词解释
1. 学龄期
2. 先天愚型
3. 免疫重建
4. scarlet fever
5. leukemia

二、问答题
1. 肝豆状核变性的主要病因及临床特点是什么?
2. 试述急性颅内压增高的临床表现及处理原则。
3. 简述新生儿硬肿症的分度及复温方法。
4. 急性型与慢性型原发性ITP治疗原则上有何异同?
5. 肺炎支原体肺炎的肺外表现有哪些?其实验室诊断方法有哪些?
6. 特发性扩张性心肌病的治疗有何进展?
7. 房间隔缺损的杂音产生机理是什么?
8. 21三体综合征按核型可分为几型?

硕士研究生入学考试儿科学试题(四)

一、名词解释
1. 新生儿期
2. 癫痫持续状态
3. Reye 综合征
4. 法洛四联症
5. Down 综合征
6. 川崎病
7. Barrette 食管
8. 艾森曼格综合征
9. 镜下血尿
10. 地中海贫血

二、论述题
1. 试述维生素 D 缺乏性佝偻病和维生素 D 缺乏性手足搐搦症的发病机制。
2. 试述小儿消化系统的解剖生理特点。
3. 试述小儿苯丙酮尿症的临床特点。
4. 试述小儿支气管肺炎的病理生理学改变。

硕士研究生入学考试儿科学试题(五)

论述题

1. 试述新生儿缺氧缺血性脑病的临床特点。
2. 试述小儿肾病综合征的病理生理学特点。
3. 试述小儿化脓性脑膜炎、病毒性脑膜炎和结核性脑膜炎的脑脊液特点。
4. 试述法洛四联症的病理解剖学及病理生理学特点。
5. 试述小儿铁代谢的特点。

硕士研究生入学考试儿科学试题(六)

一、名词解释
1. 矮身材
2. 骨髓外造血
3. 胃食管反流
4. 川崎病
5. 核型分析

二、简答题
1. 简述胰岛素的主要作用。
2. 简述小儿单纯型肾病和肾炎型肾病的诊断标准。
3. 简述动脉导管未闭的X线改变。
4. 简述Down综合征的临床特点。
5. 简述新生儿病理性黄疸的特点。

三、论述题
1. 试述维生素D在体内的代谢和生理功能,以及维生素D缺乏性佝偻病的发病机制。
2. 试述小儿常见遗传病的临床类型。
3. 试述苯丙酮尿症的发病机制及临床特点。

硕士研究生入学考试儿科学试题(七)

一、名词解释
1. 持续胎儿循环
2. 差异性发绀
3. Koplik 斑
4. 绿色瘤

二、问答题
1. 简述我国卫生部规定的儿童计划免疫程序及预防接种可能引起的一些反应。
2. 简述新生儿窒息的临床表现及治疗原则。
3. 简述小儿结核性脑膜炎的临床表现及脑脊液常规检查的特点。
4. 试述川崎病的诊断标准及治疗要点。
5. 简述肝豆状核变性的发病机制及肝脏损害的临床特点。
6. 简述小儿肾小球疾病的临床分类。
7. 简述小儿贫血的分度及病因分类。
8. 简述小儿艾滋病的临床特点及预防。